中国吸烟危害健康报告
2020

中华人民共和国国家卫生健康委员会

U0212388

人民卫生出版社
·北 京·

版权所有，侵权必究！

图书在版编目（CIP）数据

中国吸烟危害健康报告 . 2020/ 中华人民共和国国家卫生健康委员会组织编写 . —北京：人民卫生出版社，2021.4

ISBN 978-7-117-31417-6

Ⅰ.①中… Ⅱ.①中… Ⅲ.①吸烟 – 影响 – 健康 – 研究报告 – 中国 Ⅳ.①R163

中国版本图书馆 CIP 数据核字（2021）第 054679 号

人卫智网	www.ipmph.com	医学教育、学术、考试、健康，购书智慧智能综合服务平台
人卫官网	www.pmph.com	人卫官方资讯发布平台

中国吸烟危害健康报告 2020
Zhongguo Xiyan Weihai Jiankang Baogao 2020

组织编写：中华人民共和国国家卫生健康委员会
出版发行：人民卫生出版社（中继线 010-59780011）
地　　址：北京市朝阳区潘家园南里 19 号
邮　　编：100021
E - mail：pmph @ pmph.com
购书热线：010-59787592　010-59787584　010-65264830
印　　刷：北京盛通印刷股份有限公司
经　　销：新华书店
开　　本：889×1194　1/16　　印张：11.5
字　　数：210 千字
版　　次：2021 年 4 月第 1 版
印　　次：2021 年 6 月第 1 次印刷
标准书号：ISBN 978-7-117-31417-6
定　　价：49.00 元
打击盗版举报电话：010-59787491　**E-mail**：WQ @ pmph.com
质量问题联系电话：010-59787234　**E-mail**：zhiliang @ pmph.com

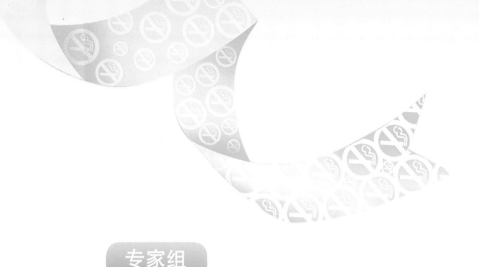

专家组

专家组组长

王　辰　中国工程院

　　　　中国医学科学院北京协和医学院

　　　　国家呼吸医学中心

　　　　国家呼吸系统疾病临床医学研究中心

　　　　中国医学科学院呼吸病学研究院

　　　　中日友好医院呼吸中心

　　　　世界卫生组织戒烟与呼吸疾病预防合作中心

专家组副组长

肖　丹　中日友好医院烟草病学与戒烟中心

　　　　国家呼吸医学中心

　　　　国家呼吸系统疾病临床医学研究中心

　　　　中国医学科学院呼吸病学研究院

　　　　世界卫生组织戒烟与呼吸疾病预防合作中心

池　慧　中国医学科学院医学信息研究所

编写人员（按姓氏笔画排序）

石　强　中日友好医院

刘　朝　中日友好医院

刘芳超　中国医学科学院阜外医院

杨　渊　中国医学科学院医学信息研究所

肖新华　中国医学科学院北京协和医院

吴司南　中日友好医院

张欣然　中日友好医院

张雁翔　中国疾病预防控制中心

陈万青　国家癌症中心

周心玫　中日友好医院

赵　亮　中日友好医院

秦　瑞　中日友好医院

高东平　中国医学科学院医学信息研究所

黄亚阳　北京市疾病预防控制中心

崔紫阳　中日友好医院

程安琪　中日友好医院

鲁向锋　中国医学科学院阜外医院

同行审议专家名单（按姓氏笔画排序）

王克安　新探健康发展研究中心

支修益　首都医科大学宣武医院

方向华　首都医科大学宣武医院

代华平　中日友好医院

白春学　复旦大学附属中山医院

任建松　国家癌症中心

孙永昌　北京大学第三医院

孙德俊　内蒙古自治区人民医院

李为民　四川大学华西医院

李新华　人民卫生出版社有限公司

杨　杰　中国疾病预防控制中心

杨维中　中国疾病预防控制中心

肖　琳　中国疾病预防控制中心

时国朝　上海交通大学医学院附属瑞金医院

吴宜群　新探健康发展研究中心

何　耀　中国人民解放军总医院

沈华浩　浙江大学医学院附属第二医院

张　波　中日友好医院

陈良安　中国人民解放军总医院

陈荣昌　深圳市呼吸疾病研究所

单广良　中国医学科学院基础医学研究所

段佳丽　北京市疾病预防控制中心

姜　垣　新探健康发展研究中心

徐永健　华中科技大学同济医学院附属同济医院

康　健　中国医科大学附属第一医院

瞿介明　上海交通大学附属瑞金医院

高级科学审议专家名单（按姓氏笔画排序）

王陇德　中华预防医学会

孙　燕　中国医学科学院肿瘤医院

陈君石　国家食品安全风险评估中心

胡大一　北京大学人民医院

钟南山　广州呼吸疾病研究所

顾东风　国家心血管病中心

高润霖　中国医学科学院阜外医院

梁晓峰　中国疾病预防控制中心

程书钧　中国医学科学院肿瘤医院

赫　捷　国家癌症中心

国际科学审议专家名单

Zhengming Chen（陈铮鸣）　University of Oxford

Richard Peto　　　　　　　University of Oxford

通　讯　作　者

王　辰　电子邮箱地址：wangchen@pumc.edu.cn

肖　丹　电子邮箱地址：danxiao@263.net

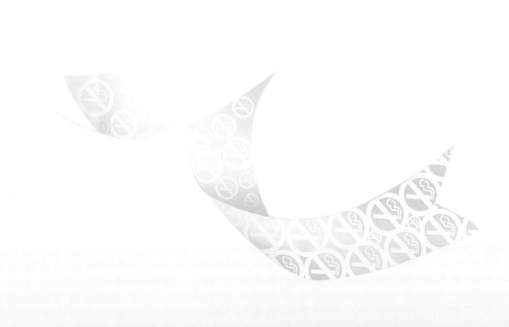

序 言

中国政府高度重视控烟工作，尤其是党的十八大以来，以习近平同志为核心的党中央坚持以人民为中心的发展理念，把人民群众健康放在优先发展的战略地位，提出了新时期卫生健康工作方针。党中央、国务院颁布实施《"健康中国2030"规划纲要》，明确提出"全面推进控烟履约，加大控烟力度"。国务院出台《关于实施健康中国行动的意见》，以疾病防控和健康促进为核心，实施包括控烟行动在内的15个专项行动，要求"到2022年和2030年，15岁以上人群吸烟率分别低于24.5%和20%，全面无烟法规保护的人口比例不低于30%和80%"。

按照党中央、国务院决策部署，国家卫生健康委员会坚持预防为主、健康优先的理念，推动将控烟工作纳入健康中国战略整体布局，联合相关部门，凝聚社会共识，多措并举构筑健康生活环境。在多途径、全方位的推动下，控烟履约机制日趋完善，支持控烟氛围日益浓厚，无烟环境建设深入推进，控烟基础研究有效夯实。总体来看，控烟工作形势整体向好，人群吸烟率下降的效果逐步显现。但我们也清晰地看到，控烟形势依然严峻，每年吸烟相关疾病导致的死亡人数超过100万，二手烟暴露导致的死亡人数超过10万。根据目前最新调查结果，2018年中国15岁及以上人群吸烟率为26.6%，吸烟人数逾3亿。如不加以控制，未来中国吸烟相关的疾病社会经济负担会继续上升。

为推动控烟工作深入开展，提升全民健康素养水平，在2012年《中国吸烟危害健康报告》的基础上，根据新形势、新挑战、新任务，国家卫生健康委员会组织中日友好医院邀请控烟、慢性呼吸疾病、恶性肿瘤、心脑血管疾病、糖尿病、公共卫生等领域权威专家，编制《中国吸烟危害健康报告2020》，进一步科学解读吸烟和二手烟对健康的危害，引导群众养成健康生活方式，助力健康中国建设。

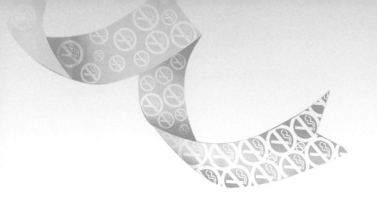

　　在此，感谢所有参与编写《中国吸烟危害健康报告2020》工作的专家学者以及各方组织付出的心血和努力！感谢中日友好医院的大力支持，同时向所有积极参与和推动控烟工作的各界人士表示诚挚的谢意！

国家卫生健康委员会

2020 年 12 月

前　言

　　我国是世界上最大的烟草生产国和消费国，也是最大的烟草受害国。为了将吸烟危害健康的坚实科学证据展示给国人，2012年卫生部组织专家撰写了《中国吸烟危害健康报告》（以下简称《报告》）并正式发布。这是我国第一部由政府发布的系统阐述吸烟危害健康的权威报告。由于《报告》对吸烟危害健康问题进行了较为系统和深入的阐述，学术内容丰富，传递信息权威，成为我国控烟工作必不可少的参考资料，在控烟工作中发挥了重要作用，被世界卫生组织誉为"中国公共卫生史上的重要里程碑"。此后，为了便于大众传播，我们从《报告》中凝练出30条"控烟健康教育核心信息"，用于公众健康教育，对于提高公众的科学认知、推动控烟政策改变等工作发挥了重要作用。

　　目前距离《报告》发布已经过去8年。这8年间，我国政府制定了一系列控烟政策，如2013年印发的《关于领导干部带头在公共场所禁烟有关事项的通知》，2014年颁布的《关于在全国各级各类学校禁烟有关事项的通知》，2015年修订的《中华人民共和国广告法》和与此相关的《互联网广告暂行管理办法》及《中华人民共和国慈善法》等。2015年6月1日北京正式实施《北京市控制吸烟条例》，2017年3月1日上海实施《上海市公共场所控制吸烟条例》修正案，此外还有深圳、西安等城市陆续出台了全面无烟法规。2016年中共中央、国务院发布《"健康中国2030"规划纲要》，明确要求"到2030年，15岁以上人群吸烟率降低到20%"。2018年《烟草控制框架公约》的牵头履约职责被划归国家卫生健康委员会。2019年7月国务院成立健康中国行动推进委员会，并由委员会发布《健康中国行动（2019—2030年）》，控烟行动位于全方位干预健康影响因素6项行动中的第4项，与其他14个专项行动中的11项密切相关。这8年间，我国政府部门在全国范围开展了控烟健康教育活动，开展无烟卫生健康系统建设，推进临床戒烟治疗，开展相关科学研究，组织烟草流行监测，非政府组织也积极参与控烟工作，多部门、多层次的控烟局面正在形成。

虽然我国控烟工作不断取得进展，但国人吸烟率仍居高不下，公众对吸烟危害健康认知仍亟待提高。为了进一步"让科学警醒吸烟之害"，由国家卫生健康委员会牵头，中日友好医院组织、聘请控烟及慢性呼吸疾病、恶性肿瘤、心脑血管疾病、糖尿病、公共卫生等领域的权威专家组成专家委员会，对2012年《报告》内容进行更新，撰写《中国吸烟危害健康报告2020》(以下简称《报告2020》)。

《报告2020》的主要内容包括吸烟与呼吸疾病、恶性肿瘤、心脑血管疾病、糖尿病以及电子烟的健康危害。组织撰写工作采取与2012年版《报告》相同的项目管理方式：项目工作组首先对相关研究文献进行检索、汇总、归纳，共收集研究文献2万余篇；以此为基础进行文献筛选，确定了《报告2020》所采用的800余篇主要科学文献；随后，基于1964年《美国卫生总监报告》提出的因果关系推断方法，从关联的一致性或可重复性、关联的强度、关联的特异性、关联的时间顺序和关联的连贯性或合理性五个方面，对主要科学文献的证据等级进行评价；根据这些文献所提供的科学证据，对2012年版《报告》中吸烟与呼吸系统疾病、恶性肿瘤、心脑血管疾病、糖尿病的内容与核心结论进行更新，撰写新章节"电子烟的健康危害"。为了突出《报告2020》的中国特色，工作组在文献筛选和报告撰写过程中，特别注意对中国研究结果的引用和描述。工作组邀请国内外40余位相关专业领域的专家对初稿进行了同行审议、高级科学审议，并对每一位审议专家的意见进行详细记录，逐一核对、解决审议专家提出的问题。之后，工作组对审议、修订后的报告进行统稿。

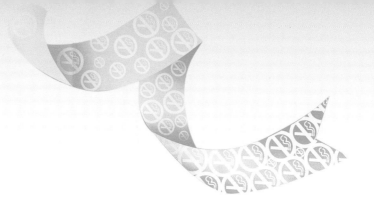

　　我们相信,传播前沿、科学和可靠的吸烟危害健康知识可以引导民众认识到"吸烟为致病之首恶,控烟为防病之首善"。今后根据吸烟危害健康的进一步科学研究进展,我们还将动态修订报告或就某一方面的问题做深入的专题阐述。

　　《报告 2020》撰写工作得到了世界卫生组织、国内外多领域专家的大力支持和悉心指导,同时得到国家重点研发计划"医院、社区戒烟模式及干预技术研究(编号:2017YFC1309400)"等项目的资助。在此表示诚挚谢意。由于水平有限,加之时间仓促,《报告 2020》可能存在欠妥之处,希望广大读者予以批评指正。

《中国吸烟危害健康报告 2020》编写组主编　王　辰

2020 年 12 月

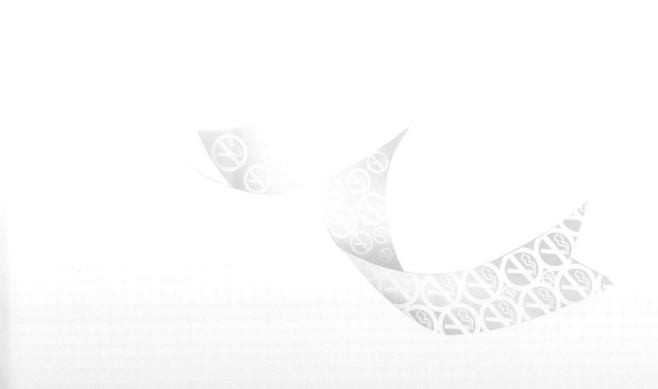

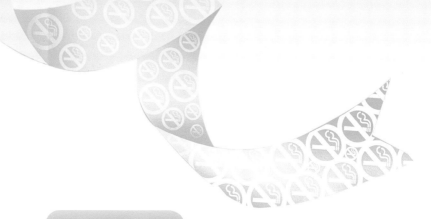

目　录

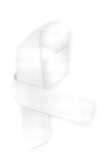

第一部分
吸烟及二手烟暴露的流行状况

- 世界卫生组织《烟草控制框架公约》生效以来，越来越多的国家采用有效的控烟措施，全球 15 岁及以上人群吸烟率降至 19.2%。
- 我国吸烟人数超过 3 亿，15 岁及以上人群吸烟率为 26.6%，其中男性吸烟率高达 50.5%。
- 烟草每年使我国 100 多万人失去生命，如不采取有效行动，预计到 2030 年将增至每年 200 万人，到 2050 年增至每年 300 万人。

一、全球吸烟及二手烟暴露的流行状况

2019 年世界卫生组织（World Health Organization，WHO）报告显示，全球 15 岁及以上人群中，现有烟草使用者（tobacco users）约 13.37 亿人[1]。世界卫生组织的全球烟草流行监测报告显示，2007—2017 年，全球 15 岁及以上人群吸烟率从 22.5% 降至 19.2%[2]。烟草每年使 800 多万人失去生命，其中约有 700 万人死于吸烟导致的疾病，120 万人死于二手烟暴露导致的疾病[3]。

自世界卫生组织《烟草控制框架公约》（简称《公约》）生效后，烟草危害成为全球共识，目前已有 181 个国家签署《公约》并采取了系列控烟措施。在美国，自 20 世纪 70 年代以来吸烟率一直呈下降趋势，由 1965 年的 42% 下降到 2015 年的 15%[4]；在西欧和北欧，虽然女性吸烟率略有升高，但男性吸烟率不断降低，因此人群总的吸烟率呈

下降趋势[5]；在亚洲和大洋洲，澳大利亚、新西兰和新加坡吸烟率下降趋势明显，15岁及以上的人群吸烟率已分别下降为14.9%[6]、14.2%[7]和14.9%[8]。从世界烟草消费前十位国家1970—2015年人均烟草消费的数据[9]可以看出，绝大多数国家的人均烟草消费量出现不同程度的下降，特别是《公约》生效以后（图1）。

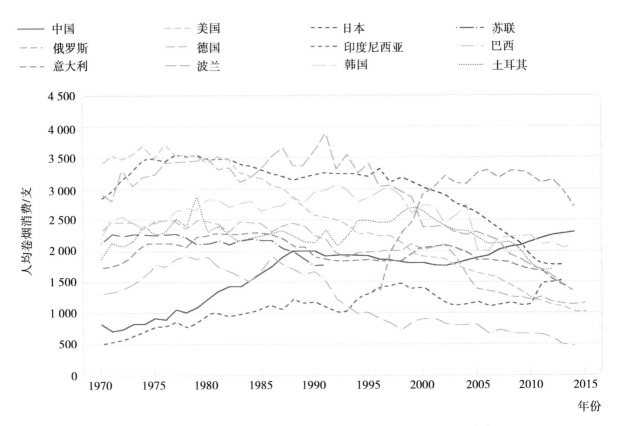

图 1　世界主要烟草消费国家的人均烟草消费变化趋势[9]

注：苏联数据截至1991年，俄罗斯数据起始时间为1996年。

世界卫生组织将二手烟定义为"由卷烟或其他烟草产品燃烧端释放出的及由吸烟者呼出的烟草烟雾所形成的混合烟雾"。据估算，全世界有40%的青少年、33%的不吸烟男性和35%的不吸烟女性暴露于二手烟[10]。2010年"全球成年人烟草调查"（Global Adult Tobacco Survey，GATS）对14个国家的调查结果显示：在没有全国性无烟环境立法的国家中（如中国、埃及、孟加拉国），室内工作场所二手烟暴露比例均接近或超过50%，而在有无烟环境全国立法的国家中（如乌拉圭、泰国），室内工作场所二手烟暴露比例均低于30%[11]。例如，乌拉圭政府致力于无烟环境政策的制定和执行，其成人二手烟暴露率已由2000年的64%降至2009年的16%[12]。

二、我国吸烟及二手烟暴露的流行状况

我国分别于 1984 年[13]、1996 年[14]、2002 年[15]、2010 年[16]、2015 年[17] 和 2018 年[18] 开展了 6 次全国吸烟流行病学调查，显示了我国 30 余年吸烟流行的特点与趋势（表 1）。

表 1　我国 6 次全国吸烟流行病学调查结果

年度	总吸烟率	男性吸烟率（未标化）	女性吸烟率（未标化）	城市吸烟率（未标化）	农村吸烟率（未标化）
1984年	33.9%	61.0%	7.0%	—	—
1996年	33.7%	63.0%	3.8%	31.8%	36.9%
2002年	28.5%	57.4%	2.6%	25.0%	33.0%
2010年	28.1%	52.9%	2.4%	27.1%	30.0%
2015年	27.7%	52.1%	2.7%	26.1%	29.4%
2018年	26.6%	50.5%	2.1%	25.1%	28.9%

注：1984年调查中关于现在吸烟者的定义为：过去吸烟时间大于6个月且在调查时仍在吸烟的人，调查对象为15岁及以上人群；1996年和2002年调查中关于现在吸烟者的定义为：过去吸烟达到100支且在调查前30天内吸过烟的人，调查对象为15~69岁人群；2010年、2015年和2018年调查中关于现在吸烟者的定义为：调查时正在吸烟的人，调查对象为15岁及以上人群。

2018 年全国成人烟草流行调查的结果显示，我国 15 岁及以上人群吸烟率为 26.6%，其中男性为 50.5%，女性为 2.1%。据此计算，我国 15 岁及以上现在吸烟者为 3.08 亿（男性 2.96 亿，女性 1 180 万）。另外，城市人口吸烟率（25.1%）低于农村人口吸烟率（28.9%）；受教育程度低的人群吸烟率高，小学及以下教育水平的男性吸烟率高达 57.8%；不同职业人群吸烟率中，教师最低，为 9.8%，其次是医生，为 14.2%[18]。与既往调查相比，虽然我国人群吸烟率呈现下降趋势，但仍然维持在较高水平，与《"健康中国 2030"规划纲要》的控烟目标"2030 年 15 岁以上人群吸烟率下降至 20%"有较大差距。值得注意的是，电子烟的使用在我国呈现上升趋势。15 岁及以上人群现在使用电子烟的比例由 2015 年的 0.5%[17] 上升到 2018 年的 0.9%[18]，据此推算，正在使用电子烟的人数约为 1 035 万，其中年轻人使用比例相对较高，15~24 岁年龄组最高（1.5%）。

2014年中国青少年烟草调查结果显示，13~15岁在校青少年的现在烟草使用率为6.9%[19]。一项基于2003年、2008年和2013年国家卫生服务调查（National Health Services Survey，NHSS）的研究显示，我国15~24岁青少年吸烟率从2003年的8.3%上升到2013年的12.5%，增幅达50.6%[20]。2015年全国调查数据显示，15~24岁青少年吸烟率为18.9%[17]。2019年全国中学生烟草调查结果显示，我国初中学生、普通高中学生、职业学校学生现在吸卷烟的比例分别为3.9%、5.6%和14.7%，职业学校男生现在吸卷烟的比例达到23.3%[21]。吸烟可以导致慢性呼吸疾病、恶性肿瘤、心脑血管疾病、糖尿病等多种慢性疾病，且吸烟的危害具有滞后性，如不加以有效控制，可以预期，未来几十年我国吸烟相关各大慢性病的疾病负担将继续上升，目前吸烟的青壮年未来将承受的吸烟危害会远远超过现在的中老年人。

在二手烟暴露方面，我国1996年和2002年的二手烟暴露率没有明显变化，分别为53.5%（95%CI 53.2%~53.8%）[14]和52.9%（95%CI 51.9%~53.9%）[15]。2010年，有72.4%的不吸烟者暴露于二手烟[16]；2018年，不吸烟者的二手烟暴露率为68.1%。44.9%的调查对象报告有人在自己家中吸烟；50.9%的室内工作者在工作场所看到有人吸烟；二手烟暴露问题最严重的室内公共场所为：网吧（89.3%）、酒吧和夜总会（87.5%）、餐馆（73.3%）。在咖啡店和茶馆、大学、政府大楼、医疗卫生机构、出租车、中小学、公共交通工具看到有人吸烟的比例依次为48.4%、33.3%、31.1%、24.4%、23.5%、23.4%和12.9%[18]。与2015年相比，二手烟暴露情况整体有所改善。在许多室内公共场所看到有人吸烟的比例均有不同程度的下降。

烟草对健康的巨大危害，每年使我国100多万人失去生命，超过因艾滋病、结核、交通事故以及自杀死亡人数的总和。如不采取有效行动大幅降低吸烟率，这一数字到2030年将增至每年200万人，到2050年将增至每年300万人[10]。

参 考 文 献

［1］World Health Organization. WHO global report on trends in prevalence of tobacco use 2000-2025, third edition. Geneva: World Health Origination, 2019. https：//apps. who. int/iris/rest/bitstreams/1263754/retrieve.

［2］World Health Origination. WHO Report on the Global Tobacco Epidemic, 2019: offer help to quit tobacco use. Geneva: World Health Origination, 2019. https：//apps. who. int/iris/bitstreams/handle/10665/326043/9789241516204-eng. pdf?ua=1.

［3］World Health Origination. Tobacco-key facts. (2020-05-27) [2020-05-27]. https://www.who.int/news-room/fact-sheets/detail/tobacco.

［4］DROPE J, LIBER AC, CAHN Z, et al. Who's still smoking? Disparities in adult cigarette smoking prevalence in the United States. CA Cancer J Clin, 2018, 68 (2): 106-115.

［5］GBD 2015 Tobacco Collaborators. Smoking prevalence and attributable disease burden in 195 countries and territories, 1990-2015: a systematic analysis from the Global Burden of Disease Study 2015. Lancet, 2017, 389 (10082): 1885-1906.

［6］Australian Institute of Health and Welfare. National Drug Strategy Household Survey detailed report, 2016. https://www.aihw.gov.au/reports/illicit-use-of-drugs/ndshs-2016-detailed/contents/table-of-contents.

［7］Ministry of Health. New Zealand Health Survey Annual Data. Explorer, 2019. https://minhealthnz.shinyapps.io/nz-health-survey-2018-19-annual-data-explorer.

［8］2018-CORE QUESTIONNAIRE OF THE REPORTING INSTRUMENT OF WHO FCTC. https://untobaccocontrol.org/impldb/wp-content/uploads/Singapore_2018_report.pdf.

［9］HOFFMAN SJ, MAMMONE J, ROGERS VAN KATWYK S, et al. Cigarette consumption estimates for 71 countries from 1970 to 2015: systematic collection of comparable data to facilitate quasi-experimental evaluations of national and global tobacco control interventions. BMJ, 2019, 365: 12231.

［10］CHEN Z, PETO R, ZHOU M, et al. Contrasting male and female trends in tobacco-attributed mortality in China: evidence from successive nationwide prospective cohort studies. Lancet, 2015, 386 (10002): 1447-1456.

［11］杨功焕. 2010全球成人烟草调查报告——中国报告. 北京: 中国三峡出版社, 2011.

［12］World Health Origination. WHO Report on the Global Tobacco Epidemic, 2009: implementing smoke-free environments. Geneva: World Health Origination, 2009. https://apps.who.int/iris/handle/10665/44229.

［13］翁心植, 洪昭光, 陈丹阳, 等. 1984年全国五十万人吸烟抽样调查. 心肺血管学报, 1986, 2: 44-48.

［14］杨功焕. 1996年全国吸烟行为的流行病学调查. 中国肿瘤, 1998, 2: 3-5.

［15］杨功焕, 马杰民, 刘娜, 等. 中国人群2002年吸烟和被动吸烟的现状调查. 中华流行病学杂志, 2005, 26 (2): 77-83.

［16］杨功焕. 2010全球成人烟草调查中国报告. 北京: 中国三峡出版社, 2011.

［17］中国疾病预防控制中心. 2015中国成人烟草调查报告. 北京: 人民卫生出版社, 2016.

［18］中国疾病预防控制中心. 2018中国成人烟草调查内容摘要. http://www.chinacdc.cn/jkzt/sthd_3844/slhd_4156/201908/t20190814_204616.html.

［19］梁晓峰. 2014中国青少年烟草调查报告. 北京: 人民卫生出版社, 2015.

［20］WANG M, LUO X, XU S, et al. Trends in smoking prevalence and implication for chronic diseases in China: serial national cross-sectional surveys from 2003 to 2013. Lancet Respir Med, 2019, 7 (1): 35-45.

［21］LIU S, XIAO L, ZENG X, et al. Tobacco use and exposure among secondary school students-China, 2019. China CDC Weekly, 2020, 2 (22): 385-393.

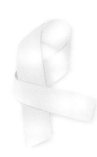

第二部分
吸烟及二手烟暴露对健康的危害

第一章 呼 吸 疾 病

第一节 吸烟与呼吸疾病

一、慢性阻塞性肺疾病

- 有充分证据说明吸烟可以导致慢性阻塞性肺疾病（慢阻肺）。
- 吸烟量越大、吸烟年限越长、开始吸烟年龄越小，慢阻肺的发病风险越高。
- 女性吸烟者患慢性阻塞性肺疾病的风险高于男性。
- 戒烟可以改变慢阻肺的自然进程，延缓病变进展。

慢性阻塞性肺疾病（chronic obstructive pulmonary disease，COPD；简称慢阻肺）是一种常见的呼吸系统疾病。它以持续存在的呼吸系统症状和气流受限为特点，严重影响患者的劳动能力和生活质量[1]。2015 全球疾病负担（global burden of disease，GBD）报告指出，慢阻肺导致的全球平均死亡人数从 2005 年的 242.1 万人上升至 2015 年的 318.8 万人[2]。2002 年，慢阻肺居全球死因的第五位，预计到 2030 年，慢阻肺将成为世界第三大致死性疾病[3]。

2018年我国发布慢阻肺流行病学调查结果：根据 Wang C 等开展的"中国成人肺部健康研究"，我国20岁及以上人群慢阻肺的患病率为8.6%（95%CI 7.5%~9.9%），40岁及以上人群慢阻肺的患病率为13.7%（95%CI 12.1%~15.5%），总患病人数约为9 990万[4]。

吸烟是慢阻肺发生的主要危险因素。1984年关于烟草问题的《美国卫生总监报告》[①]指出，在美国80%~90%慢阻肺死亡归因于吸烟[5]。有研究显示，至少25%的持续吸烟者发展成为慢阻肺患者[6]。Liu BQ 等在100万中国人中开展的前瞻性队列研究发现，因吸烟导致的死亡中，45%归因于慢阻肺[7]。

（一）生物学机制

30多年的系统研究结果表明，吸烟和 α_1-抗胰蛋白酶缺乏是导致慢阻肺发病的直接原因。烟草烟雾中的多种有害成分可能通过各种方式损伤肺脏[8]。

1. 影响呼吸系统防御功能　呼吸系统防御机制包括呼吸道黏膜、黏液纤毛运载系统、上皮细胞屏障和免疫细胞[9, 10]。吸入的烟草烟雾一方面干扰黏液纤毛运载系统，降低气道对黏液的清除能力，导致管腔黏液增多；另一方面破坏上皮细胞屏障[11, 12]，增加感染的可能性[13]，从而促进局部的炎症反应。吸烟者肺组织中树突状细胞明显增加[14, 15]。

2. 氧化应激　氧化应激在烟草烟雾造成的肺损伤中发挥核心作用。呼吸道直接与外环境接触，经常因外源性氧化应激而受损伤，与此同时，机体也会形成一种高效的抗氧化系统以防止呼吸道和肺泡受到外源性和内源性氧化应激的损伤。如果因为氧化剂过量或抗氧化剂耗竭，氧化剂和抗氧化剂之间失去平衡，就会发生氧化应激。氧化应激不仅会对肺部产生直接的损害作用，而且会激活启动肺部炎症的分子机制，如刺激和激活炎性细胞，释放炎性介质及细胞因子[16]。

烟草烟雾中含有大量自由基[17]。一般，每天吸一包烟者会吸入大量自由基，导致自由基日剂量持续处于高水平。实验证明，烟草烟雾含有大量活性氧（reactive oxygen species，ROS），可损伤呼吸道和肺泡上皮细胞。氧化应激通过多种方式造成蛋白酶-抗蛋白酶比例失衡，在吸烟导致慢阻肺发病中起重要作用。

3. 蛋白酶-抗蛋白酶失衡　蛋白酶-抗蛋白酶失衡与疾病关系的研究证实：①缺乏

---

① 美国疾病预防与控制中心（Centers for Disease Control and Prevention，CDC）从1964年开始发布的关于烟草问题的《美国卫生总监报告》（Surgeon General's Report）广泛收集了全世界开展的流行病学研究和实验研究数据。

抗胰蛋白酶的个体患肺气肿的风险增高；②在实验条件下，使用蛋白水解酶可以导致肺气肿的发生；③吸烟可以造成蛋白酶 - 抗蛋白酶失衡，使肺脏弹力蛋白降解增加，导致肺结构破坏和肺气肿的形成；④吸烟可以降低抗蛋白酶的活性[1]。

4. 对烟草烟雾的遗传易感性　不是所有吸烟者都会发生慢阻肺，遗传因素可影响烟草烟雾对肺部的损伤作用[18~23]。

5. 其他　动物实验和人群研究发现，DNA 加合物二氢二醇环氧苯并[a]芘（dihydrodiol epoxide benzo［a］pyrene，BPDE）通过影响 DNA 参与慢阻肺的发生[24, 25]。吸烟引起某些 miRNA 异常表达，导致气道损伤[26]。

（二）吸烟对慢性阻塞性肺疾病发生发展的影响

- **有充分证据说明吸烟可以导致慢性阻塞性肺疾病。**

慢阻肺的危险因素包括环境因素和个体因素，两者相互影响。环境因素包括吸烟、职业性粉尘（二氧化硅、煤尘、棉尘、蔗尘等）、空气污染（包括二氧化硫、氧化氮、氯等化学气体及生物燃料所产生的室内空气污染）、感染（细菌和病毒等）、社会经济地位等，个体因素包括 α_1 抗胰蛋白酶缺乏、气道高反应性等[27]。尽管到目前为止慢阻肺的发病机制尚未完全明晰，但吸烟已是国际公认的最主要的慢阻肺环境危险因素[28]。

2014 年关于烟草问题的《美国卫生总监报告》汇总分析了 1966 年以来《美国卫生总监报告》中有关吸烟与慢阻肺研究结果，得出结论：吸烟是导致慢阻肺的主要原因[29]。《慢性阻塞性肺疾病全球倡议》（global initiative for chronic obstructive lung disease，GOLD）强调指出，吸烟是慢阻肺最常见的危险因素[30]。Forey 等对 2007 年以前发表的 133 项研究（包括队列研究、横断面研究等）进行 Meta 分析，发现吸烟与慢阻肺的发病密切相关，吸烟者慢阻肺的患病率明显高于不吸烟者，现在吸烟者患慢阻肺的风险是不吸烟者的 3.51 倍（OR 3.51，95%CI 3.08~3.99），而戒烟者患慢阻肺的风险明显低于现在吸烟者，为不吸烟者的 2.35 倍（OR 2.35，95%CI 2.11~2.63）[31]。Jayes 等对 2013 年之前发表的 22 项研究（包括队列研究、横断面研究等）进行 Meta 分析，发现吸烟者发生慢阻肺的风险是不吸烟者的 4.01 倍（RR 4.01，95%CI 3.18~5.05）[32]。

中国自 20 世纪 90 年代起开展了多次全国性慢阻肺流行病学调查。1992 年程显声等对北京、湖北和辽宁部分地区 ≥15 岁的 102 203 名村民进行入户调查，并对有慢性气道炎症病史或吸烟量（每天吸烟支数 × 吸烟年数）≥300 者进行肺功能检查。结果显示：

在实际检查的 6 536 人中发现慢阻肺患者 2 020 例，在单纯吸烟无慢性气道炎症人群中慢阻肺患病率为 24.6%，并且患病率随吸烟量的增加而升高[33]。2002—2004 年 Zhong N 等对北京、上海、广东、辽宁、天津、重庆和陕西 7 个地区的 20 245 名 40 岁以上居民进行流行病学调查，并对所有符合条件的人群进行肺功能检查，发现慢阻肺的患病率为 8.2%，接近 2/3（61.4%）的慢阻肺患者为吸烟者；吸烟者中有 13.2% 患有慢阻肺，而不吸烟者中患慢阻肺者仅占 5.2%（$P_{trend}<0.001$）[34]。2012—2015 年 Wang C 等对具有全国代表性的 10 个省、自治区、直辖市中的 20 岁及以上的 50 991 名居民进行流行病学调查发现，现在吸烟者中有 13.7%（95%CI 11.6%~16.2%）患慢阻肺，而不吸烟者中仅有 6.2%（95%CI 5.4%~7.0%）患慢阻肺（$P<0.001$）[4]。

- **吸烟者的吸烟量越大、吸烟年限越长、开始吸烟年龄越小，慢性阻塞性肺疾病的发病风险越高。**

国内外多项研究表明，吸烟与慢阻肺之间存在剂量反应关系。Forey 等对 133 项研究进行 Meta 分析，发现吸烟指数［每天吸烟量（包）× 吸烟时间（年）］为 5 包年以下、6~20 包年、21~45 包年者患慢阻肺的风险分别是不吸烟者的 1.13 倍（RR 1.13，95%CI 1.06~1.20）、1.68 倍（RR 1.68，95%CI 1.58~1.79）和 3.14 倍（RR 3.14，95%CI 2.97~3.32），开始吸烟年龄在 14 岁以前、14~18 岁者患慢阻肺的风险分别为不吸烟者的 3.12 倍（RR 3.12，95%CI 2.07~4.70）和 2.11 倍（RR 2.11，95%CI 1.08~4.11）[31]，提示吸烟者的吸烟量越大、开始吸烟年龄越早，患慢阻肺的风险越高。

中国关于吸烟与慢阻肺关系的研究结果与国外研究一致。Lam 等在中国西安 1 268 名 ≥60 岁的军队退休干部中进行的前瞻性队列研究发现，慢阻肺的死亡风险随着吸烟量（$P_{trend}=0.003$）及吸烟年限（$P_{trend}=0.005$）的增加而升高[35]。Wang B 等纳入 17 篇横断面研究、3 篇队列研究、4 篇病例对照研究，针对中国人群吸烟与慢阻肺的关系进行 Meta 分析，结果表明，吸烟指数为 1~10 包年、10~20 包年、>20 包年与慢阻肺关系的 OR 值分别为 2.49（95%CI 1.66~3.74，$P<0.000\ 01$）、2.91（95%CI 2.19~3.87，$P<0.000\ 01$）、4.07（95%CI 3.17~5.23，$P<0.000\ 01$）[36]。

- **女性吸烟者患慢性阻塞性肺疾病的风险高于男性。**

2001 年关于烟草问题的《美国卫生总监报告》指出，吸烟是女性发生慢阻肺的首要危险因素，90% 的女性慢阻肺患者死亡可归因于吸烟，其风险随吸烟量和吸烟年限的增加而升高[37]。Prescott 等在丹麦开展的一项队列研究（共纳入 13 897 人，随访 7~16 年）表明，与男性吸烟者相比，女性吸烟者更易患慢阻肺。吸烟指数为 1~20 包年、20~40 包年和 >40 包年的男性患慢阻肺的风险分别是不吸烟者的 3.2 倍（RR 3.2，95%CI 1.1~9.1）、5.7 倍（RR 5.7，95%CI 2.2~14.3）和 8.4 倍（RR 8.4，95%CI 3.3~21.6）；而吸烟指数为 1~20 包年、20~40 包年和 >40 包年的女性患慢阻肺的风险分别是不吸烟者的 7.0 倍（RR 7.0，95%CI 3.5~14.1）、9.8 倍（RR 9.8，95%CI 4.9~19.6） 和 23.3 倍（RR 23.3，95%CI 10.7~50.9）[38]。一项在早期重度慢阻肺患者一级亲属中开展的研究发现，女性吸烟者比男性吸烟者的第一秒末用力呼气量（forced expiratory volume at the end of the first second，FEV_1）下降更为严重[39]。Amaral 等人使用回归分析的方法对英国生物样本库（UK Biobank）的 149 075 名女性与 100 252 名男性进行比较，与男性（OR 现在吸烟者 =3.06）相比，女性（OR 现在吸烟者 =3.45）更容易发生气流阻塞[40]。

　　徐斐在沈阳开展的吸烟与慢阻肺关系病例对照研究（纳入 1 743 对慢阻肺患者和对照者）表明，吸烟年限 >10 年、每天吸烟 >10 支的吸烟者中，女性患慢阻肺的风险较男性更大（男性：OR 2.980，95%CI 1.679~5.291；女性：OR 3.298，95%CI 2.120~5.133）[41]。

- **戒烟可以改变慢性阻塞性肺疾病的自然进程，延缓病变进展。**

　　戒烟已被证明可以减慢慢阻肺患者肺功能下降的速率，延缓病变进展，从根本上改变慢阻肺的自然病程。《慢性阻塞性肺疾病全球倡议》（GOLD）指出，戒烟是预防慢阻肺发生的关键措施和重要干预手段[30]。戒烟后肺功能（FEV_1）下降速度减慢[42~44]，部分人有可能恢复至不吸烟者的水平，伴肺功能下降的中年吸烟者如果能戒烟，就可能避免严重或致死性慢阻肺的发生[45]。还有研究发现，与现在吸烟者相比，戒烟者更少出现下呼吸道疾病症状，如咳嗽、咳黏痰、喘息和气短等[46]。2016 年 Cochrane 系统评价认为，戒烟是唯一能减缓慢阻肺患者肺功能下降的干预措施[47]。戒烟还可降低慢阻肺发作住院的风险，即使存在长期吸烟史、较差的基础肺功能、高龄或气道高反应性因素，戒烟也可使患者获益[48, 49]。Thomsen 等在丹麦哥本哈根开展的前瞻性研究发现，与不吸烟者相比，已戒烟慢阻肺患者的住院风险比值（HR 30，95%CI 22~41）低于持续吸烟慢阻肺患者（HR 43，95%CI 32~59）[50]。Josephs 等对英国 16 479 例慢阻肺患者进行队列研究发现，与吸烟的慢阻肺患者相比，已戒烟的慢阻肺患者住院风险降低（HR 0.82，95%CI 0.74~0.89），危重症病房收治率降低（HR 0.78，95%CI 0.70~0.88）；在调整年龄、病情、药物使用等混杂因素后，无论肺功能情况如何，已戒烟慢阻肺患者的健康结局均优于吸烟慢阻肺患者[51]。大量研究还发现，与现在吸烟者相比，戒烟者的慢阻肺死亡风险下降 32%~84%，并且下降程度取决于吸烟年限及吸烟量[52~55]。Lam 等在中国香港老年人中进行的前瞻性队列研究（随访 3.2~5.0 年）也发现，在男性中，戒烟者的死亡风险较现在吸烟者降低[56]。

二、支气管哮喘

- 有证据提示吸烟可以导致哮喘。
- 吸烟可以导致哮喘病情控制不佳。

支气管哮喘（bronchial asthma，简称哮喘）是一种气道慢性炎症性疾病。临床表现为反复发作的喘息、气急、胸闷或咳嗽等症状，常在夜间及凌晨发作或加重，多数可自行缓解或经治疗后缓解，同时伴有可逆的气流受限和气道高反应性[1]。随着经济发展、工业化进程以及人们生活方式的改变，哮喘的患病率呈现快速上升趋势。目前全球至少有 3 亿名哮喘患者，仅中国 20 岁及以上哮喘患者就有 4 750 万名[1, 2]。

哮喘是遗传因素和环境因素共同作用引起的复杂疾病。其发病与过敏原、非特异性刺激物质、气候、精神因素、遗传因素、药物、运动等多种因素有关。已有充分证据表明，吸烟是哮喘的主要环境危险因素之一。

- **有证据提示吸烟可以导致哮喘。**

国内外多项研究表明，吸烟与哮喘发病有关。Toren K 等在瑞典对 21~51 岁成年人开展病例对照研究，纳入 235 名哮喘患者及 2 044 名对照，发现吸烟者患哮喘的风险是不吸烟者的 1.5 倍（OR 1.5,95%CI 1.1~2.1）[3]。Piipari 等在芬兰开展一项纳入 1 453 名成年人（年龄为 21~63 岁）的病例对照研究，调整混杂因素后发现，现在吸烟者患哮喘的风险是不吸烟者的 1.33 倍（OR 1.33,95%CI 1.00~1.77）[4]。Polosa R 等在意大利对 18~40 岁成年人进行队列研究，基线纳入过敏性鼻炎患者并前瞻性随访 10 年发现，在调整混杂因素后，吸烟可增加哮喘的发病风险（OR 2.98，95%CI 1.81~4.92，$P<0.000\,1$），且存在明显的剂量反应关系，吸烟指数为 1~10 包年、11~20 包年、≥21 包年的吸烟者患哮喘风险分别是不吸烟者的 2.05 倍（OR 2.05，95%CI 0.99~4.27）、3.71 倍（OR 3.71，95%CI

1.77~7.78）和 5.05 倍（OR 5.05，95%CI 1.93~13.20）（P=0.000 2）[5]。Coogan PF 等对美国 46 182 名女性进行 16 年的前瞻性队列研究,发现现在吸烟明显增加成人哮喘的发病率(HR 1.43，95%CI 1.15~1.77）[6]。

中国的研究同样提示吸烟与哮喘发病相关。农英等在 2010—2012 年开展的覆盖我国 8 个省市 16 万余人的横断面调查数据显示,吸烟者的哮喘患病率高于不吸烟者（1.79% vs 1.06%，OR 1.70，95%CI 1.55~1.86，P<0.001）[7]；Huang K 等基于 2012—2015 年"中国成人肺部健康研究"的数据进行分析发现，吸烟者比不吸烟者患哮喘的风险增加（OR 1.89，95%CI 1.26~2.84，P=0.004）[2]。

吸烟还可以导致青少年发生哮喘或哮喘样症状。Gilliland 等在美国加利福尼亚州南部 12 个社区中进行的前瞻性队列研究（共纳入 2 609 名无哮喘病史的青少年）发现，每年吸烟≥300 支的青少年患哮喘的风险是不吸烟青少年的 3.9 倍(RR 3.9,95%CI 1.7~8.5)[8]。Rasmussen 等对 271 名无哮喘症状的青少年（平均年龄为 13.9 岁）进行的一项基于社区的前瞻性队列研究（随访 6.4 年）发现，吸烟青少年发生哮喘样症状的风险是不吸烟青少年的 2.1 倍（OR 2.1，95%CI 1.2~3.8）[9]。还有研究发现，吸烟者的吸烟年限越长、吸烟量越大，出现喘息症状风险越高。Genuneit 等在德国 2 936 名青少年（入组时年龄 9~11 岁）中进行的前瞻性队列研究表明，与不吸烟者相比，吸烟年限为 2~4 年和 >4 年的青少年发生喘息的风险逐渐增加，发病率比值（incident rate ratio，IRR）分别是 2.45（95%CI 1.92~3.11）和 3.10（95%CI 2.32~4.15），临床确诊为哮喘的 IRR 分别是 3.11（95%CI 1.71~5.65）和 3.97（95%CI 1.84~8.57）；每天吸烟≤10 支和 >10 支的青少年发生喘息的 IRR 分别是 2.13（95%CI 1.66~2.74）和 2.95（95%CI 2.31~3.77），临床确诊为哮喘的 IRR 分别是 2.46（95%CI 1.31~4.63）和 3.34（95%CI 1.80~6.19）[10]。

● 吸烟可以导致哮喘病情控制不佳。

与不吸烟哮喘患者相比，吸烟哮喘患者的症状更严重，生活质量更低，因为频繁住院消耗医疗卫生资源更多，且吸烟会导致哮喘严重度、发作频率、致死性哮喘发作以及死亡率增加[11, 12]。Siroux 等在法国进行的一项纳入 200 名成年哮喘患者、586 名哮喘患者亲属（其中哮喘患者 147 名）和 265 名非哮喘者为对照的病例对照研究发现，与不吸烟者和已戒烟者相比，现在吸烟者会出现更多的哮喘症状、更频繁的哮喘发作（≥1 次 / 天）（OR 2.39，95%CI 1.06~5.36），且哮喘严重程度评分更高（经年龄、性别和受教育水平调整后 P=0.01）[13]。Polosa R 等在意大利开展的队列研究表明，吸烟指数与哮喘的严重程度相关，且存在剂量反应关系，吸烟指数为 1~10 包年、11~20 包年、>20 包年的吸烟者患严重哮喘的风险分别是不吸烟者的 1.47 倍（OR 1.47，95%CI 0.46~4.68）、2.85 倍（OR 2.85，95%CI 1.09~7.46）和 5.59 倍（OR 5.59，95%CI 1.44~21.67），吸烟指数与哮喘控制不良同样存在剂量反应关系，吸烟指数越大，哮喘控制不良的风险越高[14]。

此外，还有研究发现吸烟会降低哮喘患者使用吸入性糖皮质激素的疗效[15~18]。杨琤瑜等对上海地区 226 名 16~84 岁哮喘门诊患者的吸烟情况进行问卷调查，发现与不吸烟者相比，吸烟者的哮喘控制测试评分（asthma control test score，ACT）降低，1 年内急性发作次数增多，吸入性糖皮质激素（inhaled corticosteroids，ICS）的平均使用剂量增加（$P<0.05$）[19]。

长期吸烟还会导致哮喘患者的肺功能进行性下降。多个研究发现，吸烟哮喘患者比不吸烟哮喘患者的肺功能恶化速度更快[20, 21]。Tommola M 等在芬兰对 203 名哮喘患者随访 12 年，发现吸烟对哮喘患者肺功能下降速度的影响存在剂量反应关系，吸烟指数 ≥10 包年的患者每年 FEV_1 下降的中位数为 54mL，高于吸烟指数 <10 包年者的 36mL（$P=0.003$）[22]。

● 戒烟可以降低吸烟者哮喘的发病风险。

Godtfredsen 等在 10 200 名丹麦人中进行的一项前瞻性队列研究发现，在调整性别、年龄、慢性支气管炎病史、第一秒末用力呼气量（FEV_1）和吸烟指数等因素后，在 5 年随访和 10 年随访时维持戒烟者发生哮喘的风险分别是不吸烟者的 1.2 倍（OR 1.2，95%CI 0.5~2.8）和 1.2 倍（OR 1.2，95%CI 0.8~2.0），低于持续吸烟者的 2.6 倍（OR 2.6，95%CI 1.2~5.5）和 2.0 倍（OR 2.0，95%CI 1.3~3.0），提示戒烟可降低吸烟者哮喘的发病风险[23]。Broekema 等同样发现，吸烟的哮喘患者支气管上皮细胞改变与哮喘症状有关，而戒烟后支气管上皮细胞的特点与不吸烟者大致相同，说明戒烟可逆转吸烟诱导的气道炎症性改变[24]。

Tonnesen P 等在丹麦进行了一项前瞻性研究，将 220 名哮喘患者分为戒烟组、吸烟减量组、持续吸烟组。结果显示，戒烟组患者的哮喘相关生活质量明显改善，夜间和日间急救 β_2 受体激动剂用量、ICS 用量、日间哮喘症状和气道高反应性明显降低；吸烟减量组改变幅度较小，提示可能存在剂量反应关系[25]。Chaudhuri R 等在英国进行了一项前瞻性研究，招募 32 名吸烟的哮喘患者并给予戒烟治疗，发现与持续吸烟者相比，戒烟 6 周的哮喘患者平均 FEV_1 改善 407mL（95%CI 21~793，$P=0.040$）。不仅如此，戒烟后患者痰中的中性粒细胞比例下降（P=0.039），表明戒烟对于气道炎症可能存在良性作用[26]。

三、小气道功能异常

- 有证据提示吸烟可以增加小气道功能异常的发病风险。
- 有证据提示吸烟量越大、吸烟时间越长，发病风险越高。
- 待进一步证据明确戒烟可改善吸烟者的小气道功能异常。

小气道是指内径≤2mm 的气道，周围无软骨围绕，包括第 8~23 级支气管[1]。小气道在结构与生理上与大气道有很大差异，有气流缓慢、管腔纤细、分泌物或渗出物易阻塞、数量多、总横截面积大、对气流的阻力仅占总阻力的 20% 以下等特点。小气道功能异常（small airway dysfunction，SAD）在临床上可无症状和体征，因此小气道也被称为肺部的"沉默区域（silent zone）"[2]。而在慢性阻塞性肺疾病、哮喘等慢性呼吸系统疾病患者中，小气道阻力增加，成为病变的主要区域。

由于目前诊断方法不一，文献报道的 SAD 患病率从 6.7% 到 53.8% 不等[3~6]。"中国成人肺部健康研究"显示[3]，我国 SAD 的全国患病率为 43.5%（95%CI 40.7%~46.3%），据此推测约有 4.26 亿成年人患有 SAD。

- **有证据提示吸烟可以增加小气道功能异常的发病风险，且吸烟量越大、吸烟时间越长，发病风险越高。**

Mori S 等对 189 例类风湿性关节炎患者开展的横断面研究发现，吸烟者出现 SAD 的风险是不吸烟者的 2.78 倍（OR 2.78，95%CI 1.10~6.99，P=0.03）[7]。Llontop C 对 118 例缺血性心脏病患者开展的横断面研究发现，吸烟是 SAD 发生的重要危险因素（OR 1.025，95%CI 1.002~1.049，P=0.03）[8]。

在我国人群中，Xiao D 等基于"中国成人肺部健康研究"数据分析发现，吸烟者发生 SAD 的风险是不吸烟者的 1.16 倍（OR 1.16，95%CI 1.07~1.25），且吸烟量越大，吸烟时间越长，SAD 发病风险越高（P<0.05）[3]。Chen YS 等在我国福建地区开展的一项纳入 2 873 例受试者的横断面研究发现，在调整混杂因素后，吸烟指数 >600 包年是 SAD 发生的危险因素（P<0.001）[4]。

- **待进一步证据明确戒烟可改善吸烟者的小气道功能异常。**

由于小气道的生理与结构特征导致其功能异常较难早期发现，现有药物治疗效果不明显。戒烟是目前被证实可能有效改善 SAD 的干预措施。Verbanck S 等对 87 例吸烟者开展戒烟治疗，12 个月后 18 例受试者成功戒烟，小气道功能异常值下降 42%，表明戒烟可改善吸烟者的小气道功能指标[9]。

四、呼吸系统感染

- 有充分证据说明吸烟可以增加包括肺炎在内的呼吸系统感染的发病风险。
- 吸烟量越大，呼吸系统感染的发病风险越高。
- 戒烟可以降低吸烟者呼吸系统感染的发病风险。

呼吸系统感染包括呼吸道感染（respiratory tract infection）及肺炎（pneumonia）。多种病原体可导致呼吸系统感染，包括细菌、病毒、支原体、衣原体等[1]。吸烟可通过降低吸烟者呼吸道的抗病能力，使病原微生物易侵入和感染，增加呼吸系统感染的风险。2004 年《美国卫生总监报告》收集大量证据进行分析得出结论：有充分证据说明吸烟与急性呼吸系统感染存在因果关系[2]。

- **有充分证据说明吸烟可以增加呼吸系统感染的发病风险。**

吸烟会增加上呼吸道感染的发病风险。Blake 等对 1 230 名士兵开展的前瞻性队列研究表明，吸烟者发生上呼吸道感染的风险是不吸烟者的 1.46 倍（RR 1.46，95%CI 1.1~1.8，$P=0.002$）[3]。An 等对 6 492 名大学本科生开展的横断面研究显示，与调查前 30 天内没有吸烟的人相比，调查前 30 天内吸烟天数为 1~4 天、5~10 天、11~20 天和 21~30 天的吸烟者出现咳嗽或咽喉疼痛等上呼吸道症状的比例分别增加 5.8%、9.5%、8.9% 和 11.2%[4]。

研究发现，在健康成年人中，吸烟者患流行性感冒（流感）的风险高于不吸烟者。Kark 等对 176 名以色列女兵开展的问卷调查研究显示，吸烟者患流感的风险是不吸烟者的 1.44 倍（RR 1.44，95%CI 1.03~2.01，发病率分别为 60.0% 和 41.6%）[5]。随后，Kark 等对 336 名以色列男兵开展的问卷调查研究也得到了一致的结论，吸烟者患流感的风险是不吸烟者的 2.42 倍（RR 2.42，95%CI 1.53~3.83，发病率分别为 68.5% 和 47.2%，$P<0.000\,1$）[6]。

研究发现，吸烟者患军团菌肺炎的风险高于不吸烟者。Straus 等开展的一项基于医院人群的病例对照研究的结果显示，现在吸烟者患军团菌肺炎的风险是不吸烟者的 3.48 倍（OR 3.48，95%CI 2.09~5.79），且每天吸烟量越大，患军团菌肺炎的风险越高[7]。Doebbeling 等的研究也表明，吸烟是军团菌肺炎的独立危险因素[8]。

吸烟者患侵袭性肺炎链球菌感染的风险更高。Nuorti 等开展的病例对照研究（病例组 228 人，对照组 301 人）显示，调整年龄、性别、慢性疾病、受教育程度等因素后，吸烟者发生侵袭性肺炎链球菌感染的风险是不吸烟者的 4.1 倍（OR 4.1，95%CI 2.4~7.3），51% 侵袭性肺炎链球菌感染的发生可归因于吸烟。研究还发现，吸烟与侵袭性肺炎链球菌感染的发病存在剂量反应关系，每天吸烟 1~14 支、15~24 支和 ≥25 支的吸烟者患侵袭性肺炎链球菌感染的风险分别为不吸烟者的 2.3 倍（OR 2.3，95%CI 1.3~4.3）、3.7 倍（OR 3.7，95%CI 1.8~7.8）和 5.5 倍（OR 5.5，95%CI 2.5~12.9）（P_{trend}<0.001）；吸烟指数为 1~14 包年、15~29 包年和 ≥30 包年的吸烟者患侵袭性链球菌感染的风险分别为不吸烟者的 1.5 倍（OR 1.5,95%CI 0.9~2.5）、3.0 倍（OR 3.0,95%CI 1.4~6.6）和 3.2 倍（OR 3.2,95%CI 1.6~6.9）（P_{trend}<0.001）[9]。

- **吸烟可以增加社区获得性肺炎的发病风险。吸烟者的吸烟量越大，社区获得性肺炎的发病风险越高，戒烟可以降低患病风险。**

社区获得性肺炎（community-acquired pneumonia，CAP）是一种常见的肺部感染。国内外学者对吸烟与 CAP 的关系进行了一系列研究,结果表明,吸烟会增加 CAP 的发病风险。

Baik 等在 26 429 名 44~79 岁男性及 78 062 名 27~44 岁女性中进行的前瞻性队列研究发现，调整年龄、体重指数、磷代谢量、每周运动量及乙醇（酒精）摄入量等因素后，现在吸烟男性患 CAP 的风险是从不吸烟男性的 1.46 倍（RR 1.46，95%CI 1.00~2.14）；现在吸烟女性患 CAP 的风险是从不吸烟女性的 1.55 倍（RR 1.55，95%CI 1.15~2.10）[10]。Almirall 等在西班牙人群中开展的一项病例对照研究结果（纳入 205 例 CAP 患者及 475 名对照）显示,每天吸烟 >20 支的现在吸烟者患 CAP 的风险是不吸烟者的 3.89 倍（OR 3.89，95%CI 1.75~8.64，P<0.001）[11]。Almirall 等进行的另一项病例对照研究（纳入 1 336 例 CAP 患者和 1 326 名对照）再次验证了现在吸烟者患 CAP 的风险较不吸烟者高（OR 1.34，95%CI 1.11~1.62，P=0.001）[12]。Tas 等在 58 例 CAP 患者和 580 例健康对照中进行的病例对照研究也发现，现在吸烟者患 CAP 的风险是不吸烟者的 2.19 倍（OR 2.19，95%CI 1.13~4.23，P=0.017）[13]。Díaz 等在 176 名因 CAP 入院治疗的老年患者（平均年龄为

65.8 岁 ±18.5 岁）中开展的前瞻性研究发现，吸烟 >10 包年者发生肺炎球菌肺炎的风险是不吸烟者的 2.6 倍（OR 2.6，95%CI 1.2~5.4，P=0.01）[14]。其他一些研究结果也表明，吸烟是 CAP 发病的危险因素[15~18]。

中国人群的研究数据同样支持吸烟是 CAP 发病的重要风险因素。亓玉心等对莱芜市医院的 210 例老年肺炎患者（年龄≥65 岁）和 210 名同期住院的非肺炎患者开展的病例对照研究发现，吸烟可增加老年人发生 CAP 的风险（RR 1.7，95%CI 1.3~13，P=0.019）[19]。白庆瑞等对 128 例 CAP 老年患者和 306 例对照（年龄≥65 岁）开展的病例对照研究表明，与不吸烟者相比，吸烟的老年人患 CAP 的风险明显增高（OR 2.317，95%CI 1.224~4.386）[20]。阮婷等纳入 168 名老年 CAP 患者及同期就诊的 100 名非 CAP 老年患者对照进行多因素 Logistic 回归分析，结果显示吸烟是 CAP 的独立危险因素（OR 3.017，P<0.05）[21]。

Baik 等的研究结果显示，每天吸烟 <25 支的男性吸烟者患 CAP 的风险与不吸烟者相比无显著性差异（RR 1.42，95%CI 0.85~2.35），而每天吸烟量≥25 支的男性吸烟者患 CAP 的风险则增加至不吸烟者的 2.54 倍（RR 2.54，95%CI 1.40~4.59）[10]。Almirall 等的研究也显示，与不吸烟者相比，每天吸烟 1~9 支、10~20 支和 20 支以上的吸烟者患 CAP 的风险分别为不吸烟者的 1.12 倍（OR 1.12，95%CI 0.47~2.67）、1.68 倍（OR 1.68，95%CI 0.90~3.14）和 3.89 倍（OR 3.89，95%CI 1.75~8.64）（P_{trend}=0.004）[11]。

Baik 等开展的研究发现，已戒烟者患 CAP 的风险低于现在吸烟者，且戒烟时间越长，发病风险越低。戒烟时间 <10 年的已戒烟男性患 CAP 的风险为从不吸烟者的 1.52 倍（OR 1.52，95%CI 1.01~2.28），而戒烟时间≥10 年者患 CAP 的风险则进一步降低（OR 1.23，95%CI 0.93~1.62）[10]。Almirall 等的研究也得出了相似结论，与戒烟 <1 年的戒烟者相比，戒烟 >4 年者患 CAP 的风险明显降低（OR 0.39，95%CI 0.17~0.89）[12]。

五、肺　结　核

- 有充分证据说明吸烟可以增加感染结核分枝杆菌的风险。
- 有充分证据说明吸烟可以增加患肺结核的风险。
- 有充分证据说明吸烟可以增加肺结核的死亡风险。
- 有证据提示吸烟可以对肺结核的预后产生不利影响。

结核病（tuberculosis）是由结核分枝杆菌引起的严重危害人类健康的慢性传染病。全身各脏器均可感染结核分枝杆菌，但80%以上的结核病为肺结核。

世界各国对结核病采取了各种防治措施，使得肺结核的发病率及病死率呈现明显下降趋势，但其防控形势依然十分严峻。据世界卫生组织估计，2017年全球有1 000.0万新发结核病患者，包括580.0万成年男性、320.0万成年女性和100.0万儿童。耐药结核病继续构成公共卫生危机，2017年全世界55.8万人（95%CI 48.3万~63.9万）患对利福平耐药的结核病（利福平是最有效的一线药物），其中82%为耐多药结核病。2017年有130.0万（95%CI 120.0万~140.0万）人类免疫缺陷病毒（human immunodeficiency virus，HIV；也称艾滋病病毒）阴性的人死于结核病，另外有30.0万（95%CI 26.6万~33.5万）HIV阳性的人死于结核病。结核病仍然是全球十大死亡原因之一[1]。

中国是世界上仅次于印度的结核病高负担国家之一。2018年我国有88.9万新发结核病病例，占全球新发结核病病例数的9%[1]。对此，国家卫生健康委、国家发展改革委、教育部等8部门联合印发了《遏制结核病行动计划（2019—2022年）》，提出到2022年全国肺结核发病率要降至55/10万以下，死亡率维持在较低水平（3/10万以下）[2]。

研究表明，烟草中的苯并芘可导致免疫细胞发生基因突变和细胞凋亡，从而抑制细胞免疫功能，使人体对结核分枝杆菌的易感性增加[3]。支气管内膜对结核分枝杆菌的防御力主要来自肥大细胞，而烟草烟雾能使支气管内膜肥大细胞内的铁过量集聚，合成肿瘤坏死因子以及合成和释放一氧化氮（nitric oxide，NO）的功能受到损伤，从而降低肥大细胞抑制结核分枝杆菌在支气管内膜生长的能力[4, 5]。烟草烟雾还能影响支气管上皮细胞的黏液分泌功能，降低其清除吸入颗粒的能力[6]。同时，吸烟使体内NO的合成和释放减少，造成体内氧化与抗氧化功能失衡[4]。NO在人体内起着重要的免疫调节作用，其减少会降低吞噬细胞的活性，从而使机体细胞免疫功能下降[7]。

● **有充分证据说明吸烟可以增加感染结核分枝杆菌的风险。**

早在1918年，就有学者开展了吸烟与肺结核关系的研究[8]。第一篇关于吸烟与结核的病例对照研究于1956年发表[9]。1989年及以后出版的关于烟草问题的《美国卫生总监报告》指出，吸烟者发生结核病的风险是不吸烟者的1.27~5.00倍[10, 11]。

多项研究证实，吸烟与结核分枝杆菌感染的风险增加相关。den Boon等人在南非1 832例≥15岁的结核菌素皮试阳性者中进行的横断面研究发现，现在吸烟者和戒烟者的结核菌素皮试阳性率高于不吸烟者（OR 1.99，95%CI 1.62~2.45）；调整吸烟量、年龄、性别后，吸烟 >15 包年者感染结核分枝杆菌的风险最高（OR 1.90，95%CI 1.28~2.81）[12]。Nisar 等在英国老年人中进行的研究也发现，吸烟者结核菌素试验阳性率高[13]。Hussain 等在 6 607 名 18~60 岁巴基斯坦男性中进行的横断面研究表明，调整年龄、经济社会因素和居住拥挤程度后，每天吸烟量越大，结核菌皮试反应阳性率越高，每天吸烟 1~5 支、6~10 支和 >10 支者结核菌素皮试反应阳性率分别为不吸烟者的 2.6 倍（OR 2.6，95%CI 1.6~4.4）、2.8 倍（OR 2.8，95%CI 1.6~5.2）和 3.2 倍（OR 3.2，95%CI 1.3~8.2）[14]。Solsona 等在巴塞罗那进行的针对接种过卡介苗者的横断面研究也表明，吸烟量越大，感染结核菌的风险越高[15]。Plant 等在 1 395 例 15 岁以上越南移民中进行的横断面研究发现，吸烟者的吸烟量和吸烟年限与结核菌素皮试反应强度相关，每天吸烟超过 6 支的吸烟者出现 5mm 结核菌素皮试反应硬结的比例为不吸烟者的 4.62 倍（OR 4.62，95%CI 2.28~9.34，P<0.001）；研究还发现，戒烟 10 年以上者出现结核菌素皮试反应≥10mm 的比例降低（OR 0.24，95%CI 0.06~0.93，P=0.04）[16]。

- **有充分证据说明吸烟可以增加患肺结核的风险。**

多项研究发现，不论是主动吸烟还是二手烟暴露都会增加患结核病的风险[8, 11, 17~19]，并且患病风险与患者的吸烟量及烟龄呈剂量反应关系[20]。世界卫生组织指出，吸烟是结核病发病的独立危险因素，吸烟可使患结核病的风险增加 2.5 倍以上，全球范围内 20% 以上的结核病可能归因于吸烟[21]。

Bates 等对 1953—2005 年发表的 24 项吸烟与肺结核关系的研究进行了 Meta 分析，结果表明吸烟者发生结核病的风险是不吸烟者的 2.33 倍（RR 2.33，95%CI 1.97~2.75）至 2.66 倍（RR 2.66，95%CI 2.15~3.28）[22]。杨本付等对 1999—2010 年发表的 22 项关于吸烟与肺结核关系的研究进行了 Meta 分析，结果支持上述结论，吸烟者发生肺结核的风险较不吸烟者增加（OR 2.56，95%CI 1.80~3.64，P<0.01）[23]。

Kolappan 等在印度进行的一项病例对照研究发现，吸烟者出现痰涂片或痰培养结核菌阳性比例较不吸烟者增加（OR 2.24，95%CI 1.27~3.94，P<0.05）。调整年龄后，吸烟者发生肺结核病的风险随着吸烟量的增加和吸烟年限的延长而增高[24]。Kolappan 等还在印度南部随机选取 93 945 名≥15 岁者进行了一项横断面研究，结果发现吸烟者患结核病的风险为不吸烟者的 2.1 倍（OR 2.1，95%CI 1.7~2.7），14% 结核病可归因于吸烟[25]。Yu GP 等在 30 289 名上海环卫工人（其中有 202 名结核病患者）中进行了一项病例对照研究，发现男性和年长的工人患结核病的风险较高，这可能归因于吸烟，重度吸烟者

（>400 支／年）患结核病的风险是不吸烟者的 2.17 倍（OR 2.17，95%CI 1.29~3.63）[26]。Watkins 等开展的研究也显示，结核病登记率存在性别差异，其中 33% 可用两性烟草消耗量的不同来解释[27]。

Lin 等在中国台湾地区进行了一项纳入 17 699 人（≥12 周岁）的关于吸烟与活动性肺结核的前瞻性队列研究，经过 3.3 年（2001—2004 年）随访，发现吸烟者患活动性肺结核的风险是不吸烟者的 1.94 倍（OR 1.94，95%CI 1.01~3.73）。该研究还发现，吸烟与肺结核之间存在明显的剂量反应关系，即每天吸烟量越大，吸烟持续时间越长，患肺结核的风险越高（每天吸烟量 P_{trend}=0.003 6，吸烟年限 P_{trend}=0.023，吸烟包年数 P_{trend}=0.002 3）[28]。

Leung 等在中国香港老年人中进行的一项前瞻性队列研究（共纳入 42 655 名老年人，其中 286 人确诊新发活动性结核）发现，持续吸烟者、已戒烟者和不吸烟者的结核病年发病率分别为 735/10 万、427/10 万和 174/10 万，这说明吸烟能增加结核病的发病风险（P<0.001）。研究还发现，在现在吸烟者中，每天吸烟量越大，患活动性肺结核的风险越高（P=0.01），并推算出吸烟在结核病发病原因中所占比例在男性、女性和整体人群中分别占 32.8%（95%CI 14.9%~48.0%）、8.6%（95%CI 3.3%~15.1%）和 18.7%（95%CI 7.7%~30.4%）[29]。其他一些研究也得到了类似的结论[8, 24, 30]。

一项多因素模型研究分析了吸烟和固体燃料的应用对中国人慢性阻塞性肺疾病、肺癌和结核病的影响，结果预测出在直接督导短程化疗（directly observed treatment of short course，DOTS）覆盖率维持在 80% 的情况下，结核病患者如果完全戒烟并停止使用固体燃料，预计到 2033 年就可以将中国结核病年发病率降低到目前发病率的 14%~52%，DOTS 覆盖率为 50% 的情况下可降低到 27%~62%，DOTS 覆盖率仅为 20% 的情况下可降低到 33%~71%[31]。

● **有充分证据说明吸烟可以增加肺结核的死亡风险。**

多项大型研究均证实，吸烟可增加因结核病死亡的风险。Gajalakshmi 等在印度进行的回顾性病例对照研究（共纳入 27 000 名城镇和 16 000 名农村男性死亡病例以及 20 000 名城镇和 15 000 名农村男性对照）发现，有吸烟史者因结核病死亡的风险为不吸烟者的 4.5 倍（25~69 岁标准化 RR 4.5，95%CI 4.0~5.0，吸烟的归因比为 61%），并推算吸烟会导致一半男性结核病患者死亡[32]。Sitas 等在南非进行的一项病例对照研究也发现，吸烟者因结核病死亡的风险为不吸烟者的 1.61 倍（OR 1.61，95%CI 1.23~2.11）[33]。Lin

等对 33 项研究进行 Meta 分析，发现与不吸烟者相比，吸烟者发生结核菌素皮肤试验阳性、活动性结核病以及死于结核病的风险均高于不吸烟者[34]。Slama 等对吸烟与肺结核的感染、患病和死亡风险关系的研究进行 Meta 分析，结果表明吸烟者感染结核分枝杆菌、发生肺结核、死于肺结核的风险分别为不吸烟者的 1.8 倍（合并 OR 1.8，95%CI 1.5~2.1）、2.6 倍（合并 OR 2.6，95%CI 2.1~3.4）和 1.3 倍（合并 OR 1.3，95%CI 1.1~1.6）[35]。其他多项研究也与上述研究结论一致[36~43]。Basu 等根据目前的吸烟趋势和结核病流行趋势，利用数学模型预测出：2010—2050 年，吸烟将导致全球新增 1 800 万结核病病例，同时将导致 4 000 万人因结核病死亡[44]。

- **有证据提示吸烟可以对肺结核的预后产生不利影响。**

Leung 等人在 42 655 名中国香港老年人中进行的队列研究发现，有结核病史的现在吸烟者发生结核病复发的风险较不吸烟者明显增高（OR 2.48，95%CI 1.04~5.89，P=0.04）[29]。Abal 等人在科威特对 339 例痰涂片阳性肺结核患者进行研究发现，在痰涂片结果为 3+ 以上的患者（P=0.011）以及胸部 X 线检查显示肺部存在进展性病变的患者（P<0.038）中，在治疗第 2 个月时，吸烟者痰菌阴转率均较不吸烟者降低[45]，说明吸烟可延长肺结核患者痰菌阴转的时间，不利于肺结核的治疗。谭守勇等在广州 261 例痰菌阳性肺结核患者（吸烟者 121 例，不吸烟者 140 例）中进行的研究发现，经过 2 个月强化抗结核治疗，吸烟患者的痰菌阴转率明显低于不吸烟者（P=0.001），并且治疗前吸烟量越多，吸烟者的痰菌转阴率越低（P<0.001）。这可能是由于吸烟造成肺部损伤及抑制肺巨噬细胞的吞噬和杀菌功能，使机体细胞免疫功能下降，容易患肺结核以及使抗结核药物在体内的效能下降；另外，吸烟肺结核患者的血清白蛋白含量较低，机体没有足够蛋白质供应治疗过程中的病灶修复所需，造成痰菌阴转缓慢[46]。

六、间质性肺疾病

- 有充分证据说明吸烟可以导致多种间质性肺疾病。
- 有证据提示吸烟可以导致特发性肺纤维化。
- 有证据提示戒烟是吸烟相关间质性肺疾病的主要治疗措施之一。

间质性肺疾病（interstitial lung disease，ILD）是一组主要累及肺间质和肺泡腔，导致肺泡-毛细血管功能单位丧失的弥漫性肺疾病，包括 200 多种急性和慢性肺部疾病，其中大多数疾病的病因还不明确[1]。近年来，吸烟与间质性肺疾病的关系得到日益重视，吸烟相关间质性肺疾病主要包括呼吸性细支气管炎伴间质性肺疾病（respiratory bronchiolitis-interstitial lung disease，RB-ILD）、脱屑性间质性肺炎（desquamative interstitial pneumonia，DIP）、肺纤维化合并肺气肿综合征（combined pulmonary fibrosis and emphysema，CPFE）、肺朗格汉斯细胞组织细胞增生症（pulmonary Langerhans cell histiocytosis，PLCH）、特发性肺纤维化（idiopathic pulmonary fibrosis，IPF）以及胶原组织病（如类风湿关节炎）相关的间质性肺疾病等[2]。目前认为，吸烟可能在最具破坏性的弥漫性间质性肺疾病——IPF 的发生和进展中起关键作用。

- **有充分证据说明吸烟可以导致多种间质性肺疾病。**

1. 呼吸性细支气管炎伴间质性肺疾病（RB-ILD） 在美国胸科学会/欧洲呼吸学会关于特发性间质性肺炎（idiopathic interstitial pneumonia，IIP）国际多学科分类中，RB-ILD 属于 IIP 分类中的主要类型[3]，基本上仅发生于现在或曾经重度吸烟者中[4]。RB 是由吸烟刺激呼吸性细支气管引起的生理性炎症反应，组织学特征是呼吸性细支气管中以支气管为中心聚集有色素沉着的巨噬细胞（又名"吸烟者的巨噬细胞"，含有浅棕色的细颗粒色素）[5, 6]，并向邻近肺泡间隙延伸，伴有肺泡间隔非特异性增厚。RB 通常不伴随呼吸道症状，但在重度吸烟者中，病变范围可达到肺泡和肺间质，并出现类似 ILD 的临床症状，诊断为 RB-ILD[7]。RB-ILD 患者在诊断时通常已有 30 包年以上的吸烟史[4]。

2. 脱屑性间质性肺炎（DIP） DIP 与吸烟的关系比较明确[9, 10]，90% 的 DIP 患者为吸烟者，平均吸烟指数为 30 包年[7, 10]。"吸烟者的巨噬细胞"均匀沉积于肺泡腔中是 DIP 的组织学特征，低倍镜下表现为明显的弥漫性、均匀的肺受累[2]，肺泡结构通常保存良好，间质中浸润有轻度慢性炎症细胞。DIP 的病程相对稳定，10 年生存率约为 70%，少见对治疗无反应的病例，部分患者还会出现自发好转（可能与戒烟有关）[2]。

3. 肺纤维化合并肺气肿综合征（CPFE） CPFE 是发生于吸烟者的一种上肺叶发生肺气肿、下肺叶发生纤维化病变的临床综合征，常见于 60 岁以上男性，吸烟指数超过 40 包年，伴严重的呼吸困难、气体交换障碍及肺容积保留效应[7]。目前 CPFE 缺乏有效的治疗措施，病死率高，中位生存时间仅 2.1~8.5 年，5 年生存率为 38%~55%[11]。

4. 肺朗格汉斯细胞组织细胞增生症（PLCH） 其特征是肺内多克隆性沉积的 CD1α

树突状细胞[13]。PLCH 好发于 20~40 岁成年人，发病没有性别差异。超过 90% 的患者有吸烟史，二手烟暴露者也有可能患病[7, 10]。其机制可能是烟草烟雾作为吸入的抗原，触发了朗格汉斯细胞增殖[14]。

● **有证据提示吸烟可以导致特发性肺纤维化。**

IPF 是最常见的特发性间质性肺炎，其病例数约占间质性肺疾病病例数的 20%。IPF 在 20 世纪下半叶才出现，很有可能是烟草流行的直接后果[15]。IPF 病例中吸烟者占 41%~83%[16]。吸烟与 IPF 的发病相关[17]。Taskar 等汇总分析 1990—2005 年发表的关于吸烟与 IPF 的研究发现，吸烟者的 IPF 发病风险均较高（OR 1.11~3.23），其中 4 个病例对照研究的合并 OR 为 1.58（95%CI 1.27~1.97）[18]。吸烟是家族性肺纤维化的危险因素。Steele 等对 111 个家庭（包括 309 例患者及 360 例对照）进行研究，发现调整年龄、性别后，吸烟是家族性肺纤维化发病的危险因素（OR 3.6，95%CI 1.3~9.8，P=0.01）[19]。吸烟会导致亚临床肺间质异常，Washko GR 等对 2 416 名 45~80 岁且吸烟指数≥10 包年的吸烟者进行高分辨率 CT 检查发现，其中 8% 出现间质改变，在调整年龄、性别、种族、体重指数等因素后，现在吸烟者出现肺间质异常的风险增加 67%（OR 1.67，95%CI 1.14~2.43，P=0.008），且吸烟指数每增加 10 包年，肺间质异常的患病风险就增加 8%（OR 1.08，95%CI 1.01~1.15，P=0.02）[20]。

吸烟会影响 IPF 的临床结局。Antoniou 等在 249 名 IPF 患者中进行的研究表明，现在或已戒烟者比不吸烟者的生存率低（HR 0.63，95%CI 0.45~0.90，P<0.01）[21]。但也有部分研究得出相反的结论：不吸烟者和吸烟者的中位生存时间分别是 18.5 个月和 26.3 个月[22]。这提示 IPF 可能存在"健康吸烟者效应"，即症状更严重的患者可能由于健康原因而不吸烟，因此，正在吸烟可能是疾病非晚期的标志，与生存率相对较高相关[21]。

● **有证据提示戒烟是吸烟相关间质性肺疾病的主要治疗措施之一。**

1. 呼吸性细支气管炎伴间质性肺疾病（RB-ILD） 戒烟是 RB-ILD 的首要治疗措施。戒烟后，RB-ILD 患者的临床症状、肺功能和影像学均可改善[7, 23]。Park JS 等对 21 名平均吸烟指数为 38.7 包年的 RB-ILD 患者进行随访，发现 9 名接受激素治疗的戒烟成功者胸部高分辨率计算机断层扫描（high-resolution computerized tomography，HRCT）检查显示支气管管壁增厚程度、小叶中央性结节和磨玻璃影均减少（P<0.05）[8]。

2. 肺纤维化合并肺气肿综合征（CPFE） 戒烟对于 CPFE 治疗非常重要。Chae KJ 等在韩国开展病例对照研究，纳入 2 016 名无症状吸烟者，CT 诊断 CPFE 患病率为 3.1%，随访发现持续吸烟者中 72.7% 出现疾病进展，平均疾病进展时间为 5.2 年 ±0.2 年，短于已戒烟者的 7.8 年 ±0.1 年（P=0.002）[12]。

3. 肺朗格汉斯细胞组织细胞增生症（PLCH）　对于 PLCH，戒烟是一项关键性治疗措施。早期细胞性或结节性 PLCH 患者戒烟后，影像学表现得到改善甚至可以完全恢复[10, 24]，单靠戒烟即可延缓或阻止疾病进展。对于接受肺移植治疗的患者，应在移植前戒烟，否则 PLCH 可能在移植肺中复发[10]。

综上，有证据提示戒烟是治疗吸烟相关性间质性肺疾病的首要治疗措施，戒烟后一部分患者的病情得到缓解或保持稳定，胸部影像学表现和肺功能得到改善，特别是 RB-ILD、DIP、PLCH 患者。

七、静脉血栓栓塞症

- 有证据提示吸烟增加静脉血栓栓塞症的患病风险。
- 有证据提示吸烟者的吸烟量越大、吸烟年限越长，静脉血栓栓塞症发病风险越高。

静脉血栓栓塞症（venous thromboembolism，VTE）是以各种栓子阻塞肺动脉系统为发病原因的一组疾病或临床综合征的总称，包括肺血栓栓塞症（pulmonary thromboembolism，PTE）、脂肪栓塞、羊水栓塞、空气栓塞、肿瘤栓塞、细菌栓塞等。PTE 是肺栓塞（pulmonary embolism，PE）最常见的类型，主要由深静脉血栓形成（deep venous thrombosis，DVT）所致。由于 DVT 和 PTE 在发病机制上存在关联，实际上是同一种疾病过程在不同部位、不同阶段的表现，故两者合称为静脉血栓栓塞症。急性 PTE 为内科急症之一，病情凶险；慢性 PTE 主要由于反复发生的较小范围 PE 所致，早期常无明显临床表现，但经过数月至数年可引起严重肺动脉高压。

在欧美国家，VTE 一直被认为是一种常见疾病。在美国，VTE 的住院率从 2003 年的 93/10 万上升到 2013 年的 99/10 万[1]；在欧洲，VTE 的发病率为 104/10 万 ～183/10 万[2~4]。在中国，VTE 曾被认为是少见疾病，但最新调查数据显示 VTE 的住院率从 2007 年的 3.2/10 万上升至 2016 年的 17.5/10 万[5]。

● **有证据提示吸烟增加静脉血栓栓塞症的患病风险。**

Sweetland S 等在英国开展百万女性研究，基线纳入 162 718 名女性并开展 6 年的随访观察，其中 4 630 例因 VTE 住院治疗或死亡。经统计分析发现，在没有手术的情况下，与不吸烟者相比，现在吸烟者的 VTE 发生风险增加（RR 1.38，95%CI 1.28~1.48）[6]。Pomp ER 等在荷兰开展大规模人群对照研究，对比 3 989 例 VTE 患者和 4 900 例健康对照人群，发现现在吸烟者 VTE 的发病风险是不吸烟者的 1.43 倍（OR 1.43，95%CI 1.28~1.60）[7]。Severinsen MT 等分析丹麦 1993—1997 年 27 178 例男性与 29 875 例女性的 VTE 发病情况，发现吸烟增加 VTE 的发生风险（女性：HR 1.52，95%CI 1.15~2.00；男性：HR 1.32，95%CI 1.00~1.74）[8]。Holst AG 等开展的哥本哈根市心脏研究分析了 18 954 人的 VTE 发病情况，发现每天使用 25g 及以上烟草吸烟者的 VTE 发病风险是不吸烟者的 1.52 倍（HR 1.52，95%CI 1.15~2.01，*P*<0.001）[9]。Enga KF 等在挪威开展大型前瞻性人群队列研究，观察 24 756 例受试者的 VTE 发病情况，发现吸烟指数≥20 包年吸烟者的 VTE 发病风险是不吸烟者的 1.46 倍（HR 1.46，95%CI 1.04~2.05）[10]。

在我国人群中开展的研究也发现，吸烟是 VTE 发病的重要危险因素。欧永强等对广西地区 2004—2014 年肺栓塞发病情况及危险因素开展分析，发现吸烟是肺栓塞发病的重要危险因素（*P*<0.05）[11]。此外，中华医学会呼吸病学分会肺栓塞与肺血管病学组、中国医师协会呼吸医师分会肺栓塞与肺血管病工作委员会、全国肺栓塞与肺血管病防治协作组发布的《肺血栓栓塞诊治与预防指南（2018 年版）》明确指出，吸烟是我国 VTF 常见的危险因素之一[12]。

● **有证据提示吸烟者的吸烟量越大、吸烟年限越长，静脉血栓栓塞症发病风险越高。**

Sweetland S 等开展的英国百万女性研究发现，重度吸烟者的 VTE 发生风险高于轻度吸烟者（RR 1.47，95%CI 1.34~1.62）[6]。Hansson PO 等的研究发现，每天吸烟 >15 支者发生 VTE 的风险是不吸烟者的 2.82 倍（RR 2.82，95%CI 1.30~6.13）[13]。Pomp ER 等的研究发现，吸烟指数越高，发病风险越高，其中吸烟指数≥20 包年的吸烟者发生 VTE 的风险是不吸烟者的 4.30 倍（OR 4.30，95%CI 2.59~7.14）[7]。此外，Goldhaber SZ 等在美国开展护士健康研究，从 1976 年起对 112 822 例女性开展 16 年的随访观察，发现每天吸烟 25~34 支的女性发生 VTE 的风险是不吸烟者的 1.9 倍（RR 1.9，95%CI 0.9~3.7），而每天吸烟 >35 支的女性发生 VTE 的风险是不吸烟者的 3.3 倍（RR 3.3，95%CI 1.7~6.5）[14]。

八、睡眠呼吸暂停

- 待进一步证据明确吸烟可以导致阻塞性睡眠呼吸暂停。
- 待进一步证据明确戒烟可以改善吸烟者的阻塞性睡眠呼吸暂停症状。

睡眠呼吸暂停（sleep apnea，SA）指睡眠过程中口鼻呼吸气流消失或明显减弱（较基线幅度下降≥90%），持续时间≥10s；阻塞性睡眠呼吸暂停（obstructive sleep apnea，OSA）指因上呼吸道阻塞而出现口鼻气流消失，胸腹式呼吸仍然存在[1]。OSA 临床表现为打鼾，且鼾声不规律，患者自觉憋气，甚至反复被憋醒，常伴有夜尿增多，晨起头晕、头痛和口咽干燥等一系列症状[2]。

国际上，在社区医院就诊的人群中，OSA 患病率为 2%~14%；在经转诊进行专科睡眠评估的人群中，OSA 患病率为 21%~90%[3]。在中国，OSA 患病率约为 4%[2, 4]，随着超重和肥胖人数的增多，患病率还会升高。目前认为，OSA 是一种全身疾病，急性负面影响包括造成日间困倦而引起道路交通事故，慢性负面影响包括引发或加重高血压、心脑血管疾病、糖尿病等[2]。

- **待进一步证据明确吸烟可以导致阻塞性睡眠呼吸暂停。**

多项研究发现吸烟与 OSA 相关。Kashyap R 等在美国开展的一项病例对照研究（纳入 108 名 OSA 患者及 106 名对照）表明，OSA 患者中现在吸烟者比例为 35%，高于对照人群的 18%（$P<0.01$）[5]。Kim KS 等对韩国 57 名接受悬雍垂腭咽成形术的 OSA 患者（其中吸烟者 28 名、不吸烟者 29 名）进行调查，发现吸烟者的呼吸暂停低通气指数（apnea hypopnea index，AHI）高于不吸烟者（30.32±15.37 vs 22.35±11.11，$P=0.029$），且吸烟指数≥10 包年者的 AHI 指数高于吸烟指数 <10 包年者（34.14±18.43 vs 25.22±8.21，$P=0.034$）；上呼吸道黏膜活检结果显示，吸烟者的黏膜厚度高于不吸烟者（$P<0.05$），且黏膜厚度随吸烟时间的延长而增加（$P=0.001$），提示吸烟会导致 OSA 患者呼吸道炎症加重[6]。Tzischinsky O 等在以色列的驾照申请人中随机选取 301 人进行睡眠呼吸障碍风险因素筛查，发现每天吸烟是睡眠呼吸障碍的第三大独立重要预测因素[7]。Jaehne A 等对德国 44 对年龄、性别匹配的吸烟者和不吸烟者进行多导睡眠监测，结果发现吸烟者的

AHI 指数高于不吸烟者（P=0.041）[8]。Wetter DW 在美国开展的威斯康星大学睡眠队列研究（美国最大的 OSA 纵向队列研究之一）分析了 811 名受试者的睡眠监测结果，发现现在吸烟者发生中 - 重度睡眠呼吸障碍的比例高于不吸烟者（OR 4.44, 95%CI 1.52~13.01），每天吸烟量≥40 支的吸烟者患轻度睡眠呼吸障碍和中 - 重度睡眠呼吸障碍的风险分别为不吸烟者的 6.74 倍（OR 6.74，95%CI 1.20~37.89）和 40.47 倍（OR 40.47，95%CI 2.37~>50.00）[9]。

但部分研究未发现吸烟与 OSA 的相关性。Conway SG 等在巴西对 1 492 名受试者进行实验室多导睡眠监测，发现与不吸烟者相比，现在吸烟者的觉醒指数更高（21/h±17/h vs 17/h±15/h，P<0.05），且吸烟指数≥15 包年的吸烟者比吸烟指数 <15 包年者的觉醒指数更高（P<0.001），夜间低氧的频率也高（OR 1.90，95%CI 1.21~2.97），但吸烟者与不吸烟者的 AHI 指数未见明显差异[10]。Hoflstein V 在美国开展横断面研究，对 3 509 名受试者进行夜间多导睡眠监测结果发现，重度吸烟者（吸烟指数 >30 包年）比不吸烟者的 AHI 指数高，但调整年龄、体重指数（body mass index，BMI）、性别等因素后的数据显示，吸烟并不是睡眠呼吸暂停的独立危险因素[11]。各研究结果不一致可能与入选病例标准不同、检查方法不统一、对吸烟的评估角度不同以及尼古丁代谢及半衰期对睡眠有影响等因素有关[12]，仍需前瞻性大规模人群研究明确吸烟与 OSA 发病的关系。

- **待进一步证据明确戒烟可以改善吸烟者的阻塞性睡眠呼吸暂停症状。**

目前，关于戒烟对 OSA 影响的研究较少。戒烟对 OSA 的短期和长期影响有所不同。戒烟早期可能出现失眠、易怒等戒断症状，会影响睡眠；但戒断症状缓解后，长期维持戒烟可以改善睡眠质量[12]。美国威斯康星大学睡眠队列研究发现，与不吸烟者相比，已戒烟者的打鼾和睡眠呼吸障碍无明显增加，提示戒烟可改善睡眠呼吸障碍[9]。戒烟对全身健康的益处也可使 OSA 患者受益，如戒烟可降低心血管及呼吸系统疾病的发病率；戒烟后肺气肿、慢性支气管炎等病情改善，减少由咳嗽、喘息引起的睡眠障碍；戒烟后夜间缺氧和高碳酸血症减轻，气道炎症、支气管收缩和黏液分泌减少，有助于提高睡眠质量，改善 OSA 症状[12]。

九、尘　肺

- 有证据提示吸烟者发生尘肺的风险高于不吸烟者。
- 戒烟是必须强调的尘肺治疗措施。

肺尘埃沉着病（pneumoconiosis，简称尘肺）是指在职业活动中长期吸入不同致病性的生产性粉尘并在肺内潴留而引起的以肺组织弥漫性纤维化为主的一组职业性肺部疾病的统称，也是我国职业性疾病中影响面最广、危害最严重的一类疾病。

尘肺早期常无症状，诊断主要依据粉尘接触史及胸部 X 线影像学改变，随病情发展，患者可出现咳嗽、咳痰、胸闷、气短或咯血等症状，肺功能减退，晚期常并发肺气肿及肺心病。

据统计，尘肺病例数占中国职业病总病例数的 90% 以上。截至 2016 年，我国尘肺患者累计约 83.1 万，近年来每年新增 2 万余名[1]。全球疾病负担研究结果显示，2016 年中国尘肺病的伤残调整寿命年（disability adjusted life years，DALYs）为 28.96 万人年，与 1990 年持平；伤残损失健康寿命年（years lived with disabilities，YLDs）为 9.84 万人年，相比 1990 年上升了 119.4%[2]。

- **有证据提示吸烟者发生尘肺的风险高于不吸烟者。**

早在 20 世纪 70 年代，Cohen 等发现烟草烟雾能伤害支气管上皮，导致吸烟者肺部的粉尘清除功能低于不吸烟者[3]。目前国内外多项研究表明，吸烟是尘肺发病的重要危险因素。1975 年，Oldham 等对 6 474 例威尔士板岩工人开展横断面调查，发现吸烟者发生尘肺的风险比不吸烟者高 76%，首次提出吸烟是导致尘肺发病的重要危险因素[4]。Graham 等人对 972 名花岗岩工人进行放射学调查，发现吸烟指数是尘肺发生的危险因素（OR 1.07，$P<0.05$）[5]。Cherry 等对 1 080 例陶瓷工人进行的横断面调查结果显示，吸烟者发生尘肺的风险是不吸烟者的 2.28 倍（OR 2.28，95%CI 1.02~5.10）[6]。Cavariani 等在 1974—1991 年对意大利陶瓷行业 2 480 名男性工人的硅肺发病情况进行调查并随访 8 年（每年进行一次 X 线检查），发现现在吸烟者罹患尘肺的风险是不吸烟者的 1.8 倍（HR 1.8，95%CI 1.2~2.6）[7]。

在我国，关宏宇等对湖北省某国有大型铁矿 1960—1974 年在册且工作 1 年以上的所有 3 647 例接尘工人开展调查，发现吸烟者的尘肺发病风险是不吸烟者的 1.7 倍（HR 1.7，95%CI 1.3~2.3，P<0.01）[8]；谢德兴等调查闽西某国有煤矿 2 007 名在职工人，发现吸烟者的尘肺发病率高于不吸烟者（P<0.01）[9]；王海椒等调查江西省 3 个瓷厂 1960—1974 年在册且工作 >1 年的所有 2 992 名职工，发现在相同接尘水平下，吸烟者发生尘肺的风险是不吸烟者的 1.6 倍（RR 1.6，95%CI 1.3~1.9）[10]。

此外，吸烟与煤尘、矽尘、棉尘等具有协同作用，吸烟尘肺患者的支气管黏膜进一步被破坏，肺泡巨噬细胞功能减弱，易发生肺和支气管感染，因此肺功能损伤更重，呼吸道症状发生率更高。张东辉等的研究发现，吸烟尘肺患者的各呼吸道症状发生率高于非吸烟尘肺患者（P<0.01），且烟龄、吸烟量与呼吸道症状发生率呈正相关关系[11]。吸烟亦能增加尘肺患者罹患肺结核的风险。Leung 等对 435 名硅沉着病（矽肺）患者进行前瞻性研究，发现现在吸烟者罹患肺结核的风险是不吸烟者的 1.96 倍（HR 1.96，95%CI 1.14~3.35，P<0.05）[12]。

- **戒烟是必须强调的尘肺治疗措施。**

尘肺患者必须戒烟。美国肺脏协会（American Lung Association）建议，对于吸烟的尘肺患者，在治疗的同时应要求戒烟。中华预防医学会发布的《尘肺病治疗中国专家共识（2018 年版）》明确指出，尘肺患者应加强自我健康管理能力，具体措施主要是戒烟、避免生活性粉尘接触、加强营养和养成健康良好的生活习惯[13]。

参 考 文 献

一、慢性阻塞性肺疾病

［1］葛均波,徐永健,王辰.内科学.9 版.北京:人民卫生出版社,2018.

［2］GBD 2015 Mortality and Causes of Death Collaborators. Global, regional, and national life expectancy, all-cause mortality, and cause-specific mortality for 249 causes of death, 1980-2015: a systematic analysis for the Global Burden of Disease Study 2015. Lancet, 2016, 388 (10053): 1459-1544.

［3］World Health Organization. Burden of COPD. (2011-09-14)［2019-10-24］. http://www. who. int/respiratory/copd/burden/en/index. html.

［4］WANG C, XU J, YANG L, et al. Prevalence and risk factors of chronic obstructive pulmonary disease in China (the China Pulmonary Health［CPH］study): a national cross-sectional study. Lancet, 2018, 391 (10131): 1706-1717.

［5］ U.S. Department of Health and Human Services. The health consequences of smoking: chronic obstructive lung disease. A Report of the Surgeon General. Washington, DC: Superintendent of Documents, U.S. Government Printing Office, 1984.

［6］ LØKKE A, LANGE P, SCHARLING H, et al. Developing COPD a 25 year follow up study of the general population. Thorax, 2006, 61 (11): 935-939.

［7］ LIU BQ, PETO R, CHEN ZM, et al. Emerging tobacco hazards in China: retrospective proportional mortality study of one million deaths. BMJ, 1998, 317 (7170): 1411-1422.

［8］ REPINE JE, BAST A, LANKHORST I. Oxidative stress in chronic obstructive pulmonary disease. Oxidative Stress Study Group. Am J Respir Crit Care Med, 1997, 156 (2 Pt 1): 341-357.

［9］ 林江涛. 呼吸系统的防御机制. 中老年保健, 2001, 12: 16-17.

［10］ KNOWLES MR, BOUCHER RC. Mucus clearance as a primary innate defense mechanism for mammalian airways. J Clin Invest, 2002, 109 (5): 571-577.

［11］ JONES JG, MINTY BD, LAWLER P, et al. Increased alveolar epithelial permeability in cigarette smokers. Lancet, 1980, 1 (8159): 66-68.

［12］ HULBERT WC, WALKER DC, JACKSON A, et al. Airway permeability to horseradish peroxidase in guinea pigs: the repair phase after injury by cigarette smoke. Am Rev Respir Dis, 1981, 123 (3): 320-326.

［13］ DRANNIK AG, POULADI MA, ROBBINS CS, et al. Impact of cigarette smoke on clearance and inflammation after Pseudomonas aeruginosa infection. Am J Respir Crit Care Med, 2004, 170 (11): 1164-1171.

［14］ SU YW, XU YJ, LIU XS. Quantitative differentiation of dendritic cells in lung tissues of smokers with and without chronic obstructive pulmonary disease. Chin Med J, 2010, 123 (12): 1500-1504.

［15］ DU CL, XU YJ, LIU XS, et al. Up-regulation of cyclin D1 expression in asthma serum-sensitized human airway smooth muscle promotes proliferation via protein kinase C alpha. Exp Lung Res, 2010, 36 (4): 201-210.

［16］ CARAMORI G, KIRKHAM P, BARCZYK A, et al. Molecular pathogenesis of cigarette smoking-induced stable COPD. Ann N Y Acad Sci, 2015, 1340: 55-64.

［17］ ZANG LY, STONE K, PRYOR WA. Detection of free radicals in aqueous extracts of cigarette tar by electron spin resonance. Free Radic Biol Med, 1995, 19 (2): 161-167.

［18］ 胡瑞成, 徐永健, 张珍祥, 等. 白细胞介素 -10 基因启动子多态性与慢性阻塞性肺疾病易感性的关系. 中华医学遗传学杂志, 2003, 20 (6): 504-507.

［19］ 胡瑞成, 徐永健, 张珍祥. 慢性阻塞性肺疾病易感性与中国汉族人白细胞介素 -13 基因多态性的关联研究. 中华流行病学杂志, 2004, 25 (7): 607-611.

［20］ 谢俊刚, 徐永健, 张宁, 等. 基质金属蛋白酶组织抑制物 -2 基因多态性与蛋白质活性的关系. 中华内科杂志, 2006, 45 (12): 1017-1018.

［21］ YANG SF, XU YJ, XIE JG, et al. hOGG1 Ser326Cys and XRCC1 Arg399Gln polymorphisms associated with chronic obstructive pulmonary disease. Chin Med J (Engl), 2009, 122 (8): 960-966.

［22］XIAO D, WANG C, DU MJ, et al. Relationship between polymorphisms of genes encoding microsomal epoxide hydrolase and glutathione S-transferase P1 and chronic obstructive pulmonary disease. Chin Med J (Engl), 2004, 117 (5): 661-667.

［23］WANG W, LI P, CHEN Y, et al. Association between B2-adrenergie receptor-16Arg/Gly gene polymorphism and chronic obstructive pulmonary disease risk: systematic review and meta-analysis. Iran J Public Health, 2014, 43 (7): 877-888.

［24］谢俊刚, 徐永健, 张珍祥, 等. 吸烟、DNA加合物与慢性阻塞性肺疾病的关系. 中华结核和呼吸杂志, 2004, 27 (7): 469-473.

［25］HU W, XIE J, ZHAO J, et al. Involvement of Bcl-2 family in apoptosis and signal pathways induced by cigarette smoke extract in the human airway smooth muscle cells. DNA Cell Biol, 2009, 28 (1): 13-22.

［26］WANG G, WANG R, STRULOVICI-BAREL Y, et al. Persistence of smoking induced dysregulation of miRNA expression in the small airway epithelium despite smoking cessation. PLoS One, 2015, 10 (4): e0120824.

［27］中华医学会呼吸病学分会慢性阻塞性肺疾病学组. 慢性阻塞性肺疾病诊治指南 (2013年修订版). 中华结核和呼吸杂志, 2013, 36 (4): 255-264.

［28］Office of the Surgeon General (US), Office on Smoking and Health (US). The Health Consequences of Smoking: A Report of the Surgeon General. Atlanta (GA): Centers for Disease Control and Prevention (US), 2004.

［29］National Center for Chronic Disease Prevention and Health Promotion (US) Office on Smoking and Health. The Health Consequences of Smoking-50 Years of Progress: A Report of the Surgeon General. Atlanta (GA): Centers for Disease Control and Prevention (US), 2014.

［30］Global Initiative for Chronic Obstructive Lung Disease. 2020 GOLD REPORTS. (2020-03-10)［2020-04-24］. https://goldcopd. org/gold-reports/.

［31］FOREY BA, THORNTON AJ, LEE PN. Systematic review with meta-analysis of the epidemiological evidence relating smoking to COPD, chronic bronchitis and emphysema. BMC Pulm Med, 2011, 11: 36.

［32］JAYES L, HASLAM PL, GRATZIOU CG, et al. SmokeHaz: systematic reviews and meta-analyses of the effects of smoking on respiratory health. Chest, 2016, 150 (1): 164-179.

［33］程显声, 李景周, 张珍祥, 等. 慢性阻塞性肺疾病、肺心病人群防治的研究基线资料分析. 中华结核和呼吸杂志, 1998, 21 (12): 749-752.

［34］ZHONG N, WANG C, YAO W, et al. Prevalence of chronic obstructive pulmonary disease in china a large population-based survey. Am J Respir Crit Care Med, 2007, 176 (8): 753-760.

［35］LAM TH, HE Y, SHI QL, et al. Smoking, quitting, and mortality in a Chinese cohort of retired men. Ann Epidemiol, 2002, 12 (5): 316-320.

［36］WANG B, XIAO D, WANG C. Smoking and chronic obstructive pulmonary disease in Chinese population: a meta-analysis. Clin Respir J, 2015, 9 (2): 165-175.

［37］U.S. Department of Health and Human Services. Women and smoking: a report of the surgeon general.

Washington, DC: Superintendent of Documents, U.S. Government Printing Office, 2001.

［38］PRESCOTT E, BJERG AM, ANDERSEN PK, et al. Gender difference in smoking effects on lung function and risk for hospitalizait on for COPD: results from a Danish longitudinal population study. Eur Repir J, 1997, 10 (4): 822-827.

［39］SILVERMAN EK, WEISS ST, DRAZEN JM, et al. Gender-related differences in severe, early-onset COPD. Am J Respir Crit Care Med, 2000, 162 (6): 2152-2458.

［40］AMARAL AFS, STRACHAN DP, BURNEY PGJ, et al. Female smokers are at greater risk of airflow obstruction than male smokers. UK Biobank. Am J Respir Crit Care Med, 2017, 195 (9): 1226-1235.

［41］徐斐. 慢性阻塞性肺病的流行病学研究. 南京医科大学, 2008.

［42］ANTHONISEN NR, CONNETT JE, MURRAY RP. Smoking and lung function of Lung Health Study participants after 11 years. Am J Respir Crit Care Med, 2002, 166 (5): 675-679.

［43］PELKONEN M, NOTKOLA I-L, TUKIAINEN H, et al. Smoking cessation, decline in pulmonary function and total mortality: a 30 year follow up study among the Finnish cohorts of the Seven Countries Study. Thorax, 2001, 56: 703-707.

［44］LINDBERG A, LARSSON LG, RÖNMARK E, et al. Decline in FEV1 in relation to incident chronic obstructive pulmonary disease in a cohort with respiratory symptoms. COPD, 2007, 4 (1): 5-13.

［45］FLETCHER C, PETO R. The natural history of chronic airflow obstruction. Br Med J, 1977, 1 (6077): 1645-1648.

［46］KANNER RE, ANTHONISEN NR, CONNETT JE. Lower respiratory illnesses promote FEV1 decline in current smokers but not ex-smokers with mild chronic obstructive pulmonary disease: results from the Lung Health Study. Am J Respir Crit Care Med, 2001, 164 (3): 358-364.

［47］VAN EERD EA, VAN DER MEER RM, VAN SCHAYCK OC, et al. Smoking cessation for people with chronic obstructive pulmonary disease. Cochrane Database Syst Rev, 2016, (8): CD010744.

［48］KESSLER R, FALLER M, FOURGAUT G, et al. Predictive factors of hospitalization for acute exacerbation in a series of 64 patients with chronic obstructive pulmonary disease. Am J Respir Crit Care Med, 1999, 159 (1): 158-164.

［49］SCANLON PD, CONNER JE, WAILER LA, et al. Smoking cessation and lung function in mild-to-moderate chronic obstructive pulmonary disease the Lung Health Study. Am J Respir Crit Care Med, 2000, 161 (2 Pt 1): 381-390.

［50］THOMSEN M, NORDESTGAARD BG, VESTBO J, et al. Characteristics and outcomes of chronic obstructive pulmonary disease in never smokers in Denmark: a prospective population study. Lancet Respir Med, 2013, 1 (7): 543-550.

［51］JOSEPHS L, CULLIFORD D, JOHNSON M, et al. Improved outcomes in ex-smokers with COPD: a UK primary care observational cohort study. Eur Respir J, 2017, 49 (5): 1602114.

［52］HERSH CP, DEMEO DL, AL-ANSARI E, et al. Predictors of survival in severe, early onset COPD. Chest, 2004, 126 (5): 1443-1451.

［53］ DOLL R, PETO R, WHEATLEY K, et al. Mortality in relation to smoking: 40 years' observations on male British doctors. BMJ, 1994, 309 (6959): 901-911.

［54］ PELKONEN M, TUKIAINEN H, TERVAHAUTA M, et al. Pulmonary function, smoking cessation and 30 year mortality in middle aged Finnish men. Thorax, 2000, 55 (9): 746-750.

［55］ GODTFREDSEN NS, HOLST C, PRESCOTT E, et al. Smoking reduction, smoking cessation, and mortality: a 16- year follow-up of 19 732 men and women from the Copenhagen Centre for Prospective Population Studies. Am J Epidemiol, 2002, 156 (11): 994-1001.

［56］ LAM TH, LI ZB, HO SY, et al. Smoking, quitting and mortality in an elderly cohort of 56 000 Hong Kong Chinese. Tob Control, 2007, 16 (3): 182-189.

二、支气管哮喘

［1］ 中华医学会呼吸病学分会哮喘学组. 支气管哮喘防治指南 (2016年版). 中华结核和呼吸杂志, 2016, 39 (9): 1-24.

［2］ HUANG K, YANG T, XU J, et al. Prevalence, risk factors, and management of asthma in China: a national cross-sectional study. Lancet, 2019, 394 (10196): 407-418.

［3］ TORÉN K, OLIN AC, HELLGREN J, et al. Rhinitis increase the risk for adult-onset asthma--a Swedish population-based case-control study (MAP-study). Respir Med, 2002, 96 (8): 635-641.

［4］ PIIPARI R, JAAKKOLA JJ, JAAKKOLA N, et al. Smoking and asthma in adults. Eur Respir J, 2004, 24 (5): 734-739.

［5］ POLOSA R, KNOKE JD, RUSSO C, et al. Cigarette smoking is associated with a greater risk of incident asthma in allergic rhinitis. J Allergy Clin Immunol, 2008, 121: 1428-1434.

［6］ COOGAN PF, CASTRO-WEBB N, YU J, et al. Active and passive smoking and the incidence of asthma in the Black Women's Health Study. Am J Respir Crit Care Med, 2015, 191 (2): 168-176.

［7］ 农英, 林江涛, 陈萍, 等. 我国14岁以上人群吸烟状况及其与支气管哮喘发病和控制的关系. 中华内科杂志, 2017, 56 (7): 485-489.

［8］ GILLILAND FD, ISLAM T, BERHANE K, et al. Regular smoking and asthma incidence in adolescents. Am J Respir Crit Care Med, 2006, 174 (10): 1094-1100.

［9］ RASMUSSEN F, SIERSTED HC, LAMBRECHTSEN J, et al. Impact of airway lability, atopy, and tobacco smoking on the development of asthma-like symptoms in asymptomatic teenagers: the Odense Schoolchild Study. Chest, 2000, 117 (5): 1330-1335.

［10］ GENUNEIT J, WEINMAYR G, RADON K, et al. Smoking and the incidence of asthma during adolescence: results of a large cohort study in Germany. Thorax, 2006, 61 (7): 572-578.

［11］ POLOSA R, THOMSON NC. Smoking and asthma: dangerous liaisons. Eur Respir J, 2013, 41 (3): 716-726.

［12］ THOMSON NC. Asthma and smoking-induced airway disease without spirometric COPD. Eur Respir J, 2017, 49 (5): 1602061.

［13］ SIROUX V, PIN I, ORYSZCZYN MP, et al. Relationships of active smoking to asthma and asthma severity in the EGEA study. Eur Respir J, 2000, 15 (3): 470-477.

[14] POLOSA R, RUSSO C, CAPONNETTO P, et al. Greater severity of new onset asthma in allergic subjects who smoke: a 10-year longitudinal study. Respir Res, 2011, 12: 16.

[15] CHALMERS GW, MACLEOD KJ, LITTLE SA, et al. Influence of cigarette smoking on inhaled corticosteroid treatment in mild asthma. Thorax, 2002, 57 (3): 226-230.

[16] LIVINGSTON E, CHAUDHURI R, MCMAHON AD, et al. Systemic sensitivity to corticosteroids in smokers with asthma. Eur Respir J, 2007, 29 (1): 64-71.

[17] THOMSON NC, CHAUDHURI R, LIVINGSTON E. Asthma and cigarette smoking. Eur Respir J, 2004, 24 (5): 822-833.

[18] ZHENG X, GUAN W, ZHENG J, et al. Smoking influences response to inhaled corticosteroids in patients with asthma: a meta-analysis. Curr Med Res Opin, 2012, 28 (11): 1791-1798.

[19] 杨玎瑜, 金美玲, 叶茂松, 等. 226例成人哮喘患者吸烟状况调查. 临床内科杂志, 2010, 27 (8): 549-551.

[20] APOSTOL G, JACOBS D, TSAI A, et al. Early life factors contribute to the decrease in lung function between ages 18 and 40. Am J Respir Crit Care Med, 2002, 166: 166-172.

[21] JAMES AL, PALMER LJ, KICIC E, et al. Decline in lung function in the Busselton health study: the effects of asthma and cigarette smoking. Am J Respir Crit Care Med, 2005, 171: 109-114.

[22] TOMMOLA M, ILMARINEN P, TUOMISTO LE, et al. The effect of smoking on lung function: a clinical study of adult-onset asthma. Eur Respir J, 2016, 48 (5): 1298-1306.

[23] GODTFREDSEN NS, LANGE P, PRESCOTT E, et al. Changes in smoking habits and risk of asthma: a longitudinal population based study. Eur Respir J, 2001, 18 (3): 549-554.

[24] BROEKEMA M, ten HACKEN NH, VOLBEDA F, et al. Airway epithelial changes in smokers but not in ex-smokers with asthma. Am J Respir Crit Care Med, 2009, 180 (12): 1170-1178.

[25] TONNESEN P, PISINGER C, HVIDBERG S, et al. Effects of smoking cessation and reduction in asthmatics. Nicotine Tob Res, 2005, 7: 139-148.

[26] CHAUDHURI R, LIVINGSTON E, MCMAHAON AD, et al. Effects of smoking cessation on lung function and airway inflammation in smokers with asthma. Am J Respir Crit Care Med, 2006, 174: 127-133.

三、小气道功能异常

[1] MACKLEM PT. The physiology of small airways. Am J Respir Crit Care Med, 1998, 157: 181S-183S.

[2] STOCKLEY JA, COOPER BG, STOCKLEY RA, et al. Small airways disease: time for a revisit? Int J Chron Obstruct Pulmon Dis, 2017, 12: 2343-2353.

[3] XIAO D, CHEN ZM, WU SN, et al. Prevalence and risk factors of small airway dysfunction and its association with smoking in China: findings from a national cross-sectional study. Lancet Respir Med, 2020, S2213-2600 (20) 30155-30157.

[4] CHEN YS, LI XQ, LI HR, et al. Risk factors for small airway obstruction among Chinese island residents: a case-control study. PLoS One, 2013, 8 (7): e68556.

［5］MANOHARAN A, ANDERSON WJ, LIPWORTH J, et al. Assessment of spirometry and impulse oscillometry in relation to asthma control. Lung, 2015, 193 (1): 47-51.

［6］KARLINSKY JB, BLANCHARD M, ALPERN R, et al. Late prevalence of respiratory symptoms and pulmonary function abnormalities in Gulf War I Veterans. Arch Intern Med, 2004, 164 (22): 2488-2491.

［7］MORI S, KOGA Y, SUGIMOTO M. Small airway obstruction in patients with rheumatoid arthritis. Mod Rheumatol, 2011, 21 (2): 164-173.

［8］LLONTOP C, GARCIA-QUERO C, CASTRO A, et al. Small airway dysfunction in smokers with stable ischemic heart disease. PLoS One, 2017, 12 (8): e0182858.

［9］VERBANCK S, SCHUERMANS D, PAIVA M, et al. Small airway function improvement after smoking cessation in smokers without airway obstruction. Am J Respir Crit Care Med, 2006, 174 (8): 853-857.

四、呼吸系统感染

［1］王辰. 呼吸病学. 北京: 中国协和医科大学出版社, 2007.

［2］U.S. Department of Health and Human Services. The health consequences of smoking: a report of the surgeon general. Washington, DC: Superintendent of Documents, U.S. Government Printing Office, 2004.

［3］BLAKE GH, ABELL TD, STANLEY WG. Cigarette smoking and upper respiratory infection among recruits in basic combat training. Ann Intern Med, 1988, 109 (3): 198-202.

［4］AN LC, BERG CJ, KLATT CM, et al. Symptoms of cough and shortness of breath among occasional young adult smokers. Nicotine Tob Res, 2009, 11 (2): 126-133.

［5］KARK JD, LEBIUSH M. Smoking and epidemic influenza-like illness in female military recruits: a brief survey. Am J Public Health, 1981, 71 (5): 530-532.

［6］KARK JD, LEBIUSH M, RANNON L. Cigarette smoking as a risk factor for epidemic A (H1N1) influenza in young men. N Engl J Med, 1982, 307 (17): 1042-1046.

［7］STRAUS WL, PLOUFFE JF, FILE TM JR, et al. Risk factors for domestic acquisition of legionnaires disease. Ohio legionnaires Disease Group. Arch Intern Med, 1996, 156 (15): 1685-1692.

［8］DOEBBELING BN, WENZEL RP. The epidemiology of Legionella pneumophila infections. Semin Respir Infect, 1987, 2 (4): 206-221.

［9］NUORTI JP, BUTLER JC, FARLEY MM, et al. Cigarette smoking and invasive pneumococcal disease. Active Bacterial Core Surveillance Team. N Engl J Med, 2000, 342 (10): 681-689.

［10］BAIK I, CURHAN GC, RIMM EB, et al. A prospective study of age and lifestyle factors in relation to community-acquired pneumonia in US men and women. Arch Intern Med, 2000, 160 (20): 3082-3088.

［11］ALMIRALL J, BOLÍBAR I, BALANZÓ X, et al. Risk factors for community-acquired pneumonia in adults: a population-based case-control study. Eur Respir J, 1999, 13 (2): 349-355.

［12］ALMIRALL J, BOLÍBAR I, SERRA-PRAT M, et al. New evidence of risk factors for community-acquired pneumonia: a population-based study. Eur Respir J, 2008, 31 (6): 1274-1284.

［13］TAS D, SEVKETBEYOGLU H, AYDIN AF, et al. The relationship between nicotine dependence level and community-acquired pneumonia in young soldiers: a case control study. Intern Med, 2008, 47 (24): 2117-2120.

［14］DÍAZ A, BARRIA P, NIEDERMAN M, et al. Etiology of community-acquired pneumonia in hospitalized patients in Chile: the increasing prevalence of respiratory viruses among classic pathogens. Chest, 2007, 131 (3): 779-787.

［15］JACUPS SP, CHENG A. The epidemiology of community acquired bacteremic pneumonia, due to Streptococcus pneumonia, in the Top End of the Northern Territory, Australia-over 22 years. Vaccine, 2011, 29 (33): 5386-5392.

［16］FARR BM, BARTLETT CL, WADSWORTH J, et al. Risk factors for community-acquired pneumonia diagnosed upon hospital admission. British Thoracic Society Pneumonia Study Group. Respir Med, 2000, 94 (10): 954-963.

［17］GAU JT, ACHARYA U, KHAN S, et al. Pharmacotherapy and the risk for community-acquired pneumonia. BMC Geriatr, 2010, 10: 45.

［18］TORRES A, PEETERMANS WE, VIEGI G, et al. Risk factors for community-acquired pneumonia in adults in Europe: a literature review. Thorax, 2013, 68 (11): 1057-1065.

［19］亓玉心，赵永红．老年人社区获得性肺炎危险因素临床分析．中国现代医药杂志，2011, 13 (2): 72-73.

［20］白庆瑞，徐飚，孙铁英，等．上海市老年人社区获得性肺炎危险因素的病例对照研究．卫生研究，2007, 36 (5): 587-590.

［21］阮婷，徐晓．老年人社区获得性肺炎的相关危险因素分析．中华老年医学杂志，2015, 34 (7): 720-722.

五、肺　结　核

［1］World Health Organization. Global Tuberculosis Report 2018. Geneva: World Health Organization, 2018, 1-3.

［2］国家卫生健康委、国家发展改革委、教育部、科技部、民政部、财政部、国务院扶贫办和国家医保局．遏制结核病行动计划 (2019—2022 年). (2019-05-31)［2019-12-10］. http: //www. nhc. gov. cn/jkj/s3589/201906/b30ae2842c5e4c9ea2f9d5557ad4b95f. shtml.

［3］FARBER E. Cell proliferation as a major risk factor for cancer: a concept of doubtful validity. Cancer Res, 1995, 55 (17): 3759-3762.

［4］庞宝森，王辰，牛淑杰，等．被动吸烟所致肺损伤大鼠一氧化氮合酶、谷胱甘肽 -s- 转移酶活性的研究．中华结核和呼吸杂志，2000, 23 (5): 312-313.

［5］BOELAERT JR, GOMES MS, GORDEUK VR. Smoking, iron, and tuberculosis. Lancet, 2003, 362 (9391): 1243-1244.

［6］DEN BOON S, VERVER S, MARAIS BJ, et al. Association between passive smoking and infection with mycobacterium tuberculosis in children. Pediatrics, 2007, 119 (4): 734-739.

［7］刘琨，孙健，陈洪光，等．吸烟对肺结核患者细胞免疫的影响．实用医学杂志，2001, 17 (8): 721.

［8］CHIANG CY, SLAMA K, ENARSON DA. Associations between tobacco and tuberculosis. Int J Tuberc Lung Dis, 2007, 11 (3): 258-262.

［9］LOWE CR. An association between smoking and respiratory tuberculosis. Br Med J, 1956, 2 (5001): 1081-1086.

［10］U.S. Department of Health and Human Services. Reducing the health consequences of smoking-25 years of progress. A Report of the Surgeon General. Washington, DC: Superintendent of Documents, U.S. Government Printing Office, 1989.

［11］U.S. Department of Health and Human Services. The health consequences of smoking: a report of the surgeon general. Washington, DC: Superintendent of Documents, U.S. Government Printing Office, 2004.

［12］DEN BOON S, VAN LILL SW, BORGDORFF MW, et al. Association between smoking and tuberculosis infection: a population survey in a high tuberculosis incidence area. Thorax, 2005, 60 (7): 555-557.

［13］NISAR M, WILLIAMS CS, ASHBY D, et al. Tuberculin testing in residential homes for the elderly. Thorax, 1993, 48 (12): 1257-1260.

［14］HUSSAIN H, AKHTAR S, NANAN D. Prevalence of and risk factors associated with Mycobacterium tuberculosis infection in prisoners, North West Frontier Province, Pakistan. Int J Epidemiol, 2003, 32 (5): 794-799.

［15］SOLSONA J, CAYLÀ JA, NADAL J, et al. Screening for tuberculosis upon admission to shelters and free-meal services. Eur J Epidemiol, 2001, 17 (2): 123-128.

［16］PLANT AJ, WATKINS RE, GUSHULAK B, et al. Predictors of tuberculin reactivity among prospective Vietnamese migrants: the effect of smoking. Epidemiol Infect, 2002, 128 (1): 37-45.

［17］SLAMA K, CHIANG CY, ENARSON DA, et al. Tobacco and tuberculosis: a qualitative systematic review and meta-analysis. Int J Tuberc Lung Dis, 2007, 11 (10): 1049-1061.

［18］World Health Organization and International Union Against Tuberculosis and Lung Disease. A WHO/The Union monograph on TB and tobacco control-joining efforts to control two related global epidemics. Geneva: WHO, 2007.

［19］BISHWAKARMA R, KINNEY WH, HONDA JR, et al. Epidemiologic link between tuberculosis and cigarette/biomass smoke exposure: limitations despite the vast literature. Respirology, 2015, 20 (4): 556-568.

［20］ZHANG H, XIN H, LI X, et al. A dose-response relationship of smoking with tuberculosis infection: a cross-sectional study among 21008 rural residents in China. PLoS One, 2017, 12 (4): e017518.

［21］世界卫生组织. 结核病与烟草. (2009-11-06)［2012. 05. 10］. https: //www. who. int/tobacco/publications/ health_effects/ch_tb_tobacco_factsheet. pdf?ua=1

［22］BATES MN, KHALAKDINA A, PAI M, et al. Risk of tuberculosis from exposure to tobacco smoke: a systematic review and meta-analysis. Arch Intern Med, 2007, 167 (4): 335-342.

［23］杨本付, 綦斐. 吸烟与结核病关系的Meta分析. 中华行为医学与脑科学杂志, 2010, 19 (11): 1025-

1028.

［24］KOLAPPAN C, GOPI PG. Tobacco smoking and pulmonary tuberculosis. Thorax, 2002, 57 (11): 964-966.

［25］KOLAPPAN C, GOPI PG, SUBRAMANI R, et al. Selected biological and behavioural risk factors associated with pulmonary tuberculosis. Int J Tuberc Lung Dis, 2007, 11 (9): 999-1003.

［26］YU GP, HSIEH CC, PENG J. Risk factors associated with the prevalence of pulmonary tuberculosis among sanitary workers in Shanghai. Tubercle, 1988, 69 (2): 105-112.

［27］WATKINS RE, PLANT AJ. Does smoking explain sex differences in the global tuberculosis epidemic. Epidemiol Infect, 2006, 134 (2): 333-339.

［28］LIN HH, EZZATI M, CHANG HY, et al. Association between tobacco smoking and active tuberculosis in Taiwan: prospective cohort study. Am J Respir Crit Care Med, 2009, 180 (5): 475-480.

［29］LEUNG CC, LI T, LAM TH, et al. Smoking and tuberculosis among the elderly in Hong Kong. Am J Respir Crit Care Med, 2004, 170 (9): 1027-1033.

［30］RAMIN B, KAM D, FELEKE B, et al. Smoking, HIV and non-fatal tuberculosis in an urban African population. Int J Tuberc Lung Dis, 2008, 12 (6): 695-697.

［31］LIN HH, MURRAY M, COHEN T, et al. Effects of smoking and solid-fuel use on COPD, lung cancer, and tuberculosis in China: a time-based, multiple risk factor, modeling study. Lancet, 2008, 372 (9648): 1473-1483.

［32］GAJALAKSHMI V, PETO R, KANAKA TS, et al. Smoking and mortality from tuberculosis and other diseases in India: retrospective study of 43 000 adult male deaths and 35 000 controls. Lancet, 2003, 362 (9383): 507-515.

［33］SITAS F, URBAN M, BRADSHAW D, et al. Tobacco attributable deaths in South Africa. Tob Control, 2004, 13 (4): 396-399.

［34］LIN HH, EZZATI M, MURRAY M. Tobacco smoke, indoor air pollution and tuberculosis: a systematic review and meta-analysis. PLOS Med, 2007, 4 (1): e20.

［35］SLAMA K, CHIANG CY, ENARSON DA, et al. Tobacco and tuberculosis: a qualitative systematic review and meta-analysis. Int J Tuberc Lung Dis, 2007, 11 (10): 1049-1061.

［36］BATES MN, KHALAKDINA A, PAI M, et al. Risk of tuberculosis from exposure to tobacco smoke: a systematic review and meta-analysis. Arch Intern Med, 2007, 167 (4): 335-342.

［37］PAI M, MOHAN A, DHEDA K, et al. Lethal interaction: the colliding epidemics of tobacco and tuberculosis. Expert Rev Anti Infect Ther, 2007, 5 (3): 385-391.

［38］ZARIDZE DG, KARPOV RS, KISELEVA SM, et al. Smoking: the main cause of high mortality rate among Russian population. Vestn Ross Akad Med Nauk, 2002, (9): 40-45.

［39］ZELLWEGER JP. Tuberculosis and tobacco: meeting of two epidemics. Rev Med Suisse, 2008, 4 (181): 2576-2578, 2580.

［40］EL SONY A, SLAMA K, SALIEH M, et al. Feasibility of brief tobacco cessation advice for tuberculosis patients: a study from Sudan. Int J Tuberc Lung Dis, 2007, 11 (2): 150-155.

［41］MAURYA V, VIJAYAN VK, SHAH A. Smoking and tuberculosis: an association overlooked. Int J Tuberc Lung Dis, 2002, 6 (11): 942-951.

［42］李仁龙,陈紫辉,马翔,等.吸烟与肺结核关系的病例对照研究.中国防痨杂志,2003, 25 (zl): 97.

［43］董碧蓉,葛宁,周焱.吸烟、饮酒与肺结核危险因素的配对病例对照研究.华西医大学报,2001, 32 (1): 104-106.

［44］BASU S, STUCKLER D, BITTON A, et al. Projected effects of tobacco smoking on worldwide tuberculosis control: mathematical modeling analysis. BMJ, 2011, 343: d5506.

［45］ABAL AT, JAYAKRISHNAN B, PARWER S, et al. Effect of cigarette smoking on sputum smear conversion in adults with active pulmonary tuberculosis. Respir Med, 2005, 99 (4): 415-420.

［46］谭守勇,梁敏青,林兆源,等.吸烟对肺结核的疗效影响.实用医学杂志,2005, 21 (21): 2368-2370.

六、间质性肺疾病

［1］葛均波,徐永健.内科学. 8版.北京:人民卫生出版社, 2013.

［2］MARGARITOPOULOS GA, HARARI S, CAMINATI A, et al. Smoking-related idiopathic interstitial pneumonia: A review. Respirology, 2016, 21 (1): 57-64.

［3］TRAVIS WD, COSTABEL U, HANSELL DM, et al. An official American Thoracic Society/European Respiratory Society statement: Update of the international multidisciplinary classification of the idiopathic interstitial pneumonias. Am J Respir Crit Care Med, 2013, 188 (6): 733-748.

［4］SIEMINSKA A, KUZIEMSKI K. Respiratory bronchiolitis-interstitial lung disease. Orphanet J Rare Dis, 2014, 9: 106.

［5］ATTILI AK, KAZEROONI EA, GROSS BH, et al. Smoking-related interstitial lung disease: radiologic-clinical-pathologic correlation. Radiographics, 2008, 28 (5): 1383-1396.

［6］CAMINATI A, GRAZIANO P, SVERZELLATI N, et al. Smoking-related interstitial lung diseases. Pathologica, 2010, 102 (6): 525-536.

［7］闫永吉,叶俏.吸烟相关性间质性肺疾病的研究进展.中国实用内科杂志,2017, 37 (8): 764-768.

［8］PARK JS, BROWN KK, TUDER RM, et al. Respiratory bronchiolitis-associated interstitial lung disease: radiologic features with clinical and pathologic correlation. J Comput Assist Tomogr, 2002, 26 (1): 13-20.

［9］CRAIG PJ, WELLS AU, DOFFMAN S, et al. Desquamative interstitial pneumonia, respiratory bronchiolitis and their relationship to smoking. Histopathology, 2004, 45: 275-282.

［10］CAMINATI A, CAVAZZA A, SVERZELLATI N, et al. An integrated approach in diagnosis of smoking-related interstitial lung diseases. Eur Respir Rev, 2012, 21: 207-217.

［11］PAPAIOANNOU AI, KOSTIKAS K, MANALI ED, et al. Combined pulmonary fibrosis and emphysema: The many aspects of a cohabitation contract. Respir Med, 2016, 117: 14-26.

［12］CHAE KJ, JIN GY, HAN YM, et al. Prevalence and progression of combined pulmonary fibrosis and emphysema in asymptomatic smokers: a case-control study. Eur Radiol, 2015, 25 (8): 2326-2334.

［13］VASSALLO R, RYU JH, COLBY TV, et al. Pulmonary Langerhans'-cell histiocytosis. N Engl J Med, 2000, 342 (26): 1969-1978.

［14］RAO RN, GOODMAN LR, TOMASHEFSKI JF JR. Smoking-related interstitial lung disease. Ann Diagn Pathol, 2008, 12 (6): 445-457.

［15］CORDIER JF, COTTIN V. Neglected evidence in idiopathic pulmonary fibrosis: from history to earlier diagnosis. Eur Respir J, 2013, 42 (4): 916-923.

［16］OH CK, MURRAY LA, MOLFINO NA. Smoking and idiopathic pulmonary fibrosis. Pulm Med, 2012, 2012: 808260.

［17］KUMAR A, CHERIAN SV, VASSALLO R, et al. Current concepts in pathogenesis, diagnosis, and management of smoking-related interstitial lung diseases. Chest, 2018, 154 (2): 394-408.

［18］TASKAR V, COULTAS D. Exposures and idiopathic lung disease. Semin Respir Crit Care Med, 2008, 29 (6): 670-679.

［19］STEELE MP, SPEER MC, LOYD JE, et al. Clinical and pathologic features of familial interstitial pneumonia. Am J Respir Crit Care Med, 2005, 172 (9): 1146-1152.

［20］WASHKO GR, HUNNINGHAKE GM, FERNANDEZ IE, et al. Lung volumes and emphysema in smokers with interstitial lung abnormalities. N Engl J Med, 2011, 364 (10): 897-906.

［21］ANTONIOU KM, HANSELL DM, RUBENS MB, et al. Idiopathic pulmonary fibrosis: outcome in relation to smoking status. Am J Respir Crit Care Med, 2008, 177 (2): 190-194.

［22］KISHABA T, NAGANO H, NEI Y, et al. Clinical characteristics of idiopathic pulmonary fibrosis patients according to their smoking status. J Thorac Dis, 2016, 8 (6): 1112-1120.

［23］NAKANISHI M, DEMURA Y, MIZUNO S, et al. Changes in HRCT findings in patients with respiratory bronchiolitis-associated interstitial lung disease after smoking cessation. Eur Respir J, 2007, 29 (3): 453-461.

［24］MOGULKOC N, VERAL A, BISHOP PW, et al. Pulmonary Langerhans' cell histiocytosis: radiologic resolution following smoking cessation. Chest, 1999, 115 (5): 1452-1455.

七、静脉血栓栓塞症

［1］BRAHMANDAM A, ABOUGERGI MS, OCHOA CHAAR CI. National trends in hospitalizations for venous thromboembolism. J Vasc Surg Venous Lymphat Disord, 2017, 5 (5): 621-629.

［2］HANSSON PO, WELIN L, TIBBLIN G, et al. Deep vein thrombosis and pulmonary embolism in the general population. 'The Study of Men Born in 1913'. Arch Intern Med, 1997, 157 (15): 1665-1670.

［3］PUURUNEN MK, GONA PN, LARSON MG, et al. Epidemiology of venous thromboembolism in the Framingham Heart Study. Thromb Res, 2016, 145: 27-33.

［4］HEIT JA. Epidemiology of venous thromboembolism. Nat Rev Cardiol, 2015, 12 (8): 464-474.

［5］ZHANG Z, LEI J, SHAO X, et al. Trends in hospitalization and in-hospital mortality from VTE, 2007 to 2016, in China. Chest, 2019, 155 (2): 342-353.

［6］SWEETLAND S, PARKIN L, BALKWILL A, et al. Smoking, surgery, and venous thromboembolism risk in women: United Kingdom cohort study. Circulation, 2013, 127: 1276-1282.

［7］POMP ER, ROSENDAAL FR, DOGGEN CJ. Smoking increases the risk of venous thrombosis and acts synergistically with oral contraceptive use. Am J Hematol, 2008, 83: 97-102.

［8］SEVERINSEN MT, KRISTENSEN SR, JOHNSEN SP, et al. Smoking and venous thromboembolism: a Danish follow-up study. J Thromb Haemost, 2009, 7: 1297-1303.

［9］HOLST AG, JENSEN G, PRESCOTT E. Risk factors for venous thromboembolism: results from the Copenhagen City Heart Study. Circulation, 2010, 121 (17): 1896-1903.

［10］ENGA KF, BRAEKKAN SK, HANSEN-KRONE IJ, et al. Cigarette smoking and the risk of venous thromboembolism: the Tromso Study. J Thromb Haemost, 2012, 10: 2068-2074.

［11］欧永强, 王维箭, 潘永昌, 等. 2004—2014年肺栓塞发病情况及其危险因素分析. 中国基层医药, 2017, 24 (8): 1221-1224.

［12］中华医学会呼吸病学分会肺栓塞与肺血管病学组, 中国医师协会呼吸医师分会肺栓塞与肺血管病工作委员会, 全国肺栓塞与肺血管病防治协作组. 肺血栓栓塞症诊治与预防指南. 中华医学杂志, 2018, 98 (14): 1060-1087.

［13］HANSSON P, ERIKSSON H, WELIN L, et al. Smoking and abdominal obesity: risk factors for venous thromboembolism among middle-aged men: "the Study of Men Born in 1913". Arch Intern Med, 1999, 159: 1886-1890.

［14］GOLDHABER SZ, GRODSTEIN F, STAMPFER MJ, et al. A prospective study of risk factors for pulmonary embolism in women. JAMA, 1997, 277: 642-645.

八、睡眠呼吸暂停

［1］中华医学会呼吸病学分会睡眠呼吸障碍学组. 阻塞性睡眠呼吸暂停低通气综合征诊治指南 (2011年修订版). 中华结核和呼吸杂志, 2012, 35 (1): 9-12.

［2］阻塞性睡眠呼吸暂停低通气综合征诊治指南 (基层版) 写作组. 阻塞性睡眠呼吸暂停低通气综合征诊治指南 (基层版). 中华健康管理学杂志, 2015, 9 (4): 261-267.

［3］MYERS KA, MRKOBRADA M, SIMEL DL. Does this patient have obstructive sleep apnea? The Rational Clinical Examination systematic review. JAMA, 2013, 310 (7): 731-741.

［4］LIU J, WEI C, HUANG L, et al. Prevalence of signs and symptoms suggestive of obstructive sleep apnea syndrome in Guangxi, China. Sleep Breath, 2014, 18 (2): 375-382.

［5］KASHYAP R, HOCK LM, BOWMAN TJ. Higher prevalence of smoking in patients diagnosed as having obstructive sleep apnea. Sleep Breath, 2001, 5 (4): 167-172.

［6］KIM KS, KIM JH, PARK SY. Smoking induces oropharyngeal narrowing and increases the severity of obstructive sleep apnea syndrome. J Clin Sleep Med, 2012, 8 (4): 367-374.

［7］TZISCHINSKY O, COHEN A, DOVEH E. Screening for sleep disordered breathing among applicants for a professional driver's license. J Occup Environ Med, 2012, 54 (10): 1275-1280.

［8］JAEHNE A, UNBEHAUN T, FEIGE B, et al. How smoking affects sleep: a polysomnographical analysis. Sleep Med, 2012, 13 (10): 1286-1292.

［9］WETTER DW, YOUNG TB, BIDWELL TR, et al. Smoking as a risk factor for sleep-disordered breathing. Arch Intern Med, 1994, 154 (19): 2219-2224.

［10］CONWAY SG, ROIZENBLATT SS, PALOMBINI L. Effect of smoking habits on sleep. Braz J Med Biol Res, 2008, 41 (8): 722-727.

［11］HOFLSTEIN V. Relationship between smoking and sleep apnea in clinic population. Sleep, 2002, 25 (5): 519-524.

［12］KRISHNAN V, DIXON-WILLIAMS S, THORNTON JD. Where there is smoke... there is sleep apnea: exploring the relationship between smoking and sleep apnea. Chest, 2014, 146 (6): 1673-1680.

九、尘　肺

［1］中国医学科学院, 中国疾病预防控制中心, 中华预防医学会, 等. 中国慢性呼吸疾病流行状况与防治策略. 北京: 人民卫生出版社, 2018.

［2］GBD 2016 Disease and Injury Incidence and Prevalence Collaborators. Global, regional, and national incidence, prevalence, and years lived with disability for 328 diseases and injuries for 195 countries, 1990-2016: a systematic analysis for the Global Burden of Disease Study 2016. Lancet, 2017, 390 (10100): 1211-1259.

［3］COHEN D, ARAI SF, BRAIN JD. Smoking impairs long-term dust clearance from the lung. Science, 1979, 204 (4392): 514-517.

［4］OLDHAM PD, BEVAN C, ELWOOD PC, et al. Mortality of slate workers in north Wales. Br J Ind Med, 1986, 43: 550-555.

［5］GRAHAM WG, ASHIKAGA T, HEMENWAY D, et al. Radiographic abnormalities in Vermont granite workers exposed to low levels of granite dust. Chest, 1991, 100 (6): 1507-1514.

［6］CHERRY NM, BURGESS GL, TURNER S, et al. Crystalline silica and risk of lung cancer in the potteries. Occup Environ Med, 1998, 55: 779-785.

［7］CAVARIANI F, DI PIETRO A, MICELI M, et al. Incidence of silicosis among ceramic workers in central Italy. Scand J Work Environ Health, 1995, 21 (Suppl 2): 58-62.

［8］关宏宇, 张浩, 苏良平. 铁矿工人尘肺发病及影响因素分析. 中华劳动卫生职业病杂志, 2012, 30 (1): 36-40.

［9］谢德兴, 温建斌. 闽西煤矿尘肺发病状况及影响因素研究. 中国卫生工程学, 2018, 17 (4): 523-525.

［10］王海椒, 张小康, 祝笑敏, 等. 瓷厂陶工尘肺发病规律探讨及影响因素分析. 工业卫生与职业病, 2008, 34 (5): 280-285.

［11］张东辉. 吸烟对矽尘作业工人影响的初步探讨. 职业医学, 1985, 12 (6): 8-10.

［12］LEUNG CC, YEW WW, LAW WS, et al. Smoking and tuberculosis among silicotic patients. Eur Respir J, 2007, 29 (4): 745-750.

［13］中华预防医学会劳动卫生与职业病分会职业性肺部疾病学组. 尘肺病治疗中国专家共识 (2018年版). 环境与职业医学, 2018, 35 (8): 677-689.

第二节　二手烟暴露与呼吸疾病

一、慢性阻塞性肺疾病

- 有证据提示二手烟暴露可以导致慢性阻塞性肺疾病。

- **有证据提示二手烟暴露可以导致慢性阻塞性肺疾病。**

慢性阻塞性肺疾病（慢阻肺）的主要特征为不完全可逆性阻塞性通气功能障碍。主动吸烟诱发慢阻肺发病的因果关系已经被确认，因慢阻肺死亡的患者中 85%~90% 有吸烟史[1]。有研究发现，二手烟暴露对慢阻肺的发生也有一定影响。Robbins 等对美国 3 914 名 25 岁以上人群开展的一项前瞻性研究发现，调整年龄、性别等影响因素后，童年至成年一直暴露于二手烟的不吸烟者患气道阻塞性疾病的风险是无暴露者的 1.72 倍（RR 1.72，95%CI 1.31~2.23，$P<0.000\ 1$）[2]。

Yin P 等人对纳入中国广州 BIOBANK 队列研究的 20 430 人开展横断面调查，结果发现不吸烟者发生慢阻肺的风险与自我报告家庭或工作场所的二手烟暴露情况密切相关，其中长期处于高暴露水平者（每周 40h，>5 年）发生慢阻肺的风险是短期处于高暴露水平者（每周 40h，<2 年）的 1.48 倍（调整 OR 1.48，95%CI 1.18~1.85，$P=0.001$）。根据本研究结果估算，中国现有人群中将有 190 万不吸烟者因二手烟暴露所致的慢阻肺而死亡[3]。

McGhee SM 等在中国香港人群中进行的横断面研究发现，二手烟暴露可增加因慢阻肺死亡的风险，且家中吸烟者越多，因慢阻肺死亡的风险越高[4]。He Y 等人对中国西安的 910 人开展随访 17 年的队列研究发现，二手烟暴露者的慢阻肺死亡风险是非二手烟暴露慢阻肺死亡风险的 2.30 倍（RR 2.30，95%CI 1.06~5.00，$P=0.036$）[5]。Putcha N 等开展了一项多中心队列研究，发现在纳入研究的 1 580 名慢阻肺患者中，在过去 1 周里有二手烟暴露者圣乔治呼吸问卷得分更高（β 3.10，95%CI 0.99~5.21，$P=0.004$）、夜间症状与气喘更严重（夜间症状:OR 1.58，95%CI 1.19~2.10，$P=0.001$；气喘:OR 1.34，95%CI 1.02~1.77，$P=0.039$）[6]。

二、支气管哮喘

（一）儿童

- 有充分证据说明二手烟暴露可以导致儿童发生哮喘。
- 有证据提示二手烟暴露可以加重哮喘患儿的病情，并且影响哮喘的治疗效果。

哮喘是儿童时期常见的呼吸道疾病。流行病学研究表明，世界范围内儿童哮喘的发病率呈逐年上升趋势。我国在 2000 年和 2010 年对 33 个城市的 0~14 岁儿童进行了 2 次哮喘患病率调查。结果显示，我国儿童哮喘患病率已由 2000 年的 1.59% 上升至 2010 年的 2.11%，上升了 32.70%[1]。哮喘是遗传因素和环境因素交互作用引起的复杂疾病。近年来二手烟暴露对儿童哮喘的影响越来越受到人们的关注。

- **有充分证据说明二手烟暴露可以导致儿童发生哮喘。**

研究发现，二手烟暴露可导致儿童肺功能下降，出生前和 / 或出生后存在二手烟暴露均可促进气道高反应性的发生[2]，存在二手烟暴露的儿童患哮喘的风险明显升高[3~6]。2006 年关于烟草问题的《美国卫生总监报告》中发表了对 41 项相关研究进行 Meta 分析得出的结论：父母吸烟儿童发生哮喘的风险是父母不吸烟儿童的 1.23 倍（OR 1.23，95%CI 1.14~1.33）[7]。Vork 等对 38 项相关研究进行 Meta 分析，结果表明存在二手烟暴露的儿童患哮喘的风险是无暴露儿童的 1.33 倍（合并 RR 1.33，95%CI 1.14~1.56），并且年长儿童（6~18 岁）患哮喘的风险高于低龄儿童，这提示哮喘的发病与二手烟暴露的时间有关[8]。

Lewis 等对英国 11 562 名 4~6 岁的学龄前儿童进行横断面研究，发现二手烟暴露可增加儿童患哮喘的风险，并且随着家庭成员中吸烟者人数增多，儿童发生喘息的风险也有所增加。当家庭成员中有 1 人吸烟时，儿童患哮喘的风险是家庭无吸烟者儿童的 1.18 倍（OR 1.18，95%CI 1.02~1.35），当吸烟者增至 2 人时，儿童患哮喘的风险增至 1.40 倍（OR 1.40，95%CI 1.17~1.69）[9]。Mak KK 等对中国香港 6 494 名中学生（平均年龄 15.0 岁 ±1.2 岁）进行横断面调查，发现与无二手烟暴露者相比，至少有 1 名家长和 1 位好朋友吸烟的学生出现哮喘症状的风险增加，其中运动诱发的支气管痉挛增至 1.45 倍（OR

1.45，95%CI 1.17~1.81，P=0.001），夜间咳嗽增至 1.61 倍（OR 1.61，95%CI 1.06~2.42，P=0.02），两种症状均有的增至 2.43 倍（OR 2.43，95%CI 1.37~4.31，P=0.002）[10]。

魏莉等对 1990—2004 年国内外发表的 15 项二手烟暴露与儿童哮喘关系的病例对照研究进行了 Meta 分析，结果表明二手烟暴露与儿童哮喘的发生相关（P<0.000 01），二手烟暴露儿童发生哮喘的风险是无暴露儿童的 1.51 倍（合并 OR 1.51，95%CI 1.28~1.77）[11]。

- **有证据提示二手烟暴露可以加重哮喘患儿的病情，并且影响哮喘的治疗效果。**

Radić S 等在 231 名哮喘患儿中开展了一项关于呼吸道症状与父母吸烟关系的横断面研究，结果发现，吸烟家庭的哮喘患儿更易继发呼吸道感染，哮喘症状也更为严重[12]。Nogueira KT 等在 210 名 12~21 岁的青少年哮喘患者中进行了一项横断面研究发现，有二手烟暴露者的生活质量较差[13]。Neophytou AM 等对 1 172 名拉丁裔及非裔美国哮喘患儿进行横断面研究，发现哮喘发作及控制不良与二手烟暴露存在剂量反应关系，并且即便是低剂量暴露，依然可造成哮喘不良结局的发生风险增加，提示二手烟暴露不存在安全水平[14]。

Yamasaki A 等在日本开展了一项关于二手烟暴露对哮喘患儿治疗效果影响的研究，发现重度二手烟暴露（在居住房间内遭受二手烟暴露）的患儿使用白三烯受体拮抗剂及 β_2 受体激动剂的频率均高于轻度二手烟暴露（在居住房间以外的家中遭受二手烟暴露）患儿（P=0.012 0）和无二手烟暴露患儿（P=0.000 4）[15]。

（二）成年人

- **有证据提示二手烟暴露可以导致成年人发生哮喘。**

- **有证据提示二手烟暴露可以导致成年人发生哮喘。**

Leuenberger P 等对 4 197 名 18~60 岁的不吸烟者进行的横断面研究，发现哮喘与二手烟暴露密切相关。在过去 1 年中有二手烟暴露的不吸烟者患哮喘的风险是无暴露者的 1.39 倍（ OR 1.39，95%CI 1.04~1.86），并且风险随暴露浓度和暴露时间的增加而增加[16]。Coogan PF 等对美国 46 182 名黑人女性进行 16 年的前瞻性队列研究，发现在不吸烟者中，有二手烟暴露者患哮喘的风险是无二手烟暴露者的 1.21 倍（HR 1.21，95%CI 1.00~1.45）[17]。

参 考 文 献

一、慢性阻塞性肺疾病

［1］U.S. Department of Health and Human Services. The health consequences of smoking: a report of the surgeon general. Washington, DC: Superintendent of Documents, U.S. Government Printing Office, 2004.

［2］ROBBINS AS, ABBEY DE, LEBOWITZ MD. Passive smoking and chronic respiratory disease symptoms in non-smoking adults. Int J Epidemiol, 1993, 22 (5): 809-817.

［3］YIN P, JIANG CQ, CHENG KK, et al. Passive smoking exposure and risk of COPD among adults in China: the Guangzhou Biobank Cohort Study. Lancet, 2007, 370 (9589): 751-757.

［4］MCGHEE SM, HO SY, SCHOOLING M, et al. Mortality associated with passive smoking in Hong Kong. BMJ, 2005, 330 (7486): 287-288.

［5］HE Y, JIANG B, LI LS, et al. Secondhand smoke exposure predicted COPD and other tobacco--related mortality in a 17-year cohort study in China. Chest, 2012, 142 (4): 909-918.

［6］PUTCHA N, BARR RG, HAN MK, et al. Understanding the impact of second-hand smoke exposure on clinical outcomes in participants with COPD in the SPIROMICS cohort. Thorax, 2016, 71: 411-420.

二、支气管哮喘

［1］沙莉, 邵明军, 刘传合, 等. 2010年与2000年中国城市儿童支气管哮喘患病率比较. 中华结核和呼吸杂志, 2015, 38 (9): 664-668.

［2］黄晓夏, 姜尚林. 被动吸烟与儿童哮喘关系探讨. 白求恩军医学院学报, 2009, 7 (4): 215-216.

［3］WEISS ST, TAGER IB, SPEIZER FE, et al. Persistent wheeze: its relation to respiratory illness, cigarette smoking, and level of pulmonary function in a population sample of children. Am Rev Respir Dis, 1980, 122 (5): 697-707.

［4］WEITZMAN M, GORTMAKER S, WALKER DK, et al. Maternal smoking and childhood asthma. Pediatrics, 1990, 85 (4): 505-511.

［5］MARTINEZ FD, CLINE M, BURROWS B. Increased incidence of asthma in children of smoking mothers. Pediatrics, 1992, 89 (1): 21-26.

［6］CHILMONCZYK BA, SALMUN LM, MEGATHLIN KN, et al. Association between exposure to environmental tobacco smoke and exacerbations of asthma in children. N Engl J Med, 1993, 328 (23): 1665-1669.

［7］U.S. Department of Health and Human Services. The health consequences of involuntary smoking. A Report of the Surgeon General. Washington, DC: Superintendent of Documents, U.S. Government Printing Office, 2006.

［8］VORK KL, BROADWIN RL, BLAISDELL RJ. Developing asthma in childhood from exposure to secondhand tobacco smoke: insights from a meta-regression. Environ Health Perspect, 2007, 115 (10): 1394-1400.

［9］LEWIS SA, ANTONIAK M, VENN AJ, et al. Secondhand smoke, dietary fruit intake, road traffic exposures, and the prevalence of asthma: a cross-sectional study in young children. Am J Epidemiol, 2005, 161 (5): 406-411.

［10］MAK KK, HO RC, DAY JR. The associations of asthma symptoms with active and passive smoking in Hong Kong adolescents. Respir Care, 2012, 57 (9): 1398-1404.

［11］魏莉, 袁萍. 被动吸烟与儿童哮喘关系的 Meta 分析. 中国妇幼保健, 2005, 20 (15): 1919-1921.

［12］RADIĆ S, ZIVKOVIĆ Z, ERDELJAN N, et al. Influence of environmental tobacco smoke on characteristics of childhood asthma. Srp Arh Celok Lek, 2009, 137 (3-4): 152-159.

［13］NOGUEIRA KT, SILVA JR, LOPES CS. Quality of life of asthmatic adolescents: assessment of asthma severity, comorbidity, and life style. J Pediatr (Rio J), 2009, 85 (6): 523-530.

［14］NEOPHYTOU AM, OH SS, WHITE MJ, et al. Secondhand smoke exposure and asthma outcomes among African-American and Latino children with asthma. Thorax, 2018, 73 (11): 1041-1048.

［15］YAMASAKI A, HANAKI K, TOMITA K, et al. Environmental tobacco smoke and its effect on the symptoms and medication in children with asthma. Int J Environ Health Res, 2009, 19 (2): 97-108.

［16］LEUENBERGER P, SCHWARTZ J, ACKERMANN-LIEBRICH U, et al. Passive smoking exposure in adults and chronic respiratory symptoms (SAPALDIA Study). Am J Respir Crit Care Med, 1994, 150 (5 Pt 1): 1222-1228.

［17］COOGAN PF, CASTRO-WEBB N, YU J, et al. Active and passive smoking and the incidence of asthma in the Black Women's Health Study. Am J Respir Crit Care Med, 2015, 191 (2): 168-176.

第二章　恶　性　肿　瘤

第一节　吸烟与恶性肿瘤

一、概　　述

全国肿瘤登记数据显示，2015 年我国恶性肿瘤（malignant tumor）粗发病率为 287.64/10 万，中国人口标化率（中标率）为 186.95/10 万，世界人口标化率（世标率）为 182.90/10 万[1]；国际癌症研究署（International Agency for Research on Cancer，IARC）发布的全球肿瘤流行病统计数据（global cancer observatory，GLOBOCAN）预测，2018 年中国癌症世标发病率为 201.7/10 万[2]，以肺癌、乳腺癌、结直肠癌、肝癌、胃癌等最常见。各癌种发病率详见表 2。

我国住院癌症患者产生的费用在 2015 年达 1 771 亿元，与 2011 年相比增长了 84.1%，占当年全国卫生总费用的 4.3%[3]；其中患病人数最多的肺癌，归因于吸烟的经济负担达 52.49 亿美元，占 2015 年全国生产总值的 0.05%[4]。

2013 年，我国癌症所有死亡病例中的 18.1% 因吸烟导致（是所有生活方式因素中导致死亡比例最大的因素），其中男性癌症死亡病例中 26.4% 因吸烟所致；肺癌、喉癌、口咽癌和膀胱癌死亡病例中因吸烟导致的比例最大，分别为 42.7%、29.4%、26.4% 和 25.2%；此外，全部死亡病例中有 4.9% 归因于女性二手烟暴露[5]。2014 年，在所有恶性肿瘤死亡病例中，我国有 342 854 例男性病例和 40 313 例女性病例归因于吸烟，且各省份间归因负担存在差别[6]。

本节在 2012 版《中国吸烟危害健康报告》基础上，对吸烟与各癌种的关联证据进行了更新和证据级别推荐，单癌种主要根据选取的重要关联结果（以 RR 为主）结合疾病负担进行排序，概括见表2。更多详情见各单癌种单元。

表2 各癌症疾病负担及其与吸烟病因学关联强度的证据级别

排序	癌种	癌症发病率	与吸烟关联的证据支持级别
1	肺癌	35.57/10万	充分证据
2	口腔和口咽部恶性肿瘤	2.46/10万	充分证据
3	喉癌	1.14/10万	充分证据
4	膀胱癌	3.45/10万	充分证据
5	宫颈癌	11.80/10万	充分证据
6	卵巢癌	5.38/10万	充分证据
7	胰腺癌	4.17/10万	充分证据
8	肝癌	17.88/10万	充分证据
9	食管癌	11.50/10万	充分证据
10	胃癌	18.73/10万	充分证据
11	肾癌	3.33/10万	充分证据
12	急性白血病	5.00/10万	有证据提示
13	鼻咽癌	2.67/10万	有证据提示
14	结直肠癌	17.32/10万	有证据提示
15	乳腺癌	30.21/10万	有证据提示
16	前列腺癌	6.15/10万	待进一步证据明确

二、肺　　癌

- 有充分证据说明吸烟可以导致肺癌。
- 吸烟者的吸烟量越大、吸烟年限越长、开始吸烟年龄越小，肺癌的发病风险越高。
- 吸"低焦油卷烟"不能降低肺癌的风险。
- 戒烟可以降低吸烟者肺癌的发病风险。戒烟时间越长，肺癌的发病风险降低越多。

肺癌（lung cancer）是最常见的恶性肿瘤之一，严重危害人类健康。据 2018 年 IARC 发布的 GLOBOCAN 报告显示[1]：全球范围内，肺癌新发病例约为 209.387 6 万，占癌症总发病例数（1 807.895 7 万）的 11.6%；肺癌死亡病例约为 176.100 7 万，占癌症总死亡病例数（955.502 7 万）的 18.4%；肺癌发病数和死亡数均居恶性肿瘤发病数和死亡数的第一位。我国国家癌症中心发布最新统计数据显示：2015 年我国肺癌新发病例约为 78.7 万，占癌症总发病例数（392.9 万）的 20.0%；肺癌死亡病例约为 63.1 万，占癌症总死亡例数（233.8 万）的 27.0%；肺癌发病数和死亡数列居恶性肿瘤发病数和死亡数的首位[2]。2015 年我国由吸烟引起的肺癌所致经济支出约为 52.49 亿美元，占当年国民生产总值的 0.05%，其中直接经济支出（包括医疗及非医疗）为 19.37 亿美元，间接经济支出（包括伤残和早死）为 33.12 亿美元[3]。

● **有充分证据说明吸烟可以导致肺癌。吸烟者的吸烟量越大、吸烟年限越长、开始吸烟年龄越小，肺癌的发病风险越高。**

早在 20 世纪 50 年代，国际上就开展了关于吸烟与肺癌因果关系的研究，其中最著名的是英国学者 Doll 针对 34 439 名英国男医生开展的长达 50 年的前瞻性队列研究，研究结果充分表明吸烟与肺癌的发生关系密切，吸烟量越大、吸入肺部越深，患肺癌的风险越大，而戒烟可以有效降低肺癌的发病风险[4~8]。从 1964 年开始发布的关于烟草问题的《美国卫生总监报告》，以大量的科学证据详细阐述了吸烟与肺癌的因果关系及其发病机制。2004 年发布的报告指出：每天吸烟量越多，吸烟年限越长，患肺癌的风险越高[9]。尤其是小细胞肺癌（占肺癌的 15%~20%），98% 的发病原因归于吸烟。美国国立综合癌症网络（National Comprehensive Cancer Network，NCCN）发布的指南也指出几乎所有小细胞肺癌都可以归因于吸烟[10, 11]。

国外在不同时期开展的大量流行病学研究均证实吸烟与肺癌存在因果关系。

（1）吸烟会增加肺癌的发病风险：Gandini 等对 1961—2003 年发表的关于吸烟与癌症关系的研究进行 Meta 分析。结果显示，吸烟者患肺癌的风险是不吸烟者的 8.96 倍（RR 8.96，95%CI 6.73~12.11，$P<0.001$）[12]。Wakai 等对以日本人群为研究对象开展的 8 项队列研究和 14 项病例对照研究进行了 Meta 分析。结果显示，现在吸烟男性患肺癌的风险是从不吸烟男性的 4.39 倍（RR 4.39，95%CI 3.92~4.92），现在吸烟女性患肺癌的风险是从不吸烟女性的 2.79 倍（RR 2.79，95%CI 2.44~3.20）[13]。Wang 等在美国开展了一项基于人群的大规模前瞻性队列研究，纳入 93 676 名 50~79 岁绝经后妇女，其中 76 304 人完成吸烟与肺癌关系的分析。结果发现，现在吸烟者发生肺癌的风险是不吸烟者的 13.44 倍（HR 13.44，95%CI 10.80~16.74，$P<0.001$）[14]。

（2）吸烟与肺癌的剂量反应关系已被流行病学研究所证实：Nordlund 等在瑞典 15 881 名男性及 25 829 名女性中进行的前瞻性队列研究（随访 26 年）结果显示，现在吸烟男性患肺癌的风险是从不吸烟男性的 8.43 倍（RR 8.43，95%CI 5.49~12.94），现在吸烟女性患肺癌的风险是从不吸烟女性的 4.72 倍（RR 4.72，95%CI 3.26~6.82）。吸烟者吸烟量越大，患肺癌的风险越高，吸烟指数≤5 包年、6~15 包年、16~25 包年及≥26 包年男性患肺癌的风险分别是从不吸烟男性的 1.63 倍（RR 1.63，95%CI 0.61~4.34）、4.39 倍（RR 4.39，95%CI 2.52~7.66）、14.18 倍（RR 14.18，95%CI 8.27~24.33）及 17.92 倍（RR 17.92，95%CI 11.14~28.82），吸烟指数≤5 包年、6~15 包年、16~25 包年及≥26 包年的女性患肺癌的风险分别是从不吸烟女性的 2.11 倍（RR 2.11，95%CI 1.17~3.78）、6.28 倍（RR 6.28，95%CI 3.95~9.98）、10.27 倍（RR 10.27，95%CI 5.34~19.77）及 16.45 倍（RR 16.45，95%CI 7.02~38.54）[15]。

另一项在日本开展的基于人群的大规模前瞻性队列研究（以 40 897 名 40~69 岁有吸烟史但无癌症病史者为研究对象，随访 14 年）还发现，开始吸烟年龄 <17 岁者肺癌的发病风险高于开始吸烟年龄 >20 岁者；随访开始时年龄为 50~59 岁的现在吸烟者中，开始吸烟年龄越小，肺癌发病风险越高（P_{trend}=0.009），与 20 岁开始吸烟者相比，开始吸烟年龄≤17 岁、18~19 岁、21~22 岁和≥23 岁的吸烟者患肺癌的 HR 分别为 1.20（95%CI 0.75~1.91）、0.92（95%CI 0.64~1.30）、0.72（95%CI 0.45~1.15）和 0.63（95%CI 0.44~0.91）[16]。

中国在 20 世纪 70 年代开始开展吸烟与肺癌关系的研究，证实吸烟会增加肺癌发病和死亡风险，且存在剂量反应关系。Liu BQ 等在对中国城乡地区 100 万人进行的死因调查被认为是在发展中国家进行的第一项针对吸烟危害的全国性调查。调查结果显示，男性吸烟者死于肺癌的风险是不吸烟者的 2.72 倍（RR 2.72，SE 0.05），其中城市地区为 2.98 倍（RR 2.98，SE 0.05），农村地区为 2.57 倍（RR 2.57，SE 0.08）；女性吸烟者死于肺癌的风险是不吸烟者的 2.64 倍（RR 2.64，SE 0.08），其中城市地区为 3.24 倍（RR 3.24，SE 0.06），农村地区为 1.98 倍（RR 1.98，SE 0.12）。无论是在城市还是在农村地区，男性死于肺癌的风险随着每天吸烟量的增加以及开始吸烟年龄的提前而增加[17, 18]。Chen ZM 等于 20 世纪 70 年代在上海开展的前瞻性队列研究，基线纳入 9 351 名（男性 6 494，女性 2 857）35~64 岁的研究对象，随访长达 16 年，结果表明，男性中，吸烟者死于肺癌的风险是不吸烟者的 3.8 倍（RR 3.8，95%CI 2.1~6.8，P<0.001），且死亡风险随吸烟量的增加而增加；女性中，吸烟者死于肺癌的风险是不吸烟者的 2.3 倍（RR 2.3，

95%CI 0.6~8.9，P=0.22）[19]。Yuan JM 等在上海开展了一项男性前瞻性队列研究，纳入 18 244 名男性居民，结果表明吸烟者患肺癌的风险是不吸烟者的 6.5 倍（RR 6.5，95%CI 3.6~11.6），并呈现明显的剂量反应关系[20]。Chen ZM 等开展中国慢性病前瞻性队列研究（China Kadoorie Biobank，CKB），基线招募 50 万名 30~79 岁研究对象，随访 7 年发现：男性中，吸烟者发生肺癌的风险是不吸烟者的 2.51 倍（RR 2.51，95%CI 2.18~2.90，P<0.001），女性中，吸烟者发生肺癌的风险是不吸烟者的 2.28 倍（RR 2.28，95%CI 1.84~2.81，P<0.001）；按照病理类型进行分类，吸烟者患肺腺癌的风险是不吸烟者的 1.78 倍（RR 1.78，95%CI 1.36~2.34，P=0.035 3），患腺癌之外的肺癌的风险是不吸烟者的 5.83 倍（RR 5.83，95%CI 5.02~6.77，P<0.001）。并且，肺癌发生风险随开始吸烟年龄提前、吸入程度加深及吸烟量增多而增加：开始吸烟年龄≥25 岁、20~24 岁和 <20 岁者的吸烟者患肺癌的风险分别是不吸烟者的 1.90 倍（RR 1.90，95%CI 1.72~2.10）、2.64 倍（RR 2.64，95%CI 2.43~2.87）和 3.17 倍（RR 3.17，95%CI 2.91~3.46）（P_{trend}<0.01）；每天吸烟量 <15 支、15~24 支、≥25 支的吸烟者患肺癌的风险分别是不吸烟者的 1.90 倍（RR 1.90，95%CI 1.72~2.10）、2.68 倍（RR 2.68，95%CI 2.49~2.89）和 3.59 倍（RR 3.59，95%CI 3.22~3.99）（P_{trend}<0.01）[21]。一项纳入中国在 1981—1990 年发表的 15 项关于吸烟和肺癌关系的病例对照研究的 Meta 分析结果表明，吸烟者患肺癌的风险是不吸烟者的 2.19 倍（合并 OR 2.19，95%CI 2.03~2.37），吸烟者每天吸烟量越多、吸烟年限越长、开始吸烟年龄越早，患肺癌的风险越高。每天吸烟 1~10 支、10~20 支、>20 支者患肺癌的风险分别是不吸烟者的 1.24 倍（OR 1.24，95%CI 0.87~1.76）、2.19 倍（OR 2.19，95%CI 1.43~2.79）和 4.47 倍（OR 4.47，95%CI 2.79~7.17）（趋势 χ^2=223.13，P<0.01）；吸烟年限 <30 年者和≥30 年者患肺癌的风险分别为不吸烟者的 1.10 倍（OR 1.10，95%CI 0.62~2.16）和 2.49 倍（OR 2.49，95%CI 1.73~3.57）（P<0.01）；开始吸烟年龄≥30 岁、20~29 岁和 <20 岁者，患肺癌的风险逐渐升高，OR 分别为 1.31（95%CI 0.88~1.93）、2.42（95%CI 1.93~3.06）和 3.29（95%CI 2.36~3.57）（P<0.01）[22]。另有两项 Meta 分析得出了一致的结论：中国人群吸烟者患肺癌的风险升高[23, 24]。

（3）肺癌所致的疾病负担主要归因于吸烟：Islami 等人研究发现美国约有 82%［人群归因分值（population attributable fraction，PAF）］的肺癌病例由吸烟所致[25]。在法国，约有 81% 的肺癌病例由吸烟所致[26]。在我国，约有 42.7% 的肺癌死亡病例（25.1 万）由吸烟所致，其中包括 22.8 万男性（PAF：56.8%）和 2.3 万女性（PAF：12.5%）肺癌死亡病例[27]。

● **吸"低焦油卷烟"不能降低肺癌的风险。**

无论是高焦油卷烟还是低焦油卷烟，在燃吸过程中都会产生至少 69 种致癌物质，其中与肺癌关系密切的有多环芳烃类化合物、苯、砷、丙烯等。这些致癌物质可通过不同机制导致支气管上皮细胞受损，并且可激活癌基因，引起抑癌基因的突变和失活，最终导致癌变。

Harris 等在 90 多万名 30 岁以上、无癌症病史（非黑色素瘤皮肤癌除外）、未吸过雪茄、未使用过烟斗和咀嚼烟草者中开展了一项前瞻性队列研究（平均随访 6 年）。结果发现，无论吸任何品牌、何种焦油含量的卷烟，吸烟者死于肺癌的风险均高于不吸烟者和戒烟者，吸极低焦油含量（≤7mg）、低焦油含量（8~14mg）卷烟者死于肺癌的风险与吸中等焦油含量（15~21mg）卷烟者无显著差异[28]。

● **戒烟可以降低吸烟者肺癌的发病风险。戒烟时间越长，肺癌的发病风险降低越多。**

Khuder 等对 1970—1999 年发表的 27 项相关研究进行 Meta 分析，结果表明，戒烟有助于降低肺癌的发病风险，戒烟时间越长，风险降低越多。以肺鳞癌为例，与现在吸烟者相比，戒烟时间为 1~4 年、5~9 年和≥10 年者发生肺癌的风险逐渐降低，OR 值分别为 0.84（95%CI 0.78~0.90）、0.61（95%CI 0.49~0.75）和 0.41（95%CI 0.28~0.60）（P_{trend}=0.001）[29]。Nakamura 等对 77 项以亚洲人群为研究对象的关于吸烟与肺癌发生关系的研究进行了 Meta 分析：其中，以中国人群为对象的研究结果显示，现在吸烟者肺癌的发病和死亡风险是不吸烟者的 2.78 倍（RR 2.78，95%CI 1.63~4.75），而戒烟者肺癌的发病和死亡风险为不吸烟者的 1.96 倍（RR 1.96，95%CI 1.38~2.79），较现在吸烟者风险降低；以韩国和日本人群为对象的研究也得出了一致的结论[30]。Wong 等以 45 900 名 45~74 岁的健康中国人为研究对象，开展了一项基于人群的队列研究。结果显示，调整性别、方言、纳入研究时年龄、随访年限、基线时体重指数、受教育程度、饮酒等因素后，与现在吸烟者相比，从基线时（1993—1998 年）开始戒烟者，在随访结束时（2007 年 12 月）的肺癌发病风险有所降低（HR 0.72，95%CI 0.53~0.98）；而在基线时已戒烟并一直持续至随访结束者患肺癌的风险降低更多（HR 0.42，95%CI 0.32~0.56）[31]。英国一项 130 万人的大型女性队列研究结果显示，已戒烟者较不吸烟者的肺癌死亡风险仍有增加，但比持续吸烟者明显降低：在 25~34 岁及 35~44 岁时戒烟者肺癌的死亡率分别为不吸烟者的 1.84 倍（RR 1.84，95%CI 1.45~2.34）及 3.34 倍（OR 3.34，95%CI 2.76~4.03）[32]。

国内外研究得到一致结论：吸烟可以导致肺癌。中国的研究结果显示，吸烟者患肺癌的相对危险度低于欧美等国家，可能与中国烟草流行年代总体晚于欧美国家，而烟草对人体健康损害有滞后性有关，仍需继续开展大规模研究进行观察，了解烟草危害的变化趋势。

三、口腔和口咽部恶性肿瘤

- 有充分证据说明吸烟可以导致口腔和口咽部恶性肿瘤。
- 吸烟者的吸烟量越大、吸烟年限越长，口腔和口咽部恶性肿瘤的发病风险越高。
- 戒烟可以降低吸烟者口腔和口咽部恶性肿瘤的发病风险。

口腔癌（oral carcinoma）和口咽癌（oropharyngeal carcinoma）均属于头颈部肿瘤。在流行病学统计中，口腔癌和咽癌常在一起进行发病率与死亡率的统计。按国际头颈肿瘤解剖部位分类及临床分类分期，咽部包含鼻咽、口咽和喉咽（下咽）。通常说的咽癌是指口咽癌，即在口腔的后部（以舌的人字沟、腭舌弓和硬软腭交界为连线之后部分）发生的癌肿；口腔前庭部分（在前述连线之前）发生的癌通常被称为口腔癌或口腔前庭癌。严格来讲，口腔癌不包括唇癌，即唇部黏膜起源的癌肿。但从广义来说，唇癌亦可包含于口腔癌之中。

GLOBOCAN 2018 年统计数据显示，世界口腔和口咽部恶性肿瘤的发病率分别位列癌症发病率的第 17 位和第 25 位，死亡率分别位列癌症死亡率的第 16 位和第 24 位[1]；在中国，口腔和口咽部恶性肿瘤的发病率分别位列癌症发病率的第 21 位和第 27 位，死亡率位列癌症死亡率的第 21 位和第 27 位[2]。2018 年一项英国研究显示，2006—2011 年口咽、喉和口腔肿瘤治疗费用约为 3.09 亿英镑，其中口咽癌治疗费用占 37%[3]。自 1964 年起，关于烟草问题的《美国卫生总监报告》对吸烟与口腔和口咽部恶性肿瘤的关系进行了系统回顾[4~11]。2004 年关于烟草问题的《美国卫生总监报告》指出，有充分证据表明吸烟与口腔和口咽部恶性肿瘤存在因果关系[12]。

● 有充分证据说明吸烟可以导致口腔和口咽部恶性肿瘤。

大量研究证据证实，吸烟与口腔和口咽部恶性肿瘤存在因果关系[13~25]。2004 年关于烟草问题的《美国卫生总监报告》中指出，对吸烟与口腔癌和咽癌的 9 项队列研究和 10 项病例对照研究进行分析发现，口腔癌和咽癌的发病率和死亡率随着每天吸烟量的增加而增加，随着戒烟年数的增加而减少，且任何种类的烟草（如卷烟、雪茄、无烟烟草及其他烟草制品等）均可引发口腔癌和咽癌[12]。Friborg 等对 61 320 名 45~74 岁华裔新加坡居民进行前瞻性队列研究发现，现在吸烟者患口腔及口咽部恶性肿瘤（除鼻咽癌）的风险是不吸烟者的 3.5 倍（RR 3.5，95%CI 1.9~6.4，P<0.000 1）[20]。Freedman 等对 476 211 名 50~71 岁美国居民进行前瞻性研究发现，现在吸烟男性患口腔癌和口咽部 / 下咽部癌的风险分别是从不吸烟男性的 2.99 倍（HR 2.99，95%CI 2.05~4.38，P<0.001）和 5.29 倍（HR 5.29，95%CI 2.88~9.73，P<0.001），现在吸烟女性患口腔癌和口咽部 / 下咽部癌的风险分别是从不吸烟女性的 7.57 倍（HR 7.57，95%CI 4.02~14.28，P<0.001）和 11.39 倍（HR 11.39，95%CI 3.21~40.40，P<0.001）[21]。Blot 等在美国开展病例对照研究，纳入 1 114 例口咽癌患者和 1 268 例对照，结果显示在调整饮酒、年龄、种族、研究地区等因素后，吸烟男性患口咽癌的风险为从不吸烟男性的 1.9 倍（OR 1.9,95%CI 1.3~2.9），吸烟女性患口腔癌的风险为从不吸烟女性的 3.0 倍（OR 3.0，95%CI 2.0~4.5）[13]。英国百万女性队列研究结果表明，现在吸烟女性患口癌、喉癌、咽癌、鼻腔癌或鼻窦癌的风险是从不吸烟女性的 4.83 倍（RR 4.83，95%CI 3.72~6.29）[15]。

中国的研究同样支持吸烟可增加口腔癌发生的风险。戴奇等于 1984—1990 年先后进行了基于全人群的肺癌、卵巢癌、肾癌、膀胱癌、喉癌、口腔癌、胃癌及结肠癌的病例对照研究，结果显示女性吸烟者发生口腔癌的风险是不吸烟女性的 2.2 倍（OR 2.2，95%CI 1.0~4.9）[16]。Li TI 等对 1 845 名 35~65 岁研究对象（239 名患者及 1 606 名对照）进行病例对照研究，结果发现吸烟者患唾液腺肿瘤的风险是不吸烟者的 2.50 倍（OR 2.50，95%CI 1.69~3.71）[17]。

吸烟还会增加口腔癌的死亡风险。Christensen 等在 1985—2011 年对 357 420 名研究对象开展前瞻性队列研究，结果显示现在吸烟者死于口腔癌的风险是不吸烟者的 9.02 倍（HR 9.02，95%CI 5.78~14.09）；且每天吸烟者比偶尔吸烟者因口腔癌死亡的风险更高，两类人群因口腔癌的死亡风险分别是不吸烟者的 9.74 倍（HR 9.74，95%CI 6.20~15.30）和 4.62 倍（HR 4.62，95%CI 1.84~11.58）[18]。

● **吸烟者的吸烟量越大、吸烟年限越长，口腔和口咽部恶性肿瘤的发病风险越高。**

Hashibe 等对 17 项在美国和欧洲国家进行的病例对照研究进行 Meta 分析发现，调整年龄、性别、受教育程度、种族、研究中心等因素后，在不饮酒者中，每天吸烟 1~20 支者患口腔癌和口咽部恶性肿瘤的风险分别是不吸烟者的 1.72 倍（OR 1.72，95%CI 1.17~2.53）和 1.90 倍（OR 1.90，95%CI 1.34~2.68），每天吸烟≥20 支者患口腔癌和口咽部恶性肿瘤的风险分别是不吸烟者的 3.13 倍（OR 3.13，95%CI 1.14~8.59）和 2.83 倍（OR 2.83，95%CI 1.66~4.82）[19]。Friborg 等开展的一项队列研究结果显示，吸烟者患口腔及口咽部恶性肿瘤的风险随吸烟量的增加而增加，每天吸烟 1~12 支、13~22 支和≥23 支者患口腔及口咽部恶性肿瘤（除鼻咽癌）的风险分别是不吸烟者的 2.6 倍（RR 2.6，95%CI 1.2~5.7）、3.6 倍（RR 3.6，95%CI 1.7~7.6）及 6.5 倍（RR 6.5，95%CI 2.9~14.6）（P_{trend}<0.001），吸烟年限为 1~39 年和≥40 年者患口腔及口咽部恶性肿瘤（除鼻咽癌）的风险分别是不吸烟者 2.5 倍（RR 2.5，95%CI 1.2~5.3）和 4.8 倍（RR 4.8，95%CI 2.4~9.5）（P_{trend}<0.001）[20]。Freedman 等开展的队列研究得出了相似的结论[21]。Di Credico 等进行了一项病例对照研究，评估吸烟量和吸烟年限的联合效应与患头颈癌风险之间的剂量反应关系，发现每天吸烟 16~25 支且持续 26~35 年者患口腔和口咽部癌的风险是不吸烟者的 5.1 倍（OR 5.1，95%CI 4.9~5.4）[26]。

Chen F 等在中国福建开展的病例对照研究结果显示，男性吸烟者患口腔癌的风险随吸烟量的增加而增加，吸烟指数 <20 包年、20~40 包年、≥40 包年的男性吸烟者患口腔癌的风险分别是不吸烟者的 1.47 倍（OR 1.47，95%CI 1.04~2.08）、1.62 倍（OR 1.62，95%CI 1.17~2.24）和 2.84 倍（OR 2.84，95%CI 2.05~3.93）[27]。

- **戒烟可以降低吸烟者口腔和口咽部恶性肿瘤的发病风险。**

Freedman 等开展的队列研究结果显示，戒烟可以降低吸烟者口腔和口咽部恶性肿瘤的发病风险，已戒烟者的发病风险明显低于现在吸烟者，且戒烟时间越长，发病风险越低。与不吸烟者相比，戒烟 1~4 年、5~9 年及≥10 年的男性患口腔癌的 HR 值分别为 2.49（95%CI 1.45~4.28）、1.29（95%CI 0.74~2.25）和 0.83（95%CI 0.58~1.19）（P_{trend}<0.001），患口咽和下口咽部癌的 HR 值分别为 3.42（95%CI 1.45~8.07）、3.05（95%CI 1.45~6.40）和 1.10（95%CI 0.59~2.05）（P_{trend}<0.001），在女性中也得到了相似的结果[21]。La Vecchia 等开展的病例对照研究也发现，戒烟能降低口腔和口咽部恶性肿瘤的发病风险，与不吸烟者相比，戒烟 1~2 年、3~5 年、6~9 年、10~14 年及≥15 年者患口腔及口咽部恶性肿瘤的风险逐渐下降，OR 值分别为 6.22（95%CI 4.14~9.34）、4.53（95%CI 3.11~6.59）、3.45（95%CI 2.34~5.08）、1.62（95%CI 1.05~2.50）和 1.42（95%CI 0.98~2.05）[14]。Cao 等开展的队列研究（1992—2013 年）发现，在口腔和口咽部恶性肿瘤中，已戒烟者与持续吸

烟者的生存率有显著差异（χ^2=5.649，*P*=0.017），戒烟可改善患者生存率，已戒烟者和持续吸烟者的 7 年中位生存率分别为 36.2% 和 26.8%（*P*=0.017）[28]。

四、喉　癌

- 有充分证据说明吸烟可以导致喉癌。
- 吸烟者的吸烟量越大、吸烟年限越长，喉癌的发病风险越高。
- 戒烟可以降低吸烟者喉癌的发病风险。

GLOBOCAN 2018 年统计数据显示，世界喉癌（laryngocarcinoma）的发病率和死亡率分别位列癌症发病率和死亡率的第 22 位和第 20 位[1]。在中国，喉癌的发病率和死亡率分别位列癌症发病率和死亡率的第 22 位和第 19 位[2]。

1964 年版的《美国卫生总监报告》显示，有充分证据表明吸烟与喉癌之间存在因果关系[3]。此外，2004 年版的《美国卫生总监报告》进一步指出，有充分证据表明，吸烟会增加喉癌的发病率[4]。

● 有充分证据说明吸烟可以导致喉癌。

大量研究表明，吸烟与喉癌之间存在因果关系。Raitiola 等在芬兰进行的一项前瞻性队列研究（400 000 例，随访近 30 年）结果显示，与不吸烟者相比，男性和女性吸烟者患喉癌的风险均明显增加（男性：RR 15.9，95%CI 10.0~25.4；女性：RR 12.4，95%CI 3.9~39.5）[5]。Wynder 等对美国 6 个城市的 1 034 名白人进行的一项病例对照研究发现，调整吸烟年限和每天吸烟量后，吸烟者患喉癌的风险明显升高，并且女性高于男性（男性：OR 1.65，95%CI 1.16~2.34；女性：OR 4.19，95%CI 2.66~6.61）[6]。Jayalekshmi 等对印度 65 553 名男性开展队列研究（1990—2009 年），结果显示吸烟者患喉癌的风险是不吸烟者的 1.7 倍（RR 1.7，95%CI 1.1~2.7，*P*<0.05）[7]。

在中国人群中进行的病例对照研究也表明，吸烟可增加喉癌的发病风险。耿敬等对国内外 1980—2014 年发表的 9 项关于中国人群喉癌发病率影响因素的病例对照研究（共纳入 1 373 例喉癌病例和 1 598 例对照）进行 Meta 分析，结果显示吸烟者患喉癌的风险是不吸烟者的 6.35 倍（OR 6.35，95%CI 2.74~14.71）[8]。邰隽等对 1992—2011 年发表的 16 项关于中国人群吸烟与喉癌关系的病例对照研究进行 Meta 分析，结果显示，吸烟者患喉癌的风险是不吸烟者的 4.08 倍（OR 4.08，95%CI 2.90~5.26）[9]。

● 吸烟者的吸烟量越大、吸烟年限越长，喉癌的发病风险越高。

Talamini 等在意大利和瑞士进行病例对照研究，纳入 79 岁以下的 527 名喉癌患者和 1 297 名对照人群，结果发现吸烟是喉癌发病的独立危险因素，且与饮酒具有协同效用，调整年龄、性别和居住地等因素后，每天吸烟 1~14 支、15~24 支和 >24 支者发生喉癌的风险分别是不吸烟且少量饮酒者的 8.00 倍（OR 8.00，95%CI 2.82~22.80）、31.50 倍（OR 31.50，95%CI 11.96~82.94）和 52.50 倍（OR 52.50，95%CI 18.28~150.62）；每天吸烟量越大且饮酒量越多者患喉癌的风险越大，每天吸烟 ≥25 支且每周饮酒 ≥56 次的人发生喉癌的风险为不吸烟且少量饮酒者的 177.20 倍（OR 177.20，95%CI 64.99~483.28）[10]。Tavani 等在意大利北部 367 名喉癌患者和 1 931 名对照者中进行的病例对照研究发现，戒烟者和每天吸烟 <15 支者患喉癌的风险是不吸烟者的 3.3 倍（RR 3.3，95%CI 1.9~5.5），而每天吸烟 ≥15 支者患喉癌的风险增至不吸烟者的 8.8 倍（RR 8.8，95%CI 5.2~14.8）（P_{trend}<0.001）[11]。Dosemeci 等在土耳其开展的病例对照研究（共纳入 832 例喉癌患者和 829 名对照）也证明吸烟量越大患喉癌的风险越高，有吸烟史者患喉癌的风险是不吸烟者的 3.5 倍（OR 3.5，95%CI 2.6~4.4），每天吸烟 11~20 支和 ≥21 支者发生喉癌的风险分别是不吸烟者的 3.5 倍（OR 3.5，95%CI 2.6~4.8）和 6.6 倍（OR 6.6，95%CI 4.2~10.3）（P_{trend}< 0.001）[12]。Gioia Di 等人对 33 项关于吸烟与喉癌的病例对照研究进行 Meta 分析，共纳入 4 943 名喉癌患者和 26 147 名对照，结果显示吸烟量越大、吸烟年限越长，发生喉癌的风险越高，每天吸烟 40 支且持续 10 年者患喉癌的风险是不吸烟者的 6.2 倍（OR 6.2），每天吸烟 20 支且持续 20 年或每天吸烟 10 支且持续 40 年者风险上升到 9~10 倍（OR 9~10），每天吸烟 >20 支且持续 >28 年者风险上升到 20 倍以上（OR>20）[13]。

Zhu Y 等在 2018 年在中国上海对 200 例喉癌患者和 190 名对照者进行的病例对照研究发现，吸烟指数 ≥600 包年者患喉癌的风险是吸烟指数 <600 包年者的 1.816 倍（OR 1.816，95%CI 1.060~3.113，P=0.03）[14]。Zheng W 等在上海地区的 201 名喉癌患者和 414 名对照者中进行的病例对照研究也发现，每天吸烟 <10 支、10~19 支和 ≥20 支者发生喉癌的风险分别是不吸烟者的 1.6 倍（RR 1.6，95%CI 0.5~4.9）、7.1 倍（RR 7.1，95%CI 3.1~16.6）和 25.1 倍（RR 25.1，95%CI 9.9~63.2）（P_{trend}<0.01）[15]。

● 戒烟可以降低吸烟者喉癌的发病风险。

Altieri 等对意大利和瑞士的 527 名喉癌患者和 1 297 名因非肿瘤性疾病住院者开展的病例对照研究发现，喉癌发病风险会在戒烟 3 年后逐渐降低。与现在吸烟者相比，戒烟 6~9 年、10~14 年、14~19 年和≥20 年者发生喉癌的风险逐渐降低，OR 值分别为 0.60（95%CI 0.37~0.98）、0.28（95%CI 0.17~0.46）、0.23（95%CI 0.13~0.40）、和 0.17（95%CI 0.11~0.27）（P_{trend}<0.001）[16]。Gioia Di 等开展的 Meta 分析发现，戒烟可以降低吸烟者喉癌术后复发可能，戒烟 >10 年者与吸烟量和吸烟年限相同的现在吸烟者相比患喉癌的风险平均降低 2/3（根据既往吸烟量和吸烟年限不同，OR 下降 1/3~4/5）[13]。

上述研究结果证明，无论在国外还是中国人群中，吸烟与喉癌密切相关，吸烟会增加喉癌的发病风险。与不吸烟者相比，随着吸烟年限增加和每天吸烟量的增多，吸烟者患喉癌的风险逐渐增高。

五、膀 胱 癌

● 有充分证据说明吸烟可以导致膀胱癌。
● 吸烟者的吸烟量越大、吸烟年限越长，膀胱癌的发病风险越高。
● 戒烟可以降低吸烟者膀胱癌的发病风险。

膀胱癌(bladder cancer)是一种泌尿系统恶性肿瘤。GLOBOCAN 2018 年统计数据显示，世界膀胱癌的发病率和死亡率分别位列癌症发病率和死亡率的第 11 位和第 14 位[1]。在中国，膀胱癌的发病率和死亡率分别位列癌症发病率和死亡率的第 14 位和第 16 位[2]。

自 1964 年起，关于烟草问题的《美国卫生总监报告》发表了关于吸烟与膀胱癌关系的系列研究结果。其中，2004 年发表的结果显示，有充分证据表明吸烟与膀胱癌存在因果关系。

● 有充分证据说明吸烟可以导致膀胱癌。

多项研究表明，吸烟是膀胱癌发病的危险因素，吸卷烟、雪茄和烟斗均会增加患膀胱癌的风险[3~7]。van Osch 等纳入 72 项病例对照研究和 17 项前瞻性队列研究（共计 57 145 例膀胱癌患者）进行 Meta 分析，结果发现，现在吸烟者膀胱癌的风险是不吸烟者的 3.14 倍（合并 OR 3.14，95%CI 2.53~3.75）[8]。Zeegers 等对在欧洲人群中开展的 43 项研究进行 Meta 分析[9]，Masaoka 等对在日本人群中开展的 11 项研究进行 Meta 分析[10]，均发现吸烟导致膀胱癌的患病风险增加。Li 等对妇女健康队列研究中 143 279 名绝经后女性随访 14.8 年发现，已戒烟者和现在吸烟者膀胱癌的发病风险分别是不吸烟者的 2.57 倍（HR 2.57，95%CI 2.18~3.03）和 3.67 倍（HR 3.67，95%CI 2.87~4.68）[11]。Alberg 分别于 1963 年（共纳入 45 749 人，随访 15 年，共有 93 例新发膀胱癌患者）和 1975 年（共纳入 48 172 人，随访 19 年，共有 172 例新发膀胱癌患者）在美国华盛顿地区进行队列研究，结果均表明吸烟是膀胱癌发病的危险因素，前后两项队列研究中，吸烟者患膀胱癌的风险分别为不吸烟者的 2.7 倍（RR 2.7，95%CI 1.6~4.7）和 2.6 倍（RR 2.6，95%CI 1.7~3.9）[12]。

中国的相关研究也表明，吸烟是膀胱癌的重要危险因素。韩瑞发等对 23 项关于中国人群膀胱癌发病危险因素的研究进行 Meta 分析，发现吸烟是中国人群膀胱癌发病的高危因素之一，吸烟者患膀胱癌的风险是不吸烟者的 1.38 倍（OR 1.38，95%CI 1.22~1.57）[13]。Chen 等估测出在中国人群中，吸烟对男性和女性膀胱癌的人群归因分值（population attributable fraction，PAF）分别为 30.3% 和 2.9%[14]。戴奇山等对 432 例膀胱癌患者和 392 例非泌尿系统恶性肿瘤对照进行的病例对照研究显示，现在吸烟者患膀胱癌的风险是不吸烟者的 1.89 倍（OR 1.89，95%CI 1.30~2.77）[15]。胡志全等在住院患者中开展的病例对照研究也表明，现在吸烟者患膀胱癌的风险较不吸烟者明显增加（OR 3.115，95%CI 1.698~5.714，P<0.01）[16]。

- **吸烟者的吸烟量越大、吸烟年限越长，膀胱癌的发病风险越高。**

有研究表明，吸烟与膀胱癌的发病风险之间存在剂量反应关系，吸烟者的吸烟量越大、吸烟年限越长，患膀胱癌的风险越高[5, 8]。Bjerregaard 等对欧洲地区 429 906 人进行的前瞻性队列研究（平均随访 6.3 年）结果表明，调整蔬菜和水果摄入量因素后，现在吸烟者患膀胱癌的风险是不吸烟者的 3.96 倍（IRR 3.96，95%CI 3.07~5.09），每天吸烟量在 <10 支、10~15 支、16~20 支和 >20 支者患膀胱癌的风险分别是不吸烟者的 2.38 倍（IRR 2.38，95%CI 1.65~3.45）、4.13 倍（IRR 4.13，95%CI 3.03~5.64）、5.25 倍（IRR 5.25，95%CI 3.76~7.33）和 5.32 倍（IRR 5.32，95%CI 3.73~7.59）[17]。Baris 等开展的病例对照研究发现，吸烟年限 <10 年、10~19 年、20~29 年、30~39 年、40~49 年及 ≥50 年者患膀胱癌的风险分别是不吸烟者的 1.4 倍（OR 1.4，95%CI 1.0~2.1）、1.6 倍（OR 1.6，95%CI 1.2~2.1）、2.3 倍（OR 2.3，95%CI 1.8~3.0）、4.2 倍（OR 4.2，95%CI 3.2~5.5）、

4.8 倍（OR 4.8，95%CI 3.6~6.3）和 5.1 倍（OR 5.1，95%CI 3.7~7.1）（P_{trend}<0.001）[18]。Castelao 等对美国洛杉矶 1 514 例膀胱癌患者和 1 514 例对照进行的病例对照研究也证实，膀胱癌患病风险随着吸烟量和吸烟年限的增加而升高（P_{trend}<0.001）[19]。

国内开展的多项病例对照研究也发现相似结果。苏耀武等在湖北地区开展的研究结果表明，吸烟指数为 20~39 包年和 ≥40 包年的现在吸烟者患膀胱癌的风险分别是不吸烟者的 2.690 倍（OR 2.690，95%CI 1.283~5.637，P=0.009）和 3.883 倍（OR 3.883，95%CI 1.821~8.282，P=0.001）；吸烟年限在 20~39 年和 ≥40 年的现在吸烟者患膀胱癌的风险分别是不吸烟者的 3.128 倍（OR 3.128，95%CI 1.376~7.111，P=0.006）和 3.348 倍（OR 3.348，95%CI 1.755~6.938，P=0.001）[20]。戴奇山等在广州地区开展的研究也显示，每天吸烟≤10 支、11~20 支和 ≥20 支的现在吸烟者患膀胱癌的风险分别是不吸烟者的 1.43 倍（OR 1.43，95%CI 1.20~1.71）、2.05 倍（OR 2.05，95%CI 1.43~2.94）和 2.94 倍（OR 2.94，95%CI 1.71~5.04）；吸烟年限为 ≤20 年、21~40 年和 >40 年的现在吸烟者患膀胱癌的风险分别是不吸烟者的 1.28 倍（OR 1.28，95%CI 1.11~1.47）、1.63 倍（OR 1.63，95%CI 1.22~2.17）和 2.08 倍（OR 2.08，95%CI 1.35~3.20）[15]。

- **戒烟可以降低吸烟者膀胱癌的发病风险。**

有研究表明，戒烟可以降低吸烟者膀胱癌的发病风险。Li 等对 143 279 名绝经后女性进行的前瞻性研究结果显示，戒烟时间越长，膀胱癌的发病风险降低程度越大。与现在吸烟者相比，戒烟 <10 年、10~20 年、21~30 年和 ≥31 年者患膀胱癌的风险分别降低 25%（HR 0.75，95%CI 0.56~0.99）、35%（HR 0.65，95%CI 0.50~0.86）、40%（HR 0.60，95%CI 0.45~0.79）和 57%（HR 0.43，95%CI 0.32~0.59）（P_{trend}<0.000 1）[11]。这与 Welty 等开展的前瞻性队列研究[21] 以及 Castelao 等开展的病例对照研究[19] 结论一致。

六、宫　颈　癌

- 有充分证据说明吸烟可以导致宫颈癌。
- 女性吸烟量越大、吸烟年限越长，宫颈癌的发病风险越高。
- 戒烟可以降低吸烟者宫颈癌的发病风险。

宫颈癌（cervical cancer）是全球女性第二大常见的生殖系统恶性肿瘤，严重威胁女性健康和生命。GLOBOCAN 数据显示，2018 年世界新增宫颈癌患者约 56.984 7 万例，死亡约 31.136 5 万例[1]。在中国女性中，宫颈癌的发病率和死亡率分别居恶性肿瘤的第 6 位和第 8 位[2]。

● 有充分证据说明吸烟可以导致宫颈癌。

国内外多项大样本队列研究、病例对照研究结果均表明，吸烟者患宫颈癌的风险较不吸烟者明显升高[3~12]。Nordlund 等以 26 000 名瑞典女性为对象进行的前瞻性队列研究（随访 26 年）发现，现在吸烟者患浸润性宫颈癌的风险是不吸烟者的 2.54 倍（RR 2.54，95%CI 1.74~3.70）[7]。欧洲癌症和营养前瞻性调查研究（European Prospective Investigation into Cancer and Nutrition，EIPC）对 308 036 名女性随访 9 年发现类似的结果，现在吸烟女性患宫颈癌的风险是不吸烟者的 1.9 倍（HR 1.9，95%CI 1.4~2.5）[13]。此外，Appleby 等对 23 项病例对照研究进行了汇总分析（共纳入 13 541 例宫颈癌患者和 23 017 例对照），结果表明现在吸烟女性患宫颈鳞状细胞癌的风险是不吸烟女性的 1.60 倍（RR 1.60，95%CI 1.48~1.73）。在人乳头瘤病毒（human papilloma virus，HPV）阳性女性中，吸烟者患宫颈鳞状细胞癌的风险是不吸烟者的 1.95 倍（RR 1.95，95%CI 1.43~2.65）[11]。Kapeu 等开展了一项巢式病例对照研究（共纳入 588 例浸润性宫颈癌患者和 2 861 例健康对照），对病例组和对照组的血清样本进行可替宁以及 HPV16 型、HPV18 型、Ⅱ型单纯疱疹病毒和沙眼衣原体抗体检测。研究结果发现，吸烟与浸润性宫颈癌的发生相关，在血清 HPV16 和 / 或 HPV18（−）的吸烟者中，重度吸烟者（可替宁浓度≥100ng/mL）患浸润性宫颈癌的风险是不吸烟女性的 2.1 倍（OR 2.1，95%CI 1.4~3.2）；在血清 HPV16 和 / 或 HPV18（−）的吸烟者中，重度吸烟者患浸润性宫颈癌的风险明显增加，为不吸烟女性的 2.6 倍（OR 2.6，95%CI 2.0~3.4），即使是轻度吸烟者（可替宁浓度 <20ng/mL），患浸润性宫颈癌的风险也明显增加，为不吸烟女性的 2.0 倍（OR 2.0，95%CI 1.6~2.6）；调整Ⅱ型单纯疱疹病毒和沙眼衣原体感染情况后，重度吸烟者患浸润性宫颈癌的风险仍是不吸烟妇女的 2.3 倍（OR 2.3，95%CI 1.8~3.0）[14]。

国内开展的多项研究也表明，吸烟是宫颈癌发病的危险因素之一。张淞文等以北京地区经病理确诊的 286 例宫颈癌患者和 858 例对照为研究对象，开展了一项病例对照研究，结果表明吸烟者患宫颈癌的风险为不吸烟者的 1.91 倍（OR 1.91,95%CI 1.09~3.36）[15]。阚士锋等以山东地区 893 例宫颈癌患者和 1 786 例对照为研究对象进行的基于医院人群的病例对照研究也发现，吸烟者患宫颈癌的风险是不吸烟者的 2.946 倍（OR 2.946，95%CI 1.758~6.281）[16]。何林等对国内外关于吸烟与宫颈癌的 13 项前瞻性 / 回顾性病例对照研究（纳入 2 496 名患者及 4 931 名对照）进行 Meta 分析，结果显示吸烟者发生宫颈癌的风险是不吸烟者的 1.98 倍（合并 OR 1.98，95%CI 1.74~2.25，$P<0.01$）[17]。胡春霞等对 10 项关于中国已婚妇女宫颈癌发病危险因素的病例对照研究（纳入 1 173 名患者及 2 901 名对照）进行 Meta 分析，也得到了类似结果，吸烟者发生宫颈癌的风险是不吸烟者的 2.36 倍（合并 OR 2.36，95%CI 1.64~3.37）[18]。张晶晶等基于多项病例对照研究（病例数 6 717，对照数 10 499）开展的 Meta 分析也表明，吸烟会增加女性宫颈癌的发病风险（合并 OR 2.50，95%CI 1.74~3.59，$P<0.05$）[19]。

研究表明，感染 HPV 是宫颈癌发病的重要危险因素之一，吸烟可能通过增加 HPV 的感染风险，从而增加宫颈癌的发病风险。Vaccarella 等在 11 个国家的 10 577 名妇女中开展了一项流行病学调查，结果发现吸烟可增加女性感染 HPV 的风险，在只有一个性伴侣的女性中，每天吸烟≥15 支女性感染 HPV 的风险是不吸烟女性的 3.03 倍（OR 3.03，95%CI 1.60~5.73）[20]。

● 女性吸烟量越大、吸烟年限越长，宫颈癌的发病风险越高。

Nordlund 等在瑞典开展的队列研究结果显示，女性吸烟量越大，患宫颈癌的风险越高，每天吸烟 1~7 支、8~15 支和≥16 支的女性患宫颈癌的风险分别是不吸烟女性的 2.32 倍（RR 2.32，95%CI 1.45~3.73）、2.39 倍（RR 2.39，95%CI 1.37~4.17）和 4.00 倍（RR 4.00，95%CI 1.97~8.12）[7]。Roura 等在欧洲开展的 EIPC 队列研究也提示吸烟与宫颈癌的剂量反应关系：吸烟 20~29 年和≥30 年的女性患宫颈上皮内瘤样病变和宫颈原位癌的风险分别是不吸烟女性的 2.0 倍（HR 2.0，95%CI 1.6~2.5）和 2.3 倍（HR 2.3，95%CI 1.8~3.0）（$P_{trend}<0.001$）；吸烟指数为 10~19 包年和≥20 包年的女性患宫颈上皮内瘤样病变和宫颈原位癌的风险分别是不吸烟女性的 1.8 倍（HR 1.8，95%CI 1.4~2.4）和 2.8 倍（HR 2.8，95%CI 2.1~3.7）（$P_{trend}=0.001$）[13]。

● 戒烟可以降低吸烟者宫颈癌的发病风险。

Nordlund 等在瑞典人群中进行的队列研究结果显示，戒烟女性患宫颈癌的风险降至与不吸烟女性相似的水平（RR 1.01，95%CI 0.37~2.78）[7]。EIPC 队列研究结果同样提示，与现在吸烟女性相比，戒烟≥20 年女性患宫颈癌的风险降低 60%（HR 0.4，95%CI

0.2~0.8）[13]。另一项由 Clarke 等对加拿大女性进行的病例对照研究结果显示，现在吸烟女性患宫颈癌的风险为不吸烟女性的 2.30 倍（RR 2.30，95%CI 1.55~3.28），已戒烟女性患宫颈癌的风险降低为不吸烟女性的 1.70 倍（RR 1.70，95%CI 1.04~2.75）[21]。

七、卵　巢　癌

- 有充分证据说明吸烟可以导致黏液性卵巢癌。
- 待进一步证据明确吸烟可以导致其他类型卵巢癌。
- 待进一步证据明确吸烟可以增加卵巢癌患者死亡风险。

卵巢癌（ovarian cancer）是威胁女性健康的常见恶性肿瘤之一。GLOBOCAN 2018 年统计数据显示，世界卵巢癌发病率和死亡率分别位列女性癌症发病率和死亡率的第 8 位和第 7 位[1]。在中国，卵巢癌的发病率和死亡率分别位列女性癌症发病率和死亡率的第 10 位和第 9 位[2]。近年来，吸烟与卵巢癌的关系越来越受到研究者的关注。

现有研究对于吸烟与卵巢癌发生的关联尚无统一结论。尽管一项对 1977—2012 年发表的 19 项队列研究和 21 项病例对照研究（共纳入 22 866 例卵巢癌和 74 052 例对照）开展的 Meta 分析结果表明，现在吸烟者患卵巢癌风险是不吸烟者的 1.06 倍（95%CI 1.01~1.11）[3]，但亦有多项队列研究和 Meta 分析结果并未提示吸烟会增加卵巢癌（不考虑组织学分型）发病风险[4~9]。目前认为吸烟与卵巢癌发生的关联因卵巢癌组织学分型而异。

- **有充分证据说明吸烟可以导致黏液性卵巢癌。**

国际上多项大型队列研究结果表明，吸烟会增加黏液性卵巢癌的发病风险。Gram 等以 326 831 名欧洲女性为对象的队列研究发现（中位随访时间 8.8 年），现在吸烟者患黏液性卵巢癌的风险是不吸烟者的 1.85 倍（HR 1.85，95%CI 1.08~3.16，P=0.04）[7]。Licaj 等对挪威 300 398 名 19~67 岁女性随访 19 年发现，现在吸烟者患黏液性卵巢癌的风险是不吸烟者的 2.09 倍（RR 2.09，95%CI 1.67~2.62），且吸烟年限、吸烟指数、每天吸烟量与黏液性卵巢癌发病风险有剂量反应关系（P<0.001）[10]。Tworoger 等在纳入 110 454 名美国女性护士的队列研究（1976—2004 年）中发现，现在吸烟者患黏液性

卵巢癌的风险是不吸烟者的 2.22 倍（RR 2.22，95%CI 1.16~4.24）；吸烟年限、吸烟包年数与黏液性卵巢癌发病风险有剂量反应关系（P=0.02）[5]。Terry 等对加拿大 89 835 名 40~59 岁女性进行队列研究（中位随访时间 16.5 年），结果表明，与不吸烟者相比，现在吸烟者患黏液性卵巢癌风险增加（RR 2.29，95%CI 1.00~5.28）[4]。卵巢癌流行病学研究合作小组对 1977—2012 年发表的 19 项队列研究和 21 项病例对照研究（纳入 22 866 例卵巢癌和 74 052 例对照）进行 Meta 分析，结果表明现在吸烟者患黏液性卵巢癌的风险是不吸烟者的 1.79 倍（RR 1.79，95%CI 1.60~2.00，P<0.000 1）[3]。Santucci 等对 1986—2018 年发表的 17 项队列研究和 20 项病例对照研究进行 Meta 分析，结果表明现在吸烟会增加黏液性卵巢癌发病风险（RR 1.78，95%CI 1.52~2.07），且吸烟量越大、吸烟年限越长，患黏液性卵巢癌的风险越高，戒烟 10 年以上才可使黏液性卵巢癌的发病风险降至与不吸烟者相同的水平[9]。IARC 已将烟草烟雾列为黏液性卵巢癌的致癌物（证据充分）[11]。

- **待进一步证据明确吸烟可以导致其他类型卵巢癌。**

现有研究对于吸烟与其他类型卵巢癌发生的关联尚无一致结论。大多数队列研究结果提示，吸烟与浆液性、子宫内膜样及其他类型卵巢癌的发生无明确关联[4, 6, 7, 10]。但 Kelemen 等在非裔美国人中开展的病例对照研究（共纳入 409 例浆液性卵巢癌患者和 752 例对照）结果表明，与不吸烟者相比，吸烟者患浆液性卵巢癌的风险增加（OR 1.46，95%CI 1.11~1.92）[12]。

- **待进一步证据明确吸烟可以增加卵巢癌患者死亡风险。**

目前，吸烟对卵巢癌患者死亡风险影响的研究结论不统一。Kenfield 等以 104 519 名美国女性护士为研究对象开展的前瞻性队列研究未发现吸烟与卵巢癌死亡率存在关联[13]。但 Praestegaard 等对 19 项病例对照研究进行 Meta 分析的结果表明，卵巢癌患者中现在吸烟者和已戒烟者的死亡风险分别是不吸烟者的 1.17 倍（95%CI 1.08~1.28）和 1.10 倍（95%CI 1.02~1.18）[14]。

截至目前，在中国人群中开展的吸烟与卵巢癌发病风险相关研究较少。戴奇等于 1984—1990 年在上海地区先后进行了基于全人群的肺癌、卵巢癌、肾癌、膀胱癌、喉癌、口腔癌、胃癌及结肠癌的病例对照研究（其中纳入 229 例卵巢癌患者和 229 例对照），没有发现吸烟者患卵巢癌的风险增加（OR=1.9，95%CI 0.9~3.9）[15]。目前尚缺乏基于中国人群的吸烟与不同组织学分型卵巢癌发病风险关联的研究。

八、胰　腺　癌

- 有充分证据说明吸烟可以导致胰腺癌。
- 吸烟者的吸烟量越大、吸烟年限越长，胰腺癌的发病风险越高。
- 有证据提示戒烟可以降低吸烟者胰腺癌的发病风险。

胰腺癌（pancreatic cancer）是常见的消化系统恶性肿瘤之一。GLOBOCAN 2018 年统计数据显示，世界胰腺癌的发病率和死亡率分别位列恶性肿瘤发病率和死亡率的第 13 位和第 7 位[1]。在中国，胰腺癌的发病率和死亡率分别位列恶性肿瘤发病率和死亡率的第 9 位和第 6 位[2]。"2017 中国肿瘤登记年报"数据显示，2014 年胰腺癌死亡率为 3.63/10 万[3]。

2011 年，一项来自瑞典的回顾性研究显示，每名胰腺癌患者在剩余寿命中的直接治疗费用估计为 16 066 欧元，每位 65 岁以下患者因患病或早死导致的生产力损失为 287 420 欧元[4]。

- **有充分证据说明吸烟可以导致胰腺癌。**

多项国内外研究均证实，吸烟会增加胰腺癌的发病风险[5~10]。Iodice 等对 1950—2007 年发表的 82 项关于吸烟与胰腺癌的研究（42 项病例对照研究、35 项队列研究和 5 项巢式病例对照研究）进行 Meta 分析，结果表明现在吸烟者患胰腺癌的风险为不吸烟者的 1.74 倍（RR 1.74，95%CI 1.61~1.87，*P*<0.01），病例对照研究和队列研究的汇总 RR 值分别为 1.77（95%CI 1.59~1.97）和 1.70（95%CI 1.53~1.90）[11]。Lynch 等对 8 项队列研究进行的 Meta 分析表明，现在吸烟者发生胰腺癌的风险是不吸烟者的 1.77 倍（OR 1.77，95%CI 1.38~2.26）[12]。Bosetti 等对来自国际胰腺癌病例控制联盟的 12 项关于吸烟与胰腺癌的病例对照研究进行 Meta 分析，结果表明现在吸烟者患胰腺癌的风险为不吸烟者的 2.2 倍（OR 2.2，95%CI 1.7~2.8）[13]。Gallicchio 等分别于 1963 年（45 749 人，随访 15 年）和 1975 年（48 172 人，随访 19 年）在华盛顿马里兰地区进行队列研究，结果表明吸烟者发生胰腺癌的风险明显增加，RR 值分别为 2.0（95%CI 1.0~4.1）和 1.8（95%CI 1.1~3.1）[6]。

Li W 等对上海地区的纺织女工进行队列研究发现，现在吸烟女性患胰腺癌的风险是不吸烟女性的 1.9 倍（HR 1.9,95%CI 1.1~5.5）[14]。Pang 等基于 CKB 研究的数据分析发现，现在吸烟男性患胰腺癌的风险是不吸烟男性的 1.25 倍（HR 1.25，95%CI 1.08~1.44），且这种关联在城市（HR 1.46,95%CI 1.19~1.79）比农村（HR 1.04,95%CI 0.86~1.26）更明显[15]。Ji BT 等以中国上海地区 30~74 岁 451 名新确诊胰腺癌患者及 1 552 名健康对照为研究对象进行的病例对照研究发现，调整年龄、收入、受教育程度和绿茶饮用情况等因素后，吸烟男性患胰腺癌的风险是不吸烟男性的 1.6 倍（OR 1.6，95%CI 1.1~2.2）[16]。陆星华等在 119 例新发胰腺癌病例和 238 例对照中开展的病例对照研究表明，大量吸烟者（>17 包年）发生胰腺癌的风险增加（OR 1.98，95%CI 1.11~3.49，P=0.017），其中男性大量吸烟者发生胰腺癌的风险更高（OR 2.11，95%CI 1.18~3.78，P=0.012）[17]。Zheng Z 等对 323 例胰腺癌病例和 323 例对照进行的病例对照研究发现，在调整年龄、性别、种族、居住地区等因素后，吸烟者患胰腺癌的风险是不吸烟者的 1.64 倍（OR 1.64，95%CI 1.08~2.48）[18]。Wang Y 等在 307 例胰腺癌病例和 1 228 例对照中开展的病例对照研究表明，现在吸烟者患胰腺癌的风险是不吸烟者的 1.71 倍（OR 1.71,95%CI 1.25~2.35）[19]。

● 吸烟者的吸烟量越大、吸烟年限越长，胰腺癌的发病风险越高。

国内外多项研究均表明，吸烟者的吸烟量越大、吸烟年限越长，胰腺癌的发病风险越高。Lynch 等进行的汇总分析研究结果显示，每天吸烟 10~19 支和 ≥30 支者患胰腺癌风险分别是不吸烟者的 1.33 倍（OR 1.33，95%CI 1.05~1.67）和 1.75 倍（OR 1.75，95%CI 1.27~2.42）（P_{trend}<0.001）；吸烟年限为 21~40 年、41~50 年和 >50 年者患胰腺癌的风险分别是不吸烟者的 1.30 倍（OR 1.30,95%CI 1.06~1.60）、1.59 倍（OR 1.59,95%CI 1.20~2.11）和 2.13 倍（OR 2.13，95%CI 1.25~3.62）（P_{trend}<0.001）；吸烟指数为 30~40 包年和 >40 包年者患胰腺癌的风险分别是不吸烟者的 1.49 倍（OR 1.49,95%CI 1.08~2.03）和 1.78 倍（OR 1.78，95%CI 1.35~2.34）（P_{trend}<0.001）[12]。Bosetti 等进行的汇总分析研究结果显示，每天吸烟 <15 支、15~24 支、25~34 支以及 ≥35 支者患胰腺癌的风险分别是不吸烟者的 1.60 倍（OR 1.60，95%CI 1.24~2.06）、2.30 倍（OR 2.30，95%CI 1.76~3.01）、2.76 倍（OR 2.76，95%CI 1.92~3.97）和 3.38 倍（OR 3.38，95%CI 2.36~4.86）（P_{trend}<0.000 1）[13]。Zou L 等对 42 项研究（30 项回顾性研究和 12 项前瞻性研究）进行的 Meta 分析表明，每天吸烟量与胰腺癌患病风险之间存在剂量反应关系，与不吸烟者相比，每天吸烟 10 支、20 支、30 支和 40 支者患胰腺癌的 RR 值分别为 1.5（95%CI 1.4~1.6）、1.9（95%CI 1.8~2.0）、2.0

（95%CI 1.9~2.1）和 2.1（95%CI 1.9~2.3）（P<0.05），且吸烟年限和累计吸烟量与胰腺癌的发病之间也存在剂量反应关系（P<0.05）[20]。

Ji BT 等对中国上海居民开展的病例对照研究也表明，每天吸烟 20~29 支和 ≥30 支的男性患胰腺癌的风险分别是不吸烟男性的 1.7 倍（OR 1.7,95%CI 1.1~2.4）和 5.0 倍（OR 2.3，95%CI 2.7~9.3）（P_{trend}<0.000 1）；吸烟年限为 30~39 年和 ≥40 年的男性患胰腺癌的风险分别是不吸烟男性的 1.7 倍（OR 1.7,95%CI 1.0~2.7）和 2.3 倍（OR 2.3,95%CI 1.5~3.5）（P_{trend}<0.001）[16]。施健等对 1978—2003 年发表的关于我国胰腺癌发病危险因素的 8 篇病例对照研究进行 Meta 分析结果表明，吸烟者发生胰腺癌的风险是不吸烟者的 2.43 倍（OR 2.43，95%CI 1.27~4.63，P<0.01），在男性吸烟者中，每天吸烟 10~19 支、20~29 支和 ≥30 支者发生胰腺癌的风险分别是不吸烟者的 1.75 倍（OR 1.75，95%CI 1.00~3.06，P<0.05）、1.99 倍（OR 1.99,95%CI 1.48~2.66,P<0.01）和 4.61 倍（OR 4.61,95%CI 2.94~7.23，P<0.01）[21]。Zheng 等开展的多中心病例对照研究表明，调整年龄、性别、种族、居住地区等因素后，每天吸烟 20~29 支和 ≥30 支者患胰腺癌的风险分别是每天吸烟 <20 支者的 1.97 倍（OR 1.97，95%CI 1.03~4.01）和 3.85 倍（OR 3.85，95%CI 1.09~13.59）[18]。

- **有证据提示戒烟可以降低吸烟者胰腺癌的发病风险。**

Bosetti 等进行的汇总分析研究结果显示，戒烟 1~9 年、10~14 年、15~19 年者患胰腺癌的风险分别是不吸烟者的 1.64 倍（OR 1.64，95%CI 1.36~1.97）、1.42 倍（OR 1.42，95%CI 1.11~1.82）、1.12 倍（OR 1.12，95%CI 0.86~1.44），戒烟 20 年后，胰腺癌的发病风险与不吸烟者没有差别（OR 0.98）[13]。Zou 等的 Meta 分析结果显示，戒烟 1 年者患胰腺癌的风险较现在吸烟者降低 8%（RR 0.92，95%CI 0.87~0.97），且戒烟年限越长，RR 值越低[20]。Wang 等的病例对照研究结果也显示，与现在吸烟者相比，戒烟 ≥10 年者患胰腺癌的风险降低（OR 0.46，95%CI 0.21~0.94）[19]。

九、肝　　癌

- 有充分证据说明吸烟可以导致肝癌。
- 吸烟者的吸烟量越大、吸烟年限越长、开始吸烟年龄越小，肝癌的发病风险和死亡风险越高。

GLOBOCAN 2018 年统计数据显示，世界肝癌（liver cancer）的发病和死亡分别位列恶性肿瘤发病和死亡的第 6 位和第 4 位[1]。在中国，肝癌的发病率和死亡率分别位列恶性肿瘤发病率和死亡率的第 3 位和第 3 位[2]。中国肿瘤登记数据显示，2015 年我国肝癌年龄标准化发病率和死亡率分别为 17.64/10 万和 15.33/10 万[3]，2013 年我国肝癌导致的 DALYs 损失为 960.27 万人年，占全球肝癌导致 DALYs 损失的 49.95%[4]。

自 1990 年，关于烟草问题的《美国卫生总监报告》开始发布系统分析吸烟与肝癌关系的研究结果，2004 年指出吸烟与肝癌的发生可能存在因果关系。这与 IARC 关于吸烟与肝癌的关系论点一致[5]。此外，研究表明 86% 肝癌发病和死亡与乙型肝炎病毒（hepatitis B virus，HBV）感染、丙型肝炎病毒（hepatitis C virus，HCV）感染、吸烟、饮酒、黄曲霉毒素有关，其中吸烟占 13.9%[6]。

● **有充分证据说明吸烟可以导致肝癌。吸烟者的吸烟量越大、吸烟年限越长、开始吸烟年龄越小，肝癌的发病风险和死亡风险越高。**

自 20 世纪 70 年代起，国内外开展了大量关于吸烟与肝癌关系的前瞻性队列研究和病例对照研究，结果表明吸烟会增加肝癌的发病风险。并且，大多数关于吸烟与肝癌发病风险的研究均发现两者之间存在剂量反应关系，即开始吸烟年龄越小、吸烟量越多、吸烟年限越长，肝癌的发病风险越高[7~16]。

Tanaka 等对在日本人群中开展的吸烟与肝癌发病关系研究（共 12 项队列研究和 11 项病例对照研究）进行 Meta 分析，结果表明，现在吸烟男性患肝癌的风险是不吸烟者的 2.62 倍（RR 2.62，95%CI 1.18~5.84）[17]。Lee 等对 38 项队列研究及 58 项病例对照研究进行 Meta 分析，结果表明，现在吸烟者发生肝癌的风险为不吸烟者的 1.51 倍（调整 Meta RR 1.51，95%CI 1.37~1.67）[18]。Abdel-Rahman O 等人对 81 篇吸烟与肝癌关系的研究论文（纳入 24 项队列研究和 48 项病例对照研究）进行系统综述，发现吸烟者患肝癌的风险是不吸烟者的 1.55 倍（合并 OR 1.55，95%CI 1.46~1.65，P<0.001）[19]。龚杰等人对关于吸烟与肝癌关系的 29 项病例对照研究和 7 项队列研究进行 Meta 分析，发现吸烟是肝癌发生的危险因素之一，吸烟量越大、吸烟年限越长，肝癌的发病风险越高，吸烟指数 <20 包年和 ≥20 包年者患肝癌的风险分别是不吸烟者的 1.27 倍（合并 OR 1.27，95%CI 1.14~1.40）和 1.57 倍（合并 OR 1.57，95%CI 1.33~1.72）[20]。Islami F 等人进行的归因风险研究表明，23.2% 肝癌发生归因于吸烟[21]。

在中国人群中进行的相关研究也得到了相似的结论。20 世纪 90 年代，Yu MW 等[22]

在我国台湾地区进行的病例对照研究以及 London WT 等[23]在江苏省海门市进行的病例对照研究均发现吸烟会增加人群患肝癌的风险。张薇等对 18 244 名 45~64 岁上海男性进行的巢式病例对照研究表明，调整肝炎、肝硬化、胆石症或其他胆囊病史及乙型肝炎病毒表面抗原（hepatitis B surface antigen，HBsAg）阳性等因素后，吸烟男性发生肝癌的风险是不吸烟男性的 1.91 倍（OR 1.91，95%CI 1.28~2.86，P=0.002）；每天吸烟 ≥20 支、吸烟年限 ≥40 年、吸烟指数 >37 包年、在 20 岁之前开始吸烟的男性发生肝癌的风险分别是不吸烟男性的 2.16 倍（OR 2.16，95%CI 1.37~3.40，P=0.001）、2.14 倍（OR 2.14，95%CI 1.18~3.87，P=0.012）、2.12 倍（OR 2.12，95%CI 1.21~3.74，P=0.009）和 2.57 倍（OR 2.57，95%CI 1.50~4.40，P=0.001）[24]。曾运红等对国内 1987—2002 年发表的关于吸烟与肝癌发病风险的 15 项研究进行 Meta 分析，结果表明吸烟是中国人群肝癌发病的一个危险因素，吸烟者患肝癌的风险是不吸烟者的 1.41 倍（合并 OR 1.41，95%CI 1.05~1.89）[25]。刘银梅等对国内外 50 篇关于吸烟与肝癌的研究进行 Meta 分析，发现调整年龄、性别因素后，吸烟者患肝癌的风险是不吸烟者的 1.37 倍（合并 OR 1.37，95%CI 1.21~1.56，P<0.000 1），其中在中国人群中，吸烟者患肝癌的风险是不吸烟者的 1.32 倍（合并 OR 1.32，95%CI 1.07~1.63，P=0.01）。每天吸烟 <20 支者和 ≥20 支者患肝癌的风险分别是不吸烟者的 1.54 倍（合并 OR 1.54，95%CI 1.21~1.97，P=0.000 5）和 1.92 倍（合并 OR 1.92，95%CI 1.62~2.28，P<0.000 1），吸烟 ≤20 包年和 >20 包年者患肝癌的风险分别是不吸烟者的 1.26 倍（合并 OR 1.26，95%CI 1.02~1.57，P=0.04）和 1.94 倍（合并 OR 1.94，95%CI 1.03~3.63，P=0.04）[26]。Zhao JK 等在江苏进行的病例对照研究（纳入 2 018 名肝癌患者及 8 019 名对照）结果显示，有吸烟史者患肝癌的发病风险是不吸烟者的 1.27 倍（OR 1.27，95%CI 1.12~1.43）[27]。Liu X 等在江苏开展病例对照研究，纳入 2 011 名肝癌患者及 7 933 名健康对照，结果显示有吸烟史男性患肝癌的风险是不吸烟男性的 1.62 倍（OR 1.62，95%CI 1.33~1.96），且吸烟和 HBV 感染相互作用可加速肝癌发生，调整地区、性别、受教育程度、年龄等混杂因素后，HBsAg 阴性且有吸烟史者、HBsAg 阳性且不吸烟者、HBsAg 阳性且有吸烟史者的肝癌发病风险分别是 HBsAg 阴性不吸烟者的 1.25 倍（aOR 1.25，95%CI 1.03~1.52）、7.66 倍（aOR 7.66，95%CI 6.05~9.71）、15.68 倍（aOR 15.68，95%CI 12.06~20.39）[28]。

多项研究发现吸烟可增加肝癌的死亡风险。Pang Q 等人汇集来自 7 个国家的 27 项研究（其中 19 项研究发布于 2000 年之后，随访时间为 2.1~22.6 年）进行 Meta 分析，结果发现现在吸烟者及已戒烟者的肝癌死亡风险分别是不吸烟者的 1.45 倍（HR 1.45，

95%CI 1.33~1.59）和 1.16 倍（HR 1.16，95%CI 1.01~1.32），且吸烟量每增加 10 支 / 天和 10 包年，肝癌的死亡风险分别增加 7.1%（95%CI 1.4~13.2）和 5.2%（95%CI 0.02~11.2）[29]。Hsing AW 等对 25 万美国退伍军人进行的前瞻性队列研究（随访 26 年）发现，现在吸烟者死于肝癌的风险是不吸烟者的 2.4 倍（RR 2.4，95%CI 1.6~3.5），并且吸烟量越大、吸烟年限越长、吸烟起始年龄越早，肝癌死亡风险越高，每天吸烟 10~20 支、21~39 支和 ≥39 支者死于肝癌的风险分别是不吸烟者的 2.0 倍（RR 2.0，95%CI 1.3~3.0）、2.9 倍（RR 2.9，95%CI 1.8~4.5）和 3.8 倍（RR 3.8，95%CI 1.9~8.0）（P_{trend}<0.001）；吸烟年限在 35~39 年和 ≥39 年者死于肝癌的风险分别是不吸烟者的 2.6 倍（RR 2.6，95%CI 1.4~4.9）和 2.7 倍（RR 2.7，95%CI 1.5~4.9）；开始吸烟年龄为 <20 岁和 20~24 岁者死于肝癌的风险分别是不吸烟者的 2.9 倍（RR 2.9，95%CI 1.6~5.3）和 2.3 倍（RR 2.3，95%CI 1.2~4.3）（P_{trend}<0.001）[12]。对英国医生进行的前瞻性队列研究（随访 50 年）显示，吸烟者的肝癌死亡率高于不吸烟者，并且随着每天吸烟量的增加而增加（P<0.001）[30]。Tseng CH 对 1995—1998 年招募的 88 694 名 25 岁以上糖尿病患者随访至 2006 年，发现吸烟者的肝癌死亡风险是不吸烟者的 1.217 倍（HR 1.217，95%CI 1.062~1.394，P=0.004 7）[31]。Yuan JM 等对 18 244 名上海男性进行的前瞻性队列研究（平均随访 5.4 年）发现，吸烟者患肝癌死亡的风险较不吸烟者明显增加，有吸烟史者肝癌死亡率为 96/10 万人，不吸烟者为 59/10 万人（RR 1.8，95%CI 1.1~3.0）[32]。Chen ZM 等在中国 24 个城市与 74 个农村地区开展的病例对照研究（36 000 名死于肝癌者和 17 000 名死于肝硬化的对照）发现，吸烟男性和女性死于肝癌的风险分别是不吸烟男性和女性的 1.36 倍（RR 1.36，95%CI 1.29~1.43，2P<0.000 01）和 1.17 倍（RR 1.17，95%CI 1.06~1.29，2P=0.003）[9]。

十、食　管　癌

- 有充分证据说明吸烟可以导致食管癌。
- 吸烟者的吸烟量越大、吸烟年限越长，食管癌的发病风险越高。
- 戒烟可以降低吸烟者食管癌的发病风险。

GLOBOCAN 2018 年统计数据显示，世界食管癌（esophageal cancer）的发病率和死亡率分别位列癌症发病率和死亡率的第 7 位和第 6 位[1]。在中国，食管癌的发病率和死亡率分别位列癌症发病率和死亡率的第 6 位和第 4 位[2]。近年来，由食管癌导致的经济负担亦逐年加重。2015 年我国居民因食管癌住院治疗相关经济负担已达 76.0 亿元人民币[3]。

自 1964 年起，关于烟草问题的《美国卫生总监报告》开始发布关于吸烟与食管癌关系的系列研究结果，2004 年指出，有充分证据表明吸烟与食管癌存在因果关系[4]。

● 有充分证据说明吸烟可以导致食管癌。

国外多项研究表明，吸烟会增加食管癌的发病风险。Wang QL 等对北美、欧洲、大洋洲、亚洲及南美洲地区 1987—2015 年的 8 项队列研究和 44 项病例对照研究进行 Meta 分析，发现现在吸烟者和已戒烟者食管鳞癌的患病风险分别是不吸烟者的 4.18 倍（RR 4.18，95%CI 3.42~5.12）和 2.05 倍（RR 2.05，95%CI 1.71~2.45）[5]。Cook MB 等对 2 项队列研究和 10 项病例对照研究进行 Meta 分析，发现在非西班牙裔人群中，吸烟者患食管腺癌和食管胃接合处腺癌的风险明显增加，分别是不吸烟者的 1.96 倍（OR 1.96，95%CI 1.64~2.34）和 2.18 倍（OR 2.18，95%CI 1.84~2.58）[6]。Kunzmann AT 等对英国 355 034 名 ≥50 岁居民进行前瞻性观察，发现现在吸烟者和已戒烟者患食管腺癌的风险分别是不吸烟者的 3.83 倍（RR 3.83，95%CI 2.59~5.66）和 2.03 倍（RR 2.03，95%CI 1.47~2.80）[7]。Ishiguro 等对日本 44 970 名男性居民进行前瞻性队列研究，发现现在吸烟者患食管癌的风险是不吸烟者的 3.69 倍（RR 3.69，95%CI 2.07~6.58）[8]。Yun YH 等对 733 134 名 ≥30 岁韩国男性进行前瞻性队列研究，发现现在吸烟者患食管癌的风险是不吸烟者的 4.46 倍（RR 4.46，95%CI 2.32~8.57）[9]。Jee SH 等在 121 万韩国居民中开展的前瞻性队列研究显示，现在吸烟者患食管癌的风险是不吸烟者的 3.1 倍（RR 3.10，95%CI 2.40~4.00）[10]。多项病例对照研究也发现，吸烟者患食管癌的风险升高[11~15]。

中国的相关研究结果也支持吸烟是食管癌（尤其是男性）的危险因素。谭淼等对 1990—2014 年国内发表的 36 篇关于食管癌发病危险因素研究的 Meta 分析显示，吸烟者患食管癌的风险是不吸烟者的 2.41 倍（OR 2.41，95%CI 1.82~3.21）[16]。Chen W 等系统分析了中国内地（大陆）31 省 / 市 / 自治区各癌种由于外在致癌因素导致的癌症负担，纳入包括主动吸烟在内的 23 种被 IARC 或世界癌症研究基金会（World Cancer Research Fund，WCRF）确定的常见致癌因素，研究结果显示，2014 年中国 ≥20 岁男性和女性食管癌疾病负担归因于主动吸烟的比例分别为 18.60% 和 1.70%[17]。此外，Chen ZM 等对中国慢性病前瞻性研究（CKB）50 万名 30~79 岁成年人随访 7 年，也发现男性吸烟者的食管癌患病风险是不吸烟者的 1.47 倍（RR 1.47，95%CI 1.24~1.73）[18]。

● **吸烟者的吸烟量越大、吸烟年限越长，食管癌的发病风险越高。**

Wang QL 等对瑞典 167 名食管鳞癌患者和 820 名对照人群开展的病例对照研究显示，吸烟 1~20 包年、21~35 包年、>35 包年者食管鳞癌的发病风险分别是不吸烟者的 2.09 倍（OR 2.09，95%CI 1.06~4.12）、2.62 倍（OR 2.62，95%CI 1.36~5.05）和 8.62 倍（OR 8.62，95%CI 4.91~15.14）[19]。Vioque J 等对 202 例食管癌患者和 455 例对照人群开展的病例对照研究发现，食管癌的发病风险随每天吸烟量的增加而增加，调整性别、年龄、受教育程度、地区及饮酒因素后，每天吸烟 15~29 支和 ≥30 支者患食管癌的风险分别为不吸烟者的 2.45 倍（OR 2.45，95%CI 1.11~5.44）和 5.07 倍（OR 5.07，95%CI 2.06~12.47）（P_{trend}=0.002）[20]。Cook 等进行的一项 Meta 分析的结果也表明，吸烟与食管癌的发病风险之间存在剂量反应关系，吸烟 <15 包年、15~29 包年、30~44 包年和 ≥45 包年者患食管腺癌的风险分别是不吸烟者的 1.25 倍（OR 1.25，95%CI 1.02~1.53）、1.96 倍（OR 1.96，95%CI 1.58~2.45）、2.07 倍（OR 2.07，95%CI 1.66~2.58）和 2.71 倍（OR 2.71，95%CI 2.16~3.40）（P_{trend}<0.001）[6]。Tramacere 等进行的一项 Meta 分析的结果表明，每天吸烟 <20 支和 ≥20 支者患食管癌及胃贲门癌的风险分别是不吸烟者的 1.76 倍（RR 1.76，95%CI 1.53~2.07）和 2.48 倍（RR 2.48，95%CI 2.14~2.86），吸烟年限 <20 年、20~39.9 年和 ≥40 年者患食管癌及胃贲门癌的风险是不吸烟者的 1.43 倍（RR 1.43，95%CI 1.21~1.68）、1.97 倍（RR 1.97，95%CI 1.69~2.30）和 2.32 倍（RR 2.32，95%CI 1.92~2.82）[21]。

基于中国人群开展的研究也表明，食管癌的发病风险与吸烟量及吸烟年限有关。廖震华等对 1993—2008 年国内发表的 25 篇关于吸烟与食管癌的研究进行了 Meta 分析，结果表明每天吸烟量为 1~9 支、10~19 支和 ≥20 支者患食管癌的风险分别是不吸烟者的 1.36 倍（OR 1.36，95%CI 1.10~1.68）、1.38 倍（OR 1.38，95%CI 1.08~1.77）和 3.53 倍（OR 3.53，95%CI 1.56~7.98）；吸烟年限为 20~29 年、30~39 年和 ≥40 年者患食管癌的风险分别是不吸烟者的 1.78 倍（OR 1.78，95%CI 1.34~2.37）、1.89 倍（OR 1.89，95%CI 1.44~2.48）和 2.15 倍（OR 2.15，95%CI 1.56~2.94）[22]。王波等对 5 项关于食管癌危险因素的病例对照研究（共纳入 840 例食管癌病例和 1 084 例对照）进行 Meta 分析，结果表明，男性吸烟者患食管癌的风险是不吸烟者的 2.63 倍（OR 2.63，95%CI 2.01~3.43），每天吸烟 <20 支和 ≥20 支者患食管癌风险分别是不吸烟者的 2.21 倍（OR 2.21，95%CI 1.56~3.12）和 2.54 倍（OR 2.54，95%CI 1.87~3.46）[23]。

- **戒烟可以降低吸烟者食管癌的发病风险。**

有研究表明，戒烟有助于降低吸烟者食管癌的发病风险。Wang QL 等开展的 Meta 分析结果显示，与现在吸烟者相比，戒烟 5~9 年、10~20 年和 >20 年者发生食管鳞癌的风险逐渐降低，合并 OR 分别为 0.59（95%CI 0.47~0.75）、0.42（95%CI 0.34~0.51）和 0.34（95%CI 0.25~0.47）[5]。Castellsague 等进行的病例对照研究发现，调整年龄、医院、教育年限、每天平均酒精摄入量等因素后，与不吸烟者相比，戒烟 5~9 年和 ≥10 年者发生食管癌的风险明显降低，OR 均为 0.5（95%CI 分别为 0.3~0.8 和 0.4~0.7）[24]。

十一、胃　癌

- **有充分证据说明吸烟可以导致胃癌。**
- **吸烟者的吸烟量越大、吸烟年限越长，胃癌的发病风险越高。**

胃癌（gastric cancer）是常见恶性肿瘤之一。GLOBOCAN 2018 年统计数据显示，世界胃癌发病率和死亡率分别位列癌症发病率和死亡率的第 5 位和第 3 位[1]。在中国，胃癌的发病率和死亡率分别位列癌症发病率和死亡率的第 4 位和第 2 位[2]。2004 年关于烟草问题的《美国卫生总监报告》指出，有充分证据表明，吸烟与胃癌之间存在因果关系[3]。

- **有充分证据说明吸烟可以导致胃癌。**

国内外多项研究结果表明，吸烟会增加胃癌的发病风险[4~19]。Ladeiras-Lopes R 等对 1958—2007 年发表的 42 项研究进行 Meta 分析，发现现在吸烟者患胃癌的风险明显升高，男性和女性吸烟者患胃癌的风险分别是不吸烟男性和女性的 1.62 倍（RR 1.62，95%CI 1.50~1.75）和 1.20 倍（RR 1.20，95%CI 1.01~1.43）[20]。La Torre 等对 1997—2006 年发表的病例对照研究（包括 14 422 例病例和 73 918 例对照）进行 Meta 分析，结果显示现在吸烟者患胃癌的风险是不吸烟者的 1.69 倍（OR 1.69，95%CI 1.35~2.11）。该研究还发现，吸烟对胃癌的影响并不存在人种差异。在白种人中，有吸烟史者患胃癌的风险是不吸烟者的 1.46 倍（OR 1.46，95%CI 1.25~1.70）；在亚洲人中，有吸烟史者患胃癌的风险是不吸烟者的 1.47 倍（OR 1.47，95%CI 1.13~1.91）[21]。Li 等对截至 2018 年 12 月发表的 10 项前瞻性研究（包括超过 338 万名研究对象）进行 Meta 分析发现，男性现在吸烟

75

者患胃癌的风险是不吸烟者的 1.63 倍（RR 1.63，95%CI 1.44~1.85），女性现在吸烟者患胃癌的风险是不吸烟者的 1.30 倍（RR 1.30，95%CI 1.06~1.60）。此外，该研究还发现男性现在吸烟者患胃癌的风险高于女性现在吸烟者（RR 1.30，95%CI 1.05~1.63）[22]。Tong 等对截至 2014 年 3 月 1 日的 89 项关于吸烟与胃癌关系的研究（包括 5 项队列研究、84 项病例对照研究）进行 Meta 分析，发现吸烟者患胃癌的风险是不吸烟者的 1.62 倍（OR 1.62，95%CI 1.50~1.74）[23]。Praud 等对 StoP 项目中的 23 项研究（包括 10 290 例病例和 26 145 例对照）进行 Meta 分析，发现有吸烟史者患胃癌的风险是不吸烟者的 1.20 倍（OR 1.20，95%CI 1.09~1.32）[24]。

孙晓东等对截至 2008 年 10 月发表的 51 项关于中国人群吸烟与胃癌关系的病例对照研究进行 Meta 分析，结果表明，吸烟者患胃癌的风险是不吸烟者的 1.66 倍（OR 1.66，95%CI 1.47~1.87），其中男性吸烟者患胃癌的风险是不吸烟者的 1.932 倍（OR 1.932，95%CI 1.348~2.758）[25]。Moy 等对 18 244 名 45~64 岁上海地区男性进行的前瞻性队列研究（随访 20 年）结果表明：在非饮酒者中，吸烟者患胃癌的风险是不吸烟者的 1.81 倍（HR 1.81，95%CI 1.36~2.41）；调整饮酒及其他因素后，有吸烟史者患胃癌的风险是不吸烟者的 1.59 倍（HR 1.59，95%CI 1.27~1.99）[26]。Chen ZM 等在 CKB 研究中对来自中国 10 个地区的 30~79 岁的 210 259 名男性和 302 632 名女性进行前瞻性队列研究，随访 7 年发现，男性吸烟者患胃癌的风险是不吸烟者的 1.34 倍（RR 1.34，95%CI 1.16~1.55）[27]。Zhao JK 等对江苏省 2003—2010 年确诊的 2 216 例胃癌新发病例和 8 019 例健康对照进行病例对照研究，发现有吸烟史者患胃癌的风险是不吸烟者的 1.61 倍（OR 1.61，95%CI 1.43~1.81）[28]。

● 吸烟者的吸烟量越大，吸烟年限越长，胃癌的发病风险越高。

Ladeiras-Lopes R 等进行的 Meta 分析显示，吸烟者患胃癌的风险随每天吸烟量的增加而升高[20]。Praud 等的研究发现，现在吸烟者发生胃癌的风险是不吸烟者的 1.25 倍（OR 1.25，95%CI 1.11~1.40），并且现在吸烟者每天吸烟 >20 支和吸烟 >40 年发生胃癌的风险分别是不吸烟者的 1.32 倍（OR 1.32，95%CI 1.10~1.58）和 1.33 倍（OR 1.33，95%CI 1.14~1.54）[24]。

孙晓东等进行的 Meta 分析结果也表明，每天吸烟量与胃癌发病风险之间存在剂量反应关系，每天吸烟 11~20 支和 >20 者患胃癌的风险分别是不吸烟者的 1.499 倍（OR 1.499，95%CI 1.254~1.792，P<0.001）和 2.388 倍（OR 2.388，95%CI 1.940~2.940，P<0.001）[25]。Ji 等在上海地区对新确诊的 1 124 名胃癌患者和 1 451 名健康对照进行病例对照研究，发现吸烟者的吸烟量越大，胃癌的发病风险越高，吸烟指数为 20~39 包年和 ≥40 包年者患

胃癌的风险分别是不吸烟者的 1.54 倍（OR 1.54，95%CI 1.15~2.06）和 1.68 倍（OR 1.68，95%CI 1.22~2.30）（P_{trend}=0.000 2）[29]。Zhao JK 等的研究也表明，吸烟年限越长，胃癌的发病风险越高，吸烟 20~39 年和 ≥40 年者患胃癌的风险分别是不吸烟者的 1.37 倍（OR 1.37，95%CI 1.17~1.61）和 1.95 倍（OR 1.95，95%CI 1.68~2.27）（P_{trend}<0.001）[28]。

十二、肾　　癌

- 有充分证据说明吸烟可以导致肾癌。
- 吸烟者的吸烟量越大、吸烟年限越长、开始吸烟年龄越小，肾癌的发病风险越高。
- 戒烟可以降低吸烟者肾癌的发病风险。

GLOBOCAN 2018 年统计数据显示，世界肾癌（renal carcinoma）的发病率和死亡率分别位列癌症发病率和死亡率的第 14 位和第 16 位[1]。在中国，肾癌的发病率和死亡率分别位列癌症发病率和死亡率的第 17 位和第 15 位[2]。肾癌的死亡率在我国泌尿系统（不包括生殖系统）肿瘤中占第 1 位[2]。2004 年关于烟草问题的《美国卫生总监报告》指出，吸烟与肾癌发生存在因果关系。

● 有充分证据说明吸烟可以导致肾癌。

大量研究证据表明，吸烟会增加肾癌的发病风险。Cumberbatch 等对关于吸烟与肾癌的 10 项队列研究与 13 项病例对照研究进行的 Meta 分析结果显示，现在吸烟者患肾癌的风险是不吸烟者的 1.36 倍（RR 1.36，95%CI 1.19~1.56，P<0.001），其中男性吸烟者患肾癌的风险高于女性（男性：RR 1.46，95%CI 1.29~1.65；女性：RR 1.36，95%CI 1.17~1.58）[3]。Hunt 等对 24 项关于吸烟与肾癌的研究进行 Meta 分析，结果显示，有吸烟史者患肾癌的风险是不吸烟者的 1.38 倍（RR 1.38，95%CI 1.27~1.50），其中男性吸烟者患肾癌的风险高于女性（男性：RR 1.54，95%CI 1.42~1.68；女性：RR 1.22，95%CI 1.09~1.36）[4]。美国卫生研究院 - 退休人员协会饮食与健康前瞻性队列研究（National Institutes of Health-American Association of Retired Persons Diet and Health Study，NIH-AARP）对 45 万余名退休人员随访 11 年，结果显示，男性现在吸烟者患肾癌的风险是不吸烟者的 1.70 倍（RR 1.70，95%CI 1.40~2.00），女性现在吸烟者患肾癌的风险是不吸

者的 1.30 倍（RR 1.30，95%CI 1.00~1.70）[5]。还有多项前瞻性队列研究及病例对照研究证实吸烟者患肾癌的风险升高[6, 7]。

- **吸烟者的吸烟量越大、吸烟年限越长、开始吸烟年龄越小，肾癌的发病风险越高。**

多项研究表明，吸烟与肾癌之间存在剂量反应关系，吸烟量越大、吸烟年限越长、开始吸烟年龄越小，患肾癌的风险越高。Liu 等对 24 项队列研究和 32 项病例对照研究（共计 25 751 例肾癌病例）进行 Meta 分析发现，在有吸烟史的男性中，每天吸烟 5 支、10 支、20 支、30 支者患肾癌的风险分别是不吸烟者的 1.18 倍（RR 1.18，95%CI 1.11~1.26）、1.36 倍（RR 1.36，95%CI 1.22~1.52）、1.61 倍（RR 1.61，95%CI 1.40~1.86）和 1.72 倍（RR 1.72,95%CI 1.52~1.95）；吸烟 10 年和 25 年者患肾癌的风险分别是不吸烟者的 1.24 倍（RR 1.24，95%CI 1.04~1.47）和 1.70 倍（RR 1.70，95%CI 1.10~2.64）[8]。Hunt 等对 5 项队列研究和 15 项病例对照研究进行 Meta 分析，发现吸烟者的吸烟量越大，患肾癌的风险越高。在有吸烟史的男性中，每天吸烟 1~9 支、10~20 支和 >20 支的吸烟者患肾癌的风险分别是不吸烟者的 1.60 倍（RR 1.60，95%CI 1.21~2.12）、1.83 倍（RR 1.83，95%CI 1.30~2.57）和 2.03 倍（RR 2.03，95%CI 1.51~2.74）[4]。McLaughlin 等对来自澳大利亚、丹麦、德国、瑞士和美国的 1 732 例肾癌患者和 2 309 例对照进行病例对照研究，发现现在吸烟者患肾癌的风险是不吸烟者的 1.4 倍（RR 1.4，95%CI 1.2~1.7）。肾癌的发病风险会随着吸烟量的增加和吸烟年限的延长而升高，现在吸烟者中吸烟 <15.9 包年和 >42.2 包年者的肾癌发病风险分别是不吸烟者的 1.1 倍（RR 1.1，95%CI 0.8~1.5）和 2.0 倍（RR 2.0，95%CI 1.6~2.7）（P_{trend}<0.001）[9]。La Vecchia 等对意大利北部的 131 例肾癌患者和 394 例对照进行病例对照研究，发现吸烟量越大、开始吸烟年龄越小，肾癌的发病风险越高。调整年龄、性别、居住地、受教育程度和 BMI 等因素后，每天吸烟 15~24 支和 ≥25 支者患肾癌的风险分别是不吸烟者的 1.9 倍（RR 1.9，95%CI 1.0~3.6）和 2.3 倍（RR 2.3，95%CI 1.0~5.3）；20 岁前与 20 岁后开始吸烟者患肾癌的风险分别是不吸烟者的 2.0 倍（RR 2.0，95%CI 1.1~3.7）和 1.7 倍（RR 1.7，95%CI 1.0~3.0）[10]。

- **戒烟可以降低吸烟者肾癌的发病风险。**

Theis 等开展的一项病例对照研究发现，戒烟可以降低吸烟者肾癌的发病风险，并且戒烟时间越长，风险降低越明显。与戒烟 1~10 年者相比，戒烟 11~20 年、21~30 年和 >50 年者发生肾癌的风险逐渐降低，调整年龄、性别、种族和 BMI 后，OR 值分别为 0.39

（95%CI 0.18~0.85）、0.24（95%CI 0.11~0.52）和 0.11（95%CI 0.03~0.39）（P_{trend}<0.001）[11]。Yuan 等开展的研究也发现，调整年龄、性别、受教育程度、BMI 及每天吸烟量等因素后，与现在吸烟者相比，戒烟 1~10 年、10~19 年、20 年和 >20 年者发生肾癌的风险逐渐降低，OR 值分别为 0.79（95%CI 0.59~1.06）、0.70（95%CI 0.52~0.95）和 0.72（95%CI 0.54~0.95）（P_{trend}=0.01）[12]。Liu 等的 Meta 分析显示，戒烟时间越长，肾癌发病风险越低[8]。Hunt JD 等汇总戒烟与肾癌发病风险关联的 2 项队列研究和 3 项病例对照研究（148 万余名研究对象）发现，戒烟可降低吸烟者肾癌的发病风险，并且戒烟时间越长，风险降低越明显[4]。该研究指出，虽然戒烟对肾癌发病风险的影响仍需更多研究考证，但目前的研究结果已经可以证明戒烟对于降低吸烟者肾癌发病风险的必要性。

十三、急性白血病

- 有证据提示吸烟可以导致急性白血病。
- 吸烟者的吸烟量越大，急性白血病的发病风险越高。
- 待进一步证据明确戒烟可以降低吸烟者急性白血病的发病风险。

白血病（leukemia）是严重威胁人类，尤其青少年健康与生命的恶性肿瘤之一，也是我国常见的恶性肿瘤之一。GLOBOCAN 2018 年统计数据显示，全球新增白血病患者约 43.7 万例，其中男性约 25.0 万例[1]。在中国，白血病的发病率和死亡率分别位列癌症发病率和死亡率的第 12 位和第 8 位[2]。

● 有证据提示吸烟可以导致急性白血病。吸烟者的吸烟量越大，急性白血病的发病风险越高。

有研究提示，吸烟可能导致急性白血病。Colamesta 等汇总 5 项前瞻性队列研究和 22 项病例对照研究进行 Meta 分析。其中，5 项队列研究的分析结果显示，现在吸烟者患急性白血病的风险是不吸烟者的 1.52 倍（OR 1.52，95%CI 1.10~2.14）；22 项病例对照研究的分析结果显示，现在吸烟者患急性白血病的风险是不吸烟者的 1.36 倍（OR 1.36，95%CI 1.11~1.66）[3]。Fernberg 等对瑞典 33 万多名建筑工人开展的前瞻性队列研究发现，吸烟者发生急性白血病的风险是不吸烟者的 1.50 倍（IRR 1.50，95%CI 1.06~2.11）[4]。

Friedman 等对 57 244 名不吸烟者、20 928 名有吸烟史者和 64 839 名现在吸烟者开展了随访 24 年的前瞻性研究，结果表明，吸烟男性患急性非淋巴细胞性白血病的风险是不吸烟男性的 2.8 倍（RR 2.8，95%CI 1.2~6.4）[5]。2004 年《美国卫生总监报告》指出，有充分证据说明吸烟可导致急性髓系白血病[6]。

吸烟者的吸烟量越大，急性白血病的发病风险越高。Colamesta 等进行的 Meta 分析（汇总病例对照研究）结果显示，每天吸烟≤20 支和 >20 支者患急性白血病的风险分别是不吸烟者的 1.18 倍（OR 1.18，95%CI 1.05~1.33）和 1.36 倍（OR 1.36，95%CI 1.08~1.72）；吸烟指数 <20 包年、20~40 包年和≥40 包年者患急性白血病的风险分别是不吸烟者的 1.14 倍（OR 1.14，95%CI 1.01~1.30，P=0.875 6）、1.65 倍（OR 1.65，95%CI 1.31~2.08）和 2.36 倍（OR 2.36，95%CI 1.42~3.93）。汇总队列研究结果显示，每天吸烟 <20 支和≥20 支者患急性白血病的风险分别是不吸烟者的 1.64 倍（OR 1.64，95%CI 1.38~1.94）和 1.93 倍（OR 1.93，95%CI 1.51~2.48）[3]。Sophia 等纳入 6 项前瞻性队列研究和 17 项病例对照研究进行的 Meta 分析得出了一致的结论[7]。

- **待进一步证据明确戒烟可以降低吸烟者急性白血病的发病风险。**

Sophia 等的 Meta 分析发现，戒烟 >20 年者，急性髓系白血病的患病风险较吸烟者降低（OR 0.59，95%CI 0.45~0.78）[7]。

Musselman 等对 414 例急性白血病患者及 692 名对照开展的病例对照研究发现，戒烟后急性白血病的患病风险降低，戒烟 15 年、25 年、35 年和 45 年者发病风险分别较吸烟者下降 13%（OR 0.87，95%CI 0.63~1.20）、22%（OR 0.78，95%CI 0.47~1.29）、37%（OR 0.63，95%CI 0.39~1.03）和 51%（OR 0.49，95%CI 0.26~0.91）[8]。

Kane 等对英国 807 名急性白血病患者和 1 593 名对照开展的病例对照研究发现，戒烟者患急性白血病的风险与不吸烟者基本相同（OR 1.0，95%CI 0.8~1.2），戒烟时间为 1~10 年、11~20 年及≥21 年者患急性白血病的风险有逐渐下降的趋势，OR 值分别为 1.1（95%CI 0.8~1.4）、1.0（95%CI 0.7~1.4）及 0.8（95%CI 0.5~1.1）[9]。

十四、鼻　咽　癌

- 有证据提示吸烟可以导致鼻咽癌。

鼻咽癌（nasopharyngeal carcinoma）为鼻咽部上皮及黏膜腺体的恶性肿瘤。GLOBOCAN 2018 年统计数据显示，全球新发鼻咽癌约 12.9 万例，西方国家人群中鼻咽癌发病率较低，我国鼻咽癌的发病率和死亡率高于全球平均水平[1]，2018 年中国鼻咽癌新发病例数为 6.06 万，死亡病例数为 3.14 万[2]。2015 年中国鼻咽癌年龄标化 DALY 率为 49.91/10 万（人·年），高于全球平均水平[3]。

● 有证据提示吸烟可以导致鼻咽癌。

Xue 等对 28 项病例对照研究和 4 项队列研究的 Meta 分析结果显示，吸烟者患鼻咽癌的风险是不吸烟者的 1.60 倍（OR 1.60，95%CI 1.38~1.87），对病例对照研究进行合并 Meta 分析也得到类似的结果，但是对 4 项队列研究合并分析，所得结果为吸烟与鼻咽癌无统计学意义的相关性（OR 1.38，95%CI 0.96~1.98）[4]。Long 等人开展的 Meta 分析发现，吸烟与高分化型鼻咽癌发病有关而与未分化型鼻咽癌发病无关[5]，这与 Polesel J 等之前报道的结论一致[6]。Lin 等在广州进行的一项 10 万多人的大型队列研究发现，吸烟者的鼻咽癌死亡风险是不吸烟者的 2.95 倍（HR 2.95，95%CI 1.01~8.68，$P<0.05$）[7]。Chang 等在广西、广东开展的一项病例对照研究发现，吸烟男性患鼻咽癌的风险是不吸烟男性的 1.32 倍（OR 1.32，95%CI 1.14~1.53）[8]。Xie 等在中国香港进行的病例对照研究得到的结论与之相似[9]。此外，纪雪梅等人于鼻咽癌低发区所做的研究同样发现吸烟可增加鼻咽癌的发病风险（OR 2.22，95%CI 1.42~3.49，$P<0.001$）[10]。Xu 等在广东男性中开展的病例对照研究结果显示，吸烟指数为 20~40 包年和 >40 包年者患鼻咽癌的风险分别是不吸烟者的 1.52 倍（OR 1.52，95%CI 1.22~1.88，$P<0.001$）、1.76 倍（OR 1.76，95%CI 1.34~2.32，$P<0.001$）[11]。英国百万女性队列研究结果显示，吸烟者口腔癌和咽癌死亡风险是不吸烟者的 4.83 倍（RR 4.83，95%CI 3.72~6.29）[12]。

研究表明，EB 病毒（Epstein-Barr virus，EBV）感染是鼻咽癌发病的重要危险因素之一。吸烟可能通过增加 EBV 感染风险，从而增加鼻咽癌的发病风险。一项多中心横断面研究发现，吸烟与口腔 EBV DNA 载量明显正相关，并且存在剂量反应关系[13]。He 等人开展的病例对照研究结果显示，吸烟者的 EBV 抗体阳性率比不吸烟者高[14]。

有证据提示，吸烟者的吸烟量越大、吸烟年限越长，鼻咽癌的发病或死亡风险越高。Lin 等在广州开展的队列研究结果显示，鼻咽癌死亡风险随着每天吸烟量（$P_{trend}=0.01$）和吸烟包年数的增加而增加（$P_{trend}=0.01$）[7]。Chang 等在广西、广东开展的病例对照研究表明，吸烟者患鼻咽癌的风险随每天吸烟量（每增加 10 支，OR 1.09，95%CI 1.03~1.16）、吸烟年限（每增加 10 年，OR 1.11，95%CI 1.06~1.16）以及吸烟包年数（每增加 10 包年，OR 1.08，95%CI 1.04~1.12）的增加而增加[8]。在中国香港开展的病例对照研究也得到相似的结论[9]。在鼻咽癌低发区开展的研究结果同样显示累积吸烟量与鼻咽癌发病存在剂量反应关系[10]。

十五、结 直 肠 癌

- 有证据提示吸烟可以导致结直肠癌。
- 吸烟者的吸烟量越大、吸烟年限越长，结直肠癌的发病风险越高。

结直肠癌（colorectal cancer）是威胁人类健康的常见恶性肿瘤之一。GLOBOCAN 2018 年统计数据显示，世界结直肠癌的发病率和死亡率分别位列癌症发病率和死亡率的第 3 位和第 2 位[1]。在中国，结直肠癌的发病率和死亡率分别位列癌症发病率和死亡率的第 2 位和第 5 位[2]。2018 年东亚地区男性的结直肠癌的年龄标化发病率为 32.0/10 万，女性为 21.3/10 万[1]。有资料显示，中国结直肠癌平均医疗费用从 2002 年的 23 275 元上升到 2010 年的 56 010 元，年增长 9.2%[3]。

- **有证据提示吸烟可以导致结直肠癌。**

自 19 世纪 60 年代起，全球范围内的研究者针对吸烟与结直肠癌之间的关系进行了大量研究，结果提示吸烟可增加结直肠癌的发病风险。Botteri 等对在欧洲、北美和亚洲开展的 33 项队列研究和 73 项病例对照研究进行 Meta 分析，发现吸烟者患结直肠癌的风险是不吸烟者的 1.18 倍（RR 1.18，95%CI 1.11~1.25）。该研究还发现，直肠癌与吸烟的关联性（RR 1.25，95%CI 1.14~1.38）强于结肠癌（RR 1.12，95%CI 1.04~1.21）[4]。Tsoi 等对在美洲、欧洲及亚洲人群中开展的 28 项队列研究进行 Meta 分析，结果显示吸烟与结直肠癌发病密切相关，吸烟者发生结直肠癌的风险是不吸烟者的 1.20 倍（RR 1.20，95%CI 1.10~1.30），发生直肠癌（RR 1.36，95%CI 1.15~1.61）风险高于结肠癌（RR 1.11，95%CI 1.02~1.21），且男性吸烟者患结直肠癌的风险更高（RR 1.38，95%CI 1.22~1.56）[5]。另外两项 Meta 分析结果也表明，吸烟者患结直肠癌的风险高于不吸烟者[6, 7]。Gram 等对 68 160 名 30~69 岁挪威女性开展的队列研究显示，有吸烟史者患结直肠癌的风险为不吸烟者的 1.2 倍（RR 1.2，95%CI 1.0~1.5）[8]。Pirie 等对约 120 万例英国女性开展的队列研究（平均随访 12.0 年 ± 2.0 年）显示，现在吸烟者的结直肠癌死亡风险为不吸烟者的 1.25 倍（RR 1.25，95%CI 1.14~1.37）[9]。

在中国人群中开展的相关研究结果也表明，吸烟是结直肠癌发病的危险因素之一。Zhang 等于 2002—2013 年在上海男性人群中开展的前瞻性队列研究发现，不吸烟者患结直肠癌的风险是吸烟者的 83%（HR 0.83，95%CI 0.70~0.98）[10]。刘丽等对武汉和北京地区的 794 例结直肠癌患者与 842 名对照开展的病例对照研究显示，调整饮酒、家族史等因素后，吸烟者患结直肠癌的风险是不吸烟者的 1.83 倍（OR 1.83，95%CI 1.40~2.38）。其中，武汉地区吸烟者患结直肠癌的风险为不吸烟者的 2.10 倍（OR 2.10，95%CI 1.55~2.83），北京地区吸烟者患结直肠癌的风险为不吸烟者的 1.65 倍（OR 1.65，95%CI 1.11~2.46）[11]。林荣等对 148 例新确诊的结直肠癌患者和 148 名对照进行病例对照研究，结果表明，调整文化程度、职业等因素后，吸烟者发生结直肠癌的风险是不吸烟者的 1.849 倍（OR 1.849，95%CI 1.039~3.292）[12]。

- **吸烟者的吸烟量越大、吸烟年限越长，结直肠癌的发病风险越高。**

Botteri 等开展的 Meta 分析结果表明，结直肠癌的发病风险与吸烟量存在剂量反应关系。吸烟量每增加 10 支 / 天，结直肠癌的发病风险增加 7.8%（95%CI 5.7%~10.0%）；吸烟量每增加 10 包年，结直肠癌的发病风险增加 4.4%（95%CI 1.7%~7.2%）[5]。Stürmer 等在 22 071 名美国男性医生中开展的前瞻性队列研究（随访超过 12 年）表明，调整年龄、BMI、饮酒、剧烈运动、维生素摄入、阿司匹林和 β 胡萝卜素治疗及蔬菜摄入因素后，结直肠癌的发病风险随着吸烟量的增加而升高，吸烟指数为 0~10 包年、11~20 包年、21~40 包年和 >40 包年的吸烟者患结直肠癌的风险分别为不吸烟者的 1.51 倍（95%CI 1.05~2.18）、1.56 倍（95%CI 1.12~2.16）、1.21 倍（95%CI 0.86~1.72）和 1.68 倍（95%CI 1.20~2.35）（P=0.009）[13]。

十六、乳　腺　癌

- 有证据提示吸烟可以导致乳腺癌。
- 女性吸烟年限越长、吸烟量越大、开始吸烟年龄越小，乳腺癌的发病及死亡风险越高。

乳腺癌（breast carcinoma）是女性常见恶性肿瘤之一。GLOBOCAN 2018 年统计数据显示，全球新增女性乳腺癌患者约 208.9 万例，死亡约 62.7 万例，发病人数占女性癌症患者的 24.2%，居女性癌症发病首位，死亡人数占女性癌症死亡总人数的 15.0%[1]。近年来，我国女性乳腺癌发病率逐年上升，居女性肿瘤的第一位，且存在年轻化趋势，乳腺癌已成为对女性健康威胁最大的疾病[2]。

研究发现，流产次数 ≥3 次、有乳腺癌家族史、初产年龄 ≥30 岁、吸烟、未生育、未哺乳、初潮年龄 ≤12 岁和饮酒是女性患乳腺癌的危险因素[3]。其中，吸烟与乳腺癌的关系越来越受到国内外学者的关注。

● 有证据提示吸烟可以导致乳腺癌。

2005 年，Hanaoka 等对 21 805 名日本女性开展前瞻性队列研究（随访 9 年）发现，调整年龄、受教育程度、BMI、母亲或姐妹患病史后，现在吸烟者患乳腺癌的风险是不吸烟者（无主动吸烟和二手烟暴露史）的 1.9 倍（RR 1.9，95%CI 1.0~3.6）[4]。2015 年，Macacu 等对 2015 年 3 月之前发表的 27 项前瞻性研究进行 Meta 分析，结果显示现在吸烟者和已戒烟者的乳腺癌发病风险分别是不吸烟者的 1.13 倍（RR 1.13，95%CI 1.09~1.17）和 1.10 倍（RR 1.10，95%CI 1.09~1.12）[5]。2017 年，Gaudet 等对全球 14 个队列的 934 681 名女性进行汇总分析（pooled analysis），结果显示现在吸烟者和已戒烟者的乳腺癌发病风险分别是不吸烟者的 1.05 倍（HR 1.05，95%CI 1.02~1.08）和 1.11 倍（HR 1.11，95%CI 1.08~1.13）[6]。

2011 年，陶苹等对 1995—2010 年发表的 27 项关于亚裔女性乳腺癌危险因素的研究进行 Meta 分析，其中 10 项关于吸烟与乳腺癌的发病关联（3 项队列研究和 7 项病例对照研究），样本量达 223 609 例，结果提示吸烟使亚裔女性乳腺癌的发病风险增加 50%（OR 1.50，95%CI 1.03~2.20）[3]。2010 年国内开展的另一项 Meta 分析研究也得出了与其一致的结论[7]。

然而，也有个别研究发现吸烟与乳腺癌发病无显著关联。Chen 等对 2013 年 6 月之前发表的 51 项关于中国女性吸烟和乳腺癌发病关联的研究（3 项队列研究和 48 项病例对照研究）进行 Meta 分析，研究对象覆盖中国 17 个省份，结果显示吸烟者患乳腺癌风险升高无统计学意义（OR 1.04，95%CI 0.89~1.20，P=0.248）[8]。这可能由以下原因所致：①吸烟暴露与乳腺癌发生存在滞后效应，但纳入的队列研究观察时间较短，结局事件尚未发生完全；②中国女性吸烟率较低，2015 年仅为 2.7%[9]；③纳入研究中吸烟的测量多为研究对象自报，存在一定的回忆偏倚。

- **初次妊娠前吸烟可能是女性乳腺癌发病的危险因素之一。**

DeRoo 等对 1988—2009 年发表的 23 项关于初次妊娠前吸烟与乳腺癌关系的研究（包括 15 项病例对照研究和 8 项队列研究）进行 Meta 分析，结果显示初次妊娠前有吸烟史者发生乳腺癌的风险升高（RR 1.10，95%CI 1.07~1.14）[10]。2017 年，Gaudet 等对全球 14 个队列的 934 681 名女性进行汇总分析，结果提示，与不吸烟者相比，初次妊娠前有吸烟史者发生乳腺癌的风险升高，其中初次妊娠前吸烟 >10 年的女性发生乳腺癌的风险是不吸烟者的 1.18 倍（HR 1.18，95%CI 1.12~1.24）[6]。

- **吸烟可能是绝经前女性乳腺癌发病的危险因素之一。**

目前的研究结果支持吸烟是绝经前女性乳腺癌发病的危险因素。Al-Delaimy 等对美国 112 844 名 25~42 岁绝经前女性开展的前瞻性队列研究（随访 10 年）显示，有吸烟史者患乳腺癌的风险是不吸烟者的 1.18 倍（RR 1.18，95%CI 1.02~1.36）[11]。van den Brandt PA 对荷兰 62 573 名女性开展前瞻性队列研究（随访 20.3 年）的结果表明，乳腺癌发病风险与绝经前吸烟量相关，其中绝经前吸烟 >20 包年的女性发生乳腺癌的风险是不吸烟者的 1.51 倍（HR 1.51，95%CI 1.20~1.89）[12]。Johnson 等对加拿大 805 名绝经前乳腺癌患者及 2 438 名对照开展的病例对照研究表明，绝经前有吸烟史女性乳腺癌的发病风险是不吸烟者（无主动吸烟和二手烟暴露）的 2.3 倍（OR 2.3，95%CI 1.2~4.5）[13]。

然而，在绝经后女性开展的研究中，关于吸烟与乳腺癌发生风险之间关联的结论尚不一致。Luo 等对美国 79 990 名 50~79 岁绝经后女性开展的前瞻性队列研究显示，有吸烟史女性患乳腺癌的风险是不吸烟女性的 1.09 倍（HR 1.09，95%CI 1.02~1.17），现在吸烟者患乳腺癌的风险是不吸烟者的 1.16 倍（HR 1.16，95%CI 1.00~1.34）[14]。Johnson 等对加拿大 1 512 名绝经后乳腺癌患者以及 2 438 名对照开展的病例对照研究显示，绝经后有吸烟史女性乳腺癌的发病风险是不吸烟者（无主动吸烟和二手烟暴露）的 1.5 倍（OR 1.5，95%CI 1.0~2.3）[13]。但荷兰的长期随访研究却发现吸烟量越大，绝经后女性的乳腺癌发病风险越低，吸烟量每增加 20 包年，发病风险降低 53%（HR 0.47，95%CI 0.28~0.80）[12]；欧洲癌症与营养前瞻性调查（European Prospective Investigation Into Cancer and Nutrition，EPIC）研究也得出类似结论，绝经后女性吸烟每增加 20 包年，乳腺癌发病风险降低 47%（HR 0.53，95%CI 0.34~0.82）[15]。

● **女性吸烟年限越长、吸烟量越大、开始吸烟年龄越小，乳腺癌的发病及死亡风险越高。**

Gram 等对挪威和瑞典的 102 098 名 30~50 岁女性进行的队列研究结果显示，吸烟者的吸烟时间越长、每天吸烟量越大、吸烟开始年龄越小，患乳腺癌的风险越高。吸烟年限 >20 年且每天吸烟量 >10 支的女性患乳腺癌的风险是不吸烟女性的 1.34 倍（RR 1.34，95%CI 1.06~1.70），15 岁之前开始吸烟者患乳腺癌的风险是不吸烟者的 1.48 倍（RR 1.48，95%CI 1.03~2.13）[16]。Andersen 等对丹麦 21 867 名 >44 岁女性随访 15.7 年发现，吸烟量与乳腺癌的发病风险存在剂量反应关系，每天吸烟 6~10g、11~15g 和 >15g 者发生乳腺癌的风险分别是不吸烟者的 1.14 倍（HR 1.14，95%CI 0.97~1.34）、1.22 倍（HR 1.22，95%CI 1.02~1.46）和 1.31 倍（HR 1.31，95%CI 1.11~1.56）（P_{trend}=0.001），吸烟指数 ≤10 包年、11~20 包年和 >20 包年者发生乳腺癌的风险分别是不吸烟者的 1.12 倍（HR 1.12，95%CI 0.97~1.30）、1.14 倍（HR 1.14，95%CI 0.96~1.36）和 1.32 倍（HR 1.32，95%CI 1.12~1.55）（P_{trend}=0.002）[17]。英国"百万女性研究"对 300 多万女性随访 12 年发现，调整地区、年龄、身高、BMI、社会经济状况、饮酒量、体力活动、口服避孕药、绝经状态、绝经期激素治疗后，吸烟女性发生乳腺癌的风险是不吸烟女性的 1.13 倍（RR 1.13，95%CI 1.04~1.22）[18]。

吸烟会增加乳腺癌患者死亡的风险。2013 年，Duan 等对 2016 年 3 月前发表的 13 项队列研究进行 Meta 分析。结果显示，现在吸烟者的乳腺癌死亡风险是不吸烟者的 1.30 倍（HR 1.30，95%CI 1.16~1.45）[19]。Wang 等对 2007—2016 年发表的 11 项队列研究进行 Meta 分析，结果显示，与不吸烟者相比，吸烟者的吸烟量每增加 10 支 / 天、吸烟指数每增加 10 包年、吸烟年限每增加 10 年，乳腺癌死亡风险分别增加 10%（HR 1.10，95%CI 1.04~1.16）、9%（HR 1.09，95%CI 1.06~1.12）和 10%（HR 1.10，95%CI 1.06~1.14）[20]。

十七、前　列　腺　癌

● 待进一步证据明确吸烟可以导致前列腺癌。

前列腺癌（prostate cancer）是威胁男性健康的常见恶性肿瘤之一。GLOBOCAN 2018 年统计数据显示，前列腺癌发病和死亡世界人口标化率分别为 29.3/10 万、7.6/10 万，分别位列全球癌症谱的第 2 位和第 6 位[1]。发病率较高的国家主要为欧美发达国家，非洲国家前列腺癌的死亡率有所上升[1]。中国 2018 年前列腺癌的发病和死亡世界人口标化率位列我国癌症谱的第 7 位和第 8 位[2]。目前，关于吸烟与前列腺癌的相关研究主要在欧美国家开展，鲜有我国人群的相关报道。

- **待进一步证据明确吸烟可以导致前列腺癌。**

现有研究对于吸烟与前列腺癌发生的关联尚无统一结论。部分前瞻性队列研究结果表明，吸烟会增加前列腺癌的发病风险[3, 4]。例如，Cerhan 等以美国老年男性为对象进行的前瞻性队列研究（随访 11 年）发现，每天吸烟≥20 支者患前列腺癌的风险是不吸烟者的 2.9 倍（RR 2.9，95%CI 1.3~6.7）[4]。但是大多数研究提示，吸烟与前列腺癌的发生无明确关联[5~7]。Hickey 等对 64 项前瞻性队列研究及病例对照研究进行 Meta 分析，发现在 54 项关于吸烟与前列腺癌发生关系的研究中，绝大部分（40/54）研究未提示二者之间的关联性[8]。Islami 等对 33 项队列研究进行的 Meta 分析结果显示，吸烟者患前列腺癌的风险降低（RR 0.90，95%CI 0.85~0.96）[9]。由于目前的研究对于吸烟与前列腺癌的发生无法得到明确结论，IARC 未将吸烟列为前列腺癌发生的高危因素[10]。

此外，国外开展的一些研究发现，吸烟可能会增加前列腺癌患者的死亡风险[11~14]。Kenfiel 等开展队列研究，随访 5 366 名前列腺癌患者，发现现在吸烟者的前列腺癌死亡风险是从未吸烟患者的 1.82 倍（RR1.82，95%CI 1.03~3.20）[15]。目前，关于吸烟导致前列腺癌患者死亡风险增加的生物机制尚不明确，可能与 DNA 甲基化、免疫抑制、炎性反应、血管生成等相关[16~18]。多项荟萃分析结果也表明，现在吸烟者的前列腺癌相关死亡风险比从未吸烟者增加 14%~24%，且吸烟量与死亡风险存在一定剂量反应关系[7, 9]。

戒烟可能降低吸烟者前列腺癌的死亡风险。Cao 等开展队列研究，随访 22 年，发现与现在吸烟者相比，戒烟 <10 年者前列腺癌死亡的风险明显降低（HR 0.60，95%CI 0.54~0.68），戒烟 20 年者死亡风险进一步降低（HR 0.48，95%CI 0.43~0.54），与从未吸烟者相当（HR 0.44，95%CI 0.40~0.50）[19]。

参 考 文 献

一、概 述

［1］赫捷 . 2018 中国肿瘤登记年报 . 北京：人民卫生出版社，2019.

［2］World Health Organization, International Agency for Research on Cancer. Global Cancer Observatory: population fact sheets, China source: globocan 2018. (2019-05)［2020-04-24］. https: //gco. iarc. fr/ today/data/factsheets/populations/160-china-fact-sheets. pdf.

［3］CAI Y, XUE M, CHEN W, et al. Expenditure of hospital care on cancer in China, from 2011 to 2015. Chin J Cancer Res, 2017, 29 (3): 253-262.

［4］SHI JF, LIU CC, REN JS, et al. Economic burden of lung cancer attributable to smoking in China in 2015. Tob Control, 2020, 29 (2): 191-199.

［5］ISLAMI F, CHEN W, YU XQ, et al. Cancer deaths and cases attributable to lifestyle factors and infections in China, 2013. Ann Oncol, 2017, 28 (10): 2567-2574.

［6］XIA C, ZHENG R, ZENG H, et al. Provincial-level cancer burden attributable to active and second-hand smoking in China. Tob Control, 2019, 28 (6): 669-675.

二、肺　　癌

［1］World Health Organization, International Agency for Research on Cancer. Global Cancer Observatory: population fact sheets, china source: globocan 2018. (2019-05)［2020-04-24］. https: //gco. iarc. fr/ today/data/factsheets/populations/160-china-fact-sheets. pdf.

［2］郑荣寿, 孙可欣, 张思维, 等. 2015 年中国恶性肿瘤流行情况分析. 中华肿瘤杂志, 2009, 41 (1): 19-28.

［3］SHI JF, LIU CC, REN JS, et al. Economic burden of lung cancer attributable to smoking in China in 2015. Tobacco control, 2020, 29 (2): 191-199.

［4］DOLL R, HILL AB. The mortality of doctors in relation to their smoking habits; a preliminary report. BMJ, 1954, 1 (4877): 1451-1455.

［5］DOLL R, HILL AB. Lung cancer and other causes of death in relation to smoking; a second report on the mortality of British doctors. BMJ, 1956, 2 (5001): 1071-1081.

［6］DOLL R, HILL AB. Mortality in relation to smoking: ten years' observations of British doctors. BMJ, 1964, 1 (5396): 1460-1467.

［7］DOLL R, PETO R. Mortality in relation to smoking: 20 years' observations on male British doctors. BMJ, 1976, 2 (6051): 1525-1536.

［8］DOLL R, PETO R, BOREHAM J, et al. Mortality in relation to smoking: 50 years' observations on male British doctors. BMJ, 2004, 328 (7455): 1519.

［9］U.S. Department of Health and Human Services. The health consequences of involuntary smoking. A Report of the Surgeon General. Washington, DC: Superintendent of Documents, U.S. Government Printing Office, 2004.

［10］王惠杰, 张湘茹. 小细胞肺癌的治疗进展. 癌症进展杂志, 2005, 3 (5): 512-518.

［11］National Comprehensive Cancer Network. NCCN clinical practice guidelines in Oncology: Small Cell Lung Cancer. (2020. V3)［2020-04-24］. https: //www. nccn. org/professionals/physician_gls/default. aspx.

［12］ GANDINI S, BOTTERI E, IODICE S, et al. Tobacco smoking and cancer: a meta-analysis. Int J Cancer, 2008, 122 (1): 155-164.

［13］ WAKAI K, INOUE M, MIZOUE T, et al. Tobacco smoking and lung cancer risk: an evaluation based on a systematic review of epidemiological evidence among the Japanese population. Jpn J Clin Oncol, 2006, 36 (5): 309-324.

［14］ WANG A, KUBO J, LUO J, et al. Active and passive smoking in relation to lung cancer incidence in the Women's Health Initiative Observational Study prospective cohort. Ann Oncol, 2015, 26 (1): 221-230.

［15］ NORDLUND LA, CARSTENSEN JM, PERSHAGEN G. Are male and female smokers at equal risk of smoking-related cancer: evidence from a Swedish prospective study. Scand J public Health, 1999, 27 (1): 56-62.

［16］ HARA M, INOUE M, SHIMAZU T, et al. The association between cancer risk and age at onset of smoking in Japanese. J Epidemiol, 2010, 20 (2): 128-135.

［17］ LIU BQ, PETO R, CHEN ZM, et al. Emerging tobacco hazards in China: 1. retrospective proportional mortality study of one million deaths. BMJ, 1998, 317 (7170): 1411-1422.

［18］ PETO R, CHEN ZM, BOREHAM J. Tobacco-the growing epidemic. Nat Med, 1999, 5 (1): 15-17.

［19］ CHEN ZM, XU Z, COLLINS R, et al. Early health effects of the emerging tobacco epidemic in China. A 16-year prospective study. JAMA, 1997, 278 (18): 1500-1504.

［20］ YUAN JM, ROSS RK, WANG XL, et al. Morbidity and mortality in relation to cigarette smoking in Shanghai, China. A prospective male cohort study. JAMA, 1996, 275 (21): 1646-1650.

［21］ CHEN ZM, PETO R, IONA A, et al. Emerging tobacco-related cancer risks in China: a nationwide, prospective study of 0. 5 million adults. Cancer, 2015, 121 (Suppl 17): 3097-3106.

［22］ YU SZ, ZHAO N. Combined analysis of case-control studies of smoking and lung cancer in China. Lung cancer, 1996, 14 (Suppl 1): S161-S170.

［23］ 王文雷, 付莉, 崔亚玲, 等. 中国人群肺癌发病危险因素的 Meta 分析. 现代预防医学, 2008, 35 (22): 4336-4338.

［24］ 么鸿雁, 施侣元. 中国人群肺癌发病危险因素的 Meta 分析. 中华流行病学杂志, 2003, 24 (1): 45-49.

［25］ ISLAMI F, GODING SAUER A, MILLER KD, et al. Proportion and number of cancer cases and deaths attributable to potentially modifiable risk factors in the United States. CA Cancer J Clin, 2018, 68 (1): 31-54.

［26］ CAO B, HILL C, BONALDI C, et al. Cancers attributable to tobacco smoking in France in 2015. Eur J Public Health, 2018, 28 (4): 707-712.

［27］ ISLAMI F, CHEN W, YU XQ, et al. Cancer deaths and cases attributable to lifestyle factors and infections in China, 2013. Ann Oncol, 2017, 28 (10): 2567-2574.

［28］ HARRIS JE, THUN MJ, MONDUL AM, et al. Cigarette tar yields in relation to mortality from lung cancer in the cancer prevention study Ⅱ prospective cohort, 1982-8. BMJ, 2004, 328 (7431): 72.

［29］KHUDER SA, MUTGI AB. Effect of smoking cessation on major histologic types of lung cancer. Chest, 2001, 120 (5): 1577-1583.

［30］NAKAMURA K, HUXLEY R, ANSARY-MOGHADDAM A, et al. The hazards and benefits associated with smoking and smoking cessation in Asia: a meta-analysis of prospective studies. Tobacco control, 2009, 18 (5): 345-353.

［31］WONG KY, SEOW A, KOH WP, et al. Smoking cessation and lung cancer risk in an Asian population: findings from the Singapore Chinese Health Study. Br J Cancer, 2010, 103 (7): 1093-1096.

［32］PIRIE K, PETO R, REEVES GK, et al. The 21st century hazards of smoking and benefits of stopping: a prospective study of one million women in the UK. Lancet, 2013, 381 (9861): 133-141.

三、口腔和口咽部恶性肿瘤

［1］World Health Organization, International Agency for Research on Cancer. World Source: Globocan 2018. (2019-05)［2020/4/24］. http: //gco. iarc. fr/today/data/factsheets/populations/900-world-fact-sheets. pdf.

［2］World Health Organization, International Agency for Research on Cancer. China Source: Globocan 2018. (2019-05)［2020/4/24］. http: //gco. iarc. fr/today/data/factsheets/populations/160-china-fact-sheets. pdf.

［3］KEEPING ST, TEMPEST MJ, STEPHENS SJ, et al. The cost of oropharyngeal cancer in England: A retrospective hospital data analysis. Clin Otolaryngol, 2018, 43 (1): 223-229.

［4］U.S. Department of Health and Human Services. Smoking and health: report of the advisory committee of the surgeon general of the public health service. Washington, DC: Superintendent of Documents, U.S. Government Printing Office, 1964.

［5］U.S. Department of Health and Human Services. The health consequences of smoking: a public health service review. Washington, DC: Superintendent of Documents, U.S. Government Printing Office, 1967.

［6］U.S. Department of Health and Human Services. The health consequences of smoking: 1968 supplement to the 1967 public health service review. Washington, DC: Superintendent of Documents, U.S. Government Printing Office, 1968

［7］U.S. Department of Health and Human Services. The health consequences of smoking: a report of the surgeon general. Washington, DC: Superintendent of Documents, U.S. Government Printing Office, 1972.

［8］U.S. Department of Health and Human Services. The health consequences of smoking: a report of the surgeon general. Washington, DC: Superintendent of Documents, U.S. Government Printing Office, 1974.

［9］U.S. Department of Health and Human Services. Smoking and health: a report of the surgeon general. Washington, DC: Superintendent of Documents, U.S. Government Printing Office, 1979.

［10］U.S. Department of Health and Human Services. The health consequences of smoking-cancer: a report of the surgeon general. Washington, DC: Superintendent of Documents, U.S. Government Printing

Office, 1982.

［11］U.S. Department of Health and Human Services. Smoking and health in the Americas: a report of the surgeon general. Washington, DC: Superintendent of Documents, U.S. Government Printing Office, 1990.

［12］U.S. Department of Health and Human Services. The health consequences of smoking: a report of the surgeon general. Washington, DC: Superintendent of Documents, U.S. Government Printing Office, 2004.

［13］BLOT WJ, MCLAUGHLIN JK, WINN DM, et al. Smoking and drinking in relation to oral and pharyngeal cancer. Cancer Res, 1988, 48 (11): 3282-3287.

［14］LA VECCHIA C, FRANCESCHI S, BOSETTI C, et al. Time since stopping smoking and the risk of oral and pharyngeal cancers. J Natl Cancer Inst, 1999, 91 (8): 726-728.

［15］PIRIE K, PETO R, REEVES GK, et al. The 21st century hazards of smoking and benefits of stopping: a prospective study of one million women in the UK. Lancet, 2013, 381 (9861): 133-141.

［16］戴奇, 季步天, 徐敏, 等. 上海市区吸烟对几种主要恶性肿瘤的人群归因危险度分析. 肿瘤, 1994, 14 (4): 208-211.

［17］LI TI, CHIANG MT, CHIU KC, et al. The association of betel quid, alcohol, and cigarettes with salivary gland tumor- a case-control study. J Dent Sci, 2017, 12 (2): 151-155.

［18］CHRISTENSEN CH, ROSTRON B, COSGROVE C, et al. Association of cigarette, cigar, and pipe use with mortality risk in the US population. JAMA Intern Med, 2018, 178 (4): 469-476.

［19］HASHIBE M, BRENNAN P, CHUANG SC, et al. Interaction between tobacco and alcohol use and the risk of head and neck cancer: pooled analysis in the International Head and Neck Cancer Epidemiology Consortium. Cancer Epidemiol Biomarkers Prev, 2009, 18 (2): 541-550.

［20］FRIBORG JT, YUAN JM, WANG R, et al. A prospective study of tobacco and alcohol use as risk factors for pharyngeal carcinomas in Singapore Chinese. Cancer, 2007, 109 (6): 1183-1191.

［21］FREEDMAN ND, ABNET CC, LEITZMANN MF, et al. Prospective investigation of the cigarette smoking head and neck cancer association by sex. Cancer, 2007, 110 (7): 1593-1601.

［22］YEN TT, LIN WD, WANG CP, et al. The association of smoking, alcoholic consumption, betel quid chewing and oral cavity cancer: a cohort study. Eur Arch Otorhinolaryngol, 2008, 265 (11): 1403-1407.

［23］DOLL R, PETO R, BOREHAM J, et al. Mortality from cancer in relation to smoking: 50 years observations on British doctors. Br J Cancer, 2005, 92 (3): 426-429.

［24］MCLAUGHLIN JK, HRUBEC Z, BLOT WJ, et al. Smoking and cancer mortality among US veterans: a 26-year follow-up. Int J Cancer, 1995, 60 (2): 190-193.

［25］WEIR JM, DUNN JE JR. Smoking and mortality: a prospective study. Cancer, 1970, 25 (1): 105-112.

［26］DI CREDICO G, EDEFONTI V, POLESEL J, et al. Joint effects of intensity and duration of cigarette smoking on the risk of head and neck cancer: a bivariate spline model approach. Oral Oncol, 2019, 94: 47-57.

［27］CHEN F, LIN LS, YAN LJ, et al. Nomograms and risk scores for predicting the risk of oral cancer in different sexes: a large-scale case-control study. J Cancer, 2018, 9 (14): 2543-2548.

［28］CAO W, LIU Z, GOKAVARAPU S, et al. Reformed smokers have survival benefits after head and neck cancer. Br J Oral Maxillofac Surg, 2016, 54 (7): 818-825.

四、喉　癌

［1］World Health Organization, International Agency for Research on Cancer. World Source: Globocan 2018. (2019-05)［2020/4/24］. http: //gco. iarc. fr/today/data/factsheets/populations/900-world-fact-sheets. pdf.

［2］World Health Organization, International Agency for Research on Cancer. China Source: Globocan 2018. (2019-05)［2020/4/24］. http: //gco. iarc. fr/today/data/factsheets/populations/160-china-fact-sheets. pdf.

［3］U.S. Department of Health and Human Services. Smoking and health: report of the advisory committee of the surgeon general of the public health service. Washington, DC: Superintendent of Documents, U.S. Government Printing Office, 1964.

［4］Office of the Surgeon General (US). The Health Consequences of Smoking: A Report of the Surgeon General. Atlanta (GA): Centers for Disease Control and Prevention (US), 2004.

［5］RAITIOLA HS, PUKANDER JS. Etiological Factors of Laryngeal Cancer. Acta Otolaryngol Suppl, 2009, 117 (sup529): 215-217.

［6］WYNDER EL, STELLMAN SD. Impact of long-term filter cigarette usage on lung and larynx cancer risk: a case-control study. J Natl Cancer Inst, 1979, 62 (3): 471-477.

［7］JAYALEKSHMI PA, NANDAKUMAR A, AKIBA S, et al. Associations of tobacco use and alcohol drinking with laryngeal and hypopharyngeal cancer risks among men in Karunagappally, Kerala, India-Karunagappally cohort study. Plos One, 2013, 8 (8): e73716.

［8］耿敬, 席淑新, 周苹, 等. 中国人群喉癌发病率影响因素的 Meta 分析. 护士进修杂志, 2015, (17): 1554-1558.

［9］邰隽, 李爱东, 黄育北, 等. 中国人群吸烟与喉癌关系的 Meta 分析. 中国健康教育, 2013, (8): 699-703.

［10］TALAMINI R, BOSETTI C, LA VECCHIA C, et al. Combined effect of tobacco and alcohol on laryngeal cancer risk: a case-control study. Cancer Causes & Control, 2002, 13 (10): 957-964.

［11］TAVANI A, NEGRI E, FRANCESCHI S, et al. Attributable risk for laryngeal cancer in northern Italy. Cancer Epidemiol Biomarkers Prev, 1994, 3 (2): 121-125.

［12］DOSEMECI M, GOKMEN I, UNSAL M, et al. Tobacco, alcohol use, and risks of laryngeal and lung cancer by subsite and histologic type in Turkey. Cancer Causes & Control, 1997, 8 (5): 729-737.

［13］DI CREDICO G, EDEFONTI V, POLESEL J, et al. Joint effects of intensity and duration of cigarette smoking on the risk of head and neck cancer: A bivariate spline model approach. Oral Oncol, 2019, 94: 47-57.

［14］ZHU Y, GUO L, WANG S, et al. Association of Smoking and XPG, CYP1A1, OGG1, ERCC5, ERCC1, MMP2, and MMP9 Gene Polymorphisms with the early detection and occurrence of Laryngeal Squamous

Carcinoma. J Cancer, 2018, 9 (6): 968-977.

［15］ZHENG W, BLOT W J, SHU XO, et al. Diet and other risk factors for laryngeal cancer in Shanghai, China. Am J Epidemiol, 1992, 136 (2): 178-191.

［16］ALTIERI A, BOSETTI C, TALAMINI R, et al. Cessation of smoking and drinking and the risk of laryngeal cancer. Br J Cancer, 2002, 87 (11): 1227-1229.

五、膀　胱　癌

［1］World Health Organization, International Agency for Research on Cancer. World Source: Globocan 2018. (2019-05)［2020/4/24］. http: //gco. iarc. fr/today/data/factsheets/populations/900-world-fact-sheets. pdf.

［2］World Health Organization, International Agency for Research on Cancer. China Source: Globocan 2018. (2019-05)［2020/4/24］. http: //gco. iarc. fr/today/data/factsheets/populations/160-china-fact-sheets. pdf.

［3］SAMANIC C, KOGEVINAS M, DOSEMECI M, et al. Smoking and bladder cancer in spain: Effects of tobacco type, timing, environmental tobacco smoke, and gender. Cancer Epidemiol Biomarkers Prev, 2006, 15 (7): 1348-1354.

［4］PITARD A, BRENNAN P, CLAVEL J, et al. Cigar, pipe, and cigarette smoking and bladder cancer risk in European men. Cancer causes & control: CCC, 2001, 12 (6): 551-556.

［5］NORDLUND LA, CARSTENSEN JM, PERSHAGEN G. Cancer incidence in female smokers: a 26-year follow-up. Int J Cancer, 1997, 73 (5): 625-628.

［6］YUAN JM, ROSS RK, WANG XL, et al. Morbidity and mortality in relation to cigarette smoking in Shanghai, China. A prospective male cohort. J Am med Assoc, 1996, 275 (21): 1646-1650.

［7］ENGELAND A, ANDERSON A, HALDORSEN T, et al. Smoking habits and risk of cancers other than lung cancer: 28 years' follow-up of 26 000 Norwegian men and women. Cancer Causes & Control, 1996, 7 (5): 497-506.

［8］VAN OSCH FHM, JOCHEMS SH, VAN SCHOOTEN FJ, et al. Quantified relations between exposure to tobacco smoking and bladder cancer risk: a meta-analysis of 89 observational studies. Int J Epidemiol, 2016, 45 (3): 857-870.

［9］ZEEGERS MP, TAN FE, DORANT E, et al. The impact of characteristics of cigarette smoking on urinary tract cancer risk: a meta-analysis of epidemiologic studies. Cancer, 2000, 89 (3): 630-639.

［10］MASAOKA H, MATSUO K, ITO H, et al. Cigarette smoking and bladder cancer risk: an evaluation based on a systematic review of epidemiologic evidence in the Japanese population. Jpn J Clin Oncol, 2016, 46 (3): 273-283.

［11］LI Y, TINDLE HA, HENDRYX MS, et al. Smoking cessation and the risk of bladder cancer among postmenopausal women. Cancer prevention research, 2019, 12 (5): 305-314.

［12］ALBERG AJ, KOUZIS A, GENKINGER JM, et al. A prospective cohort study of bladder cancer risk in relation to active cigarette smoking and household exposure to secondhand cigarette smoke. Am J

Epidemiol, 2007, 165 (6): 660-666.

［13］韩瑞发, 潘建刚. 中国人群膀胱癌发病危险因素的meta分析. 中华泌尿外科杂志, 2006, 27 (4): 243-246.

［14］CHEN W, XIA C, ZHENG R, et al. Disparities by province, age, and sex in site-specific cancer burden attributable to 23 potentially modifiable risk factors in china: a comparative risk assessment. Lancet Glob health, 2019, 7 (2): e257-e269.

［15］戴奇山, 何慧婵, 蔡超, 等. 吸烟与中国人膀胱癌相关性的多中心病例对照研究. 中华医学杂志, 2011, 91 (34): 2404-2410.

［16］胡志全, 苏耀武, 曾星, 等. 膀胱癌与吸烟及烟草烟雾环境暴露的关系. 中华实验外科杂志, 2010, 27 (9): 1308-1310.

［17］BJERREGAARD BK, RAASCHOU-NIELSEN O, SORENSEN M, et al. Tobacco smoke and bladder cancer-in the European prospective investigation into cancer and nutrition. Int J cancer, 2006, 119 (10): 2412-2416.

［18］BARIS D, KARAGAS MR, VERRILL C, et al. A case-control study of smoking and bladder cancer risk: Emergent patterns over time. J Natl Cancer Inst, 2009, 101 (22): 1553-1561.

［19］CASTELAO JE, YUAN JM, SKIPPER PL, et al. Gender- and smoking-related bladder cancer risk. J Natl Cancer Inst, 2001, 93 (7): 538-545.

［20］苏耀武. 膀胱癌发病影响因素的病例对照研究. 武汉: 华中科技大学, 2010.

［21］WELTY CJ, WRIGHT JL, HOTALING JM, et al. Persistence of urothelial carcinoma of the bladder risk among former smokers: results from a contemporary, prospective cohort study. Urol Oncol, 2014, 32 (1): e21-e25.

六、宫　颈　癌

［1］World Health Organization, International Agency for Research on Cancer. World Source: Globocan 2018. (2019-05)［2020/4/24］. http: //gco. iarc. fr/today/data/factsheets/populations/900-world-fact-sheets. pdf.

［2］郑荣寿, 孙可欣, 张思维, 等. 2015年中国恶性肿瘤流行情况分析. 中华肿瘤杂志, 2019, 41 (1): 19-28.

［3］LA VECCHIA C, FRANCESCHI S, DECARLI A, et al. Cigarette smoking and the risk of cervical neoplasia. Am J Epidemiol, 1986, 123 (1): 22-29.

［4］GREENBERG ER, VESSEY M, MCPHERSON K, et al. Cigarette smoking and cancer of the uterine cervix. Br J Cancer, 1985, 51 (1): 139-141.

［5］BARON JA, BYERS T, GREENBERG ER, et al. Cigarette smoking in women with cancers of the breast and reproductive organs. J Natl Cancer Inst, 1986, 77 (3): 677-680.

［6］TULINIUS H, SIGFUSSON N, SIGVALDASON H, et al. Risk factors for malignant diseases: a cohort study on a population of 22 946 Icelanders. Cancer Epidemiol. Biomarkers Prev, 1997, 6 (11): 863-873.

［7］NORDLUND LA, CARSTENSEN JM, PERSHAGEN G. Cancer incidence in female smokers: a 26-year follow-up. Int J Cancer, 1997, 73 (5): 625-628.

[8] ENGELAND A, ANDERSEN A, HALDORSEN T, et al. Smoking habits and risk of cancers other than lung cancer: 28 years' follow-up of 26 000 Norwegian men and women. Cancer Causes & Control, 1996, 7 (5): 497-506.

[9] TVERDAL A, THELLE D, STENSVOLD I, et al. Mortality in relation to smoking history: 13 years' follow-up of 68 000 Norwegian men and women 35-49 years. J clin Epidemiol, 1993, 46 (5): 475-487.

[10] BUCCALOSSI P, VERONESI W, CASCINELLI N, et al. Cancer epidemiology: environmental factors. Proceedings of the eleventh international cancer congress. Florence, Vol. 3. Amsterdam, The Netherlands: Exerpta Medica, 1974: 26-35.

[11] International Collaboration of Epidemiological Studies of Cervical Cancer. Carcinoma of the cervix and tobacco smoking: collaborative reanalysis of individual data on 13 541 women with carcinoma of the cervix and 23 017 women without carcinoma of the cervix from 23 epidemiological studies. Int J Cancer, 2006, 118 (6): 1481-1495.

[12] HAVERKOS HW, SOON G, STECKLEY SL, et al. Cigarette smoking and cervical cancer: Part I: a meta-analysis. Biomed Pharmacother, 2003, 57 (2): 67-77.

[13] ROURA E, CASTELLSAGUE X, PAWLITA M, et al. Smoking as a major risk factor for cervical cancer and pre-cancer: results from the EPIC cohort. Int J Cancer, 2014, 135 (2): 453-466.

[14] KAPEU AS, LUOSTARINEN T, JELLUM E, et al. Is smoking an independent risk factor for invasive cervical cancer？A nested case-control study within nordic biobanks. Am J Epidemiol, 2009, 169 (4): 480-488.

[15] 张淞文, 赵群, 王涛, 等. 北京地区子宫颈癌发病相关因素分析-1∶3病例对照流行病学调查. 中国妇幼保健, 2010, 25 (7): 947-949.

[16] 阚士锋, 卢鑫, 王传新, 等. 山东地区宫颈癌危险因素病例对照研究. 山东大学学报 (医学版), 2009, 47 (4): 122-124.

[17] 何林, 吴赤蓬. 吸烟与宫颈癌关系的 Meta 分析. 中国妇幼保健, 2007, 22 (34): 4854-4856.

[18] 胡春霞, 李小丰, 余贵意. 已婚妇女宫颈癌发病影响因素 meta 分析. 中国公共卫生管理, 2015, (6): 936-937.

[19] 张晶晶, 秦家碧, 魏捷, 等. 中国妇女宫颈癌行为危险因素的 meta 分析. 中国初级卫生保健, 2014, 28 (11): 35-36.

[20] VACCARELLA S, HERRERO R, SNIJDERS PJ, et al. Smoking and human papillomavirus infection: pooled analysis of the International Agency for Research on Cancer HPV prevalence surveys. Int J Epidemiol, 2008, 37 (3): 536-546.

[21] CLARKE EA, MORGAN RW, NEWMAN AM. Smoking as a risk factor in cancer of the cervix: additional evidence from a case-control study. Am J Epidemiol, 1982, 115 (1): 59-66.

七、卵 巢 癌

[1] World Health Organization, International Agency for Research on Cancer. World Source: Globocan 2018. (2019-05) [2020-04-24]. http: //gco. iarc. fr/today/data/factsheets/populations/900-world-fact-sheets.

pdf.

［2］World Health Organization, International Agency for Research on Cancer. China Source: Globocan 2018. (2019-05)［2020-04-24］. http: //gco. iarc. fr/today/data/factsheets/populations/160-china-fact-sheets. pdf.

［3］BERAL V, GAITSKELL K, HERMON C, et al. Ovarian cancer and smoking: individual participant meta-analysis including 28 114 women with ovarian cancer from 51 epidemiological studies. Lancet Oncol, 2012, 13 (9): 946-956.

［4］TERRY PD, MILLER AB, JONES JG, et al. Cigarette smoking and the risk of invasive epithelial ovarian cancer in a prospective cohort study. European Journal of Cancer, 2003, 39 (8): 1157-1164.

［5］TWOROGER SS, GERTIG DM, GATES MA, et al. Caffeine, alcohol, smoking, and the risk of incident epithelial ovarian cancer. Cancer, 2008, 112 (5): 1169-1177.

［6］GATES MA, ROSNER BA, HECHT JL, et al. Risk factors for epithelial ovarian cancer by histologic subtype. Am J Epidemiol, 2010, 171 (1): 45-53.

［7］GRAM IT, LUKANOVA A, BRILL I, et al. Cigarette smoking and risk of histological subtypes of epithelial ovarian cancer in the EPIC cohort study. International Journal of Cancer, 2012, 130 (9): 2204-2210.

［8］PIRIE K, PETO R, REEVES GK, et al. The 21st century hazards of smoking and benefits of stopping: a prospective study of one million women in the UK. Lancet, 2013, 381 (9861): 133-141.

［9］SANTUCCI C, BOSETTI C, PEVERI G, et al. Dose-risk relationships between cigarette smoking and ovarian cancer histotypes: a comprehensive meta-analysis. Cancer causes & control: CCC, 2019, 30 (9): 1023-1032.

［10］LICAJ I, JACOBSEN BK, SELMER RM, et al. Smoking and risk of ovarian cancer by histological subtypes: an analysis among 300 000 Norwegian women. Br J Cancer, 2017, 116 (2): 270-276.

［11］COGLIANO VJ, BAAN R, STRAIF K, et al. Preventable exposures associated with human cancers. J Natl Cancer Inst, 2011, 103 (24): 1827-1839.

［12］KELEMEN LE, ABBOTT S, QIN B, et al. Cigarette smoking and the association with serous ovarian cancer in African American women: African American Cancer Epidemiology Study (AACES). Cancer Causes & Control, 2017, 28 (7): 699-708.

［13］KENFIELD SA, STAMPFER MJ, ROSNER BA, et al. Smoking and smoking cessation in relation to mortality in women. JAMA, 2008, 299 (17); 2037-2047.

［14］PRAESTEGAARD C, JENSEN A, JENSEN SM, et al. Cigarette smoking is associated with adverse survival among women with ovarian cancer: results from a pooled analysis of 19 studies. International Journal of Cancer, 2017, 140 (11); 2422-2435.

［15］戴奇, 季步天, 徐敏, 等. 上海市区吸烟对几种主要恶性肿瘤的人群归因危险度分析. 肿瘤, 1994, 04: 208-211.

八、胰　腺　癌

［1］World Health Organization, International Agency for Research on Cancer. World Source: Globocan, 2018.

(2019-05)［2020/4/24］. http: //gco. iarc. fr/today/data/factsheets/populations/900-world-fact-sheets. pdf.

［2］World Health Organization, International Agency for Research on Cancer. China Source: Globocan 2018. (2019-05)［2020/4/24］. http: //gco. iarc. fr/today/data/factsheets/populations/160-china-fact-sheets. pdf. Ferlay JEM.

［3］赫捷,陈万青. 2017 中国肿瘤登记年报. 北京:人民卫生出版社, 2018.

［4］TINGSTEDT B, ANDERSSON E, FLINK A, et al. Pancreatic cancer, healthcare cost, and loss of productivity: a register-based approach. World J Surg, 2011, 35 (10): 2298-2305.

［5］ANSARY-MOGHADDAM A, HUXLEY R, BARZI F, et al. The effect of modifiable risk factors on pancreatic cancer mortality in populations of the Asia-Pacific region. Cancer Epidemiol Biomarkers Prev, 2006, 15 (12): 2435-2440.

［6］GALLICCHIO L, KOUZIS A, GENKINGER JM, et al. Active cigarette smoking, household passive smoke exposure, and the risk of developing pancreatic cancer. Prev Med, 2006, 42 (3): 200-205.

［7］ISAKSSON B, JONSSON F, PEDERSEN NL, et al. Lifestyle factors and pancreatic cancer risk: a cohort study from the Swedish Twin Registry. Int J Cancer, 2002, 98 (3): 480-482.

［8］JEE SH, SAMET JM, OHRR H, et al. Smoking and cancer risk in Korean men and women. Cancer Causes ＆ Control, 2004, 15 (4): 341-348.

［9］LARSSON SC, PERMERT J, HAKANSSON N, et al. Overall obesity, abdominal adiposity, diabetes and cigarette smoking in relation to the risk of pancreatic cancer in two Swedish population-based cohorts. Br J Cancer, 2005, 93 (11): 1310-1315.

［10］YUN YH, JUNG KW, BAE JM, et al. Cigarette smoking and cancer incidence risk in adult men: National Health Insurance Corporation Study. Cancer Detect Prev, 2005, 29 (1): 15-24.

［11］IODICE S, GANDINI S, MAISONNEUVE P, et al. Tobacco and the risk of pancreatic cancer: a review and meta-analysis. Langenbecks Arch Surg, 2008, 393 (4): 535-545.

［12］LYNCH SM, VRIELING A, LUBIN JH, et al. Cigarette smoking and pancreatic cancer: a pooled analysis from the pancreatic cancer cohort consortium. Am J Epidemiol, 2009, 170 (4): 403-413.

［13］BOSETTI C, LUCENTEFORTE E, SILVERMAN DT, et al. Cigarette smoking and pancreatic cancer: an analysis from the International Pancreatic Cancer Case-Control Consortium (Panc4). Ann Oncol, 2012, 23 (7): 1880-1888.

［14］LI W, RAY RM, GAO DL, et al. Occupational risk factors for pancreatic cancer among female textile workers in Shanghai, China. Occup Environ Med, 2006, 63 (12): 788-793.

［15］PANG Y, HOLMES MV, GUO Y, et al. Smoking, alcohol, and diet in relation to risk of pancreatic cancer in China: a prospective study of 0. 5 million people. Cancer Med, 2018, 7 (1): 229-239.

［16］JI BT, CHOW WH, DAI Q, et al. Cigarette smoking and alcohol consumption and the risk of pancreatic cancer: a case-control study in Shanghai, China. Cancer Causes & Control, 1995, 6 (4): 369-376.

［17］陆星华,王丽,李辉,等. 胰腺癌相关危险因素研究及高危评分模型的建立. 中华消化杂志, 2005,

　　25 (9): 515-520.

［18］ZHENG Z, ZHENG R, HE Y, et al. Risk factors for pancreatic cancer in China: a multicenter case-control study. J Epidemiol, 2016, 26 (2): 64-70.

［19］WANG Y, DUAN H, YANG X, et al. Cigarette smoking and the risk of pancreatic cancer: a case-control study. Med Oncol, 2014, 31 (10): 184.

［20］ZOU L, ZHONG R, SHEN N, et al. Non-linear dose-response relationship between cigarette smoking and pancreatic cancer risk: evidence from a meta-analysis of 42 observational studies. Eur J Cancer, 2014, 50 (1): 193-203.

［21］施健, 吴诚, 刘苏, 等. 我国胰腺癌部分发病危险因素的 Meta 分析. 胰腺病学, 2004, 4 (3): 154-158.

九、肝　癌

［1］World Health Organization, International Agency for Research on Cancer. Global cancer observatory: population fact sheets, Liver Source: Globocan 2018. (2019-05)［2020-04-25］. https: //gco. iarc. fr/today/data/factsheets/cancers/11-Liver-fact-sheet. pdf.

［2］World Health Organization, International Agency for Research on Cancer. Global Cancer Observatory: population fact sheets, China Source: Globocan 2018. (2019-05)［2020-04-25］. https: //gco. iarc. fr/today/data/factsheets/populations/160-china-fact-sheets. pdf.

［3］郑荣寿, 孙可欣, 张思维, 等. 2015 年中国恶性肿瘤流行情况分析. 中华肿瘤杂志, 2019, 41 (1): 19-28.

［4］王黎君, 殷鹏, 刘韫宁, 等. 1990 年与 2013 年中国人群肝癌疾病负担研究. 中华流行病学杂志, 2016, 37 (6): 758-762.

［5］World Health Organization. International Agency for Research on Cancer. IARC monographs on the evaluation of carcinogenic risks to humans: tobacco smoke and involuntary smoking.［2019-09-03］. http: //monographs. iarc. fr/ENG/Monographs/vol83/.

［6］FAN JH, WANG JB, JIANG Y, et al. Attributable causes of liver cancer mortality and incidence in China. Asian Pac J Cancer Prev, 2013, 14 (12): 7251-7256.

［7］BASA GF, HIRAYAMA T, CRUZ-BASA AG. Cancer epidemiology in the Philippines. Natl Cancer Inst Monogr, 1977, 47: 45-56.

［8］CHEN CJ, LIANG KY, CHANG AS, et al. Effects of hepatitis B virus, alcohol drinking, cigarette smoking and familial tendency on hepatocellular carcinoma. Hepatology, 1991, 13 (3): 398-406.

［9］CHEN ZM, LIU BQ, BOREHAM J, et al. Smoking and liver cancer in China: case-control comparison of 36 000 liver cancer deaths vs. 17 000 cirrhosis deaths. International Journal of Cancer, 2003, 107 (1): 106-112.

［10］CHIBA T, MATSUZAKI Y, ABEI M, et al. The role of previous hepatitis B virus infection and heavy smoking in hepatitis C virus-related hepatocellular carcinoma. Am J Gastroenterol, 1996, 91 (6): 1195-1203.

［11］AKIBA S, HIRAYAMA T. Cigarette smoking and cancer mortality risk in Japanese men and women-results from reanalysis of the six-prefecture cohort study data. Environmental health perspectives, 1990, 87: 19-26.

［12］HSING AW, MCLAUGHLIN JK, HRUBEC Z, et al. Cigarette smoking and liver cancer among US veterans. Cancer Causes & Control, 1990, 1 (3): 217-221.

［13］LIN L, YANG F, YE Z, et al. Case-control study of cigarette smoking and primary hepatoma in an aflatoxin-endemic region of China: a protective effect. Pharmacogenetics, 1991, 1 (2): 79-85.

［14］MURATA M, TAKAYAMA K, CHOI BC, et al. A nested case-control study on alcohol drinking, tobacco smoking, and cancer. Cancer Detect Prev, 1996, 20 (6): 557-565.

［15］BATTY GD, KIVIMAKI M, GRAY L, et al. Cigarette smoking and site-specific cancer mortality: testing uncertain associations using extended follow-up of the original Whitehall study. Ann Oncol, 2008, 19 (5): 996-1002.

［16］FRANCESCHI S, MONTELLA M, POLESEL J, et al. Hepatitis viruses, alcohol, and tobacco in the etiology of hepatocellular carcinoma in Italy. Cancer Epidemiology Biomarkers Prevention, 2006, 15 (4): 683.

［17］TANAKA K, TSUJI I, WAKAI K, et al. Cigarette smoking and liver cancer risk: an evaluation based on a systematic review of epidemiologic evidence among Japanese. Jpn J Clin Oncol, 2006, 36 (7): 445-456.

［18］LEE YC, COHET C, YANG YC, et al. Meta-analysis of epidemiologic studies on cigarette smoking and liver cancer. Int J Epidemiol, 2009, 38 (6): 1497-1511.

［19］ABDEL-RAHMAN O, HELBLING D, SCHÖB O, et al. Cigarette smoking as a risk factor for the development of and mortality from hepatocellular carcinoma: an updated systematic review of 81 epidemiological studies. Journal of Evidence-Based Medicine, 2017, 10 (4): 245-254.

［20］龚杰, 虞颖映, 舒畅, 等. 吸烟与肝癌发病风险的Meta分析. 国际流行病学传染病学杂志, 2015, 42 (4): 250-255.

［21］ISLAMI F, GODING SAUER A, MILLER KD, et al. Proportion and number of cancer cases and deaths attributable to potentially modifiable risk factors in the United States. CA Cancer J Clin, 2018, 68 (1): 31-54.

［22］YU MW, YOU SL, CHANG AS, et al. Association between hepatitis C virus antibodies and hepatocellular carcinoma in Taiwan. Cancer Research, 1991, 51 (20): 5621.

［23］LONDON WT, EVANS AA, MCGLYNN K, et al. Viral, host and environmental risk factors for hepatocellular carcinoma: a prospective study in haimen city, China. Intervirology, 1995, 38 (3-4): 155-161.

［24］张薇, 高玉堂, 王学励, 等. 吸烟与原发性肝癌关系的巢式病例对照研究. 中华肿瘤杂志, 2009, 31 (1): 20-23.

［25］曾运红, 谭卫仙. 原发性肝癌发病主要危险因素的Meta分析. 现代预防医学, 2004, 31 (2): 172-174.

［26］刘银梅, 沈月平, 刘娜, 等. 吸烟与肝癌关系的Meta分析. 现代预防医学, 2010, 37 (20): 3801-3807, 3815.

［27］ZHAO JK, WU M, KIM CH, et al. Jiangsu four cancers study: a large case-control study of lung, liver, stomach, and esophageal cancers in Jiangsu province, China. European Journal of Cancer Prevention, 2017, 26 (4): 357-364.

［28］LIU X, BAECKER A, WU M, et al. Interaction between tobacco smoking and hepatitis B virus infection on the risk of liver cancer in a Chinese population. International Journal of cancer, 2018, 142 (8): 1560-1567.

［29］PANG Q, QU K, ZHANG J, et al. Cigarette smoking increases the risk of mortality from liver cancer: a clinical-based cohort and meta-analysis. Journal of Gastroenterology and Hepatology, 2015, 30 (10): 1450-1460.

［30］DOLL R, PETO R, BOREHAM J, et al. Mortality from cancer in relation to smoking: 50 years observations on British doctors. British Journal of Cancer, 2005, 92 (3): 426-429.

［31］TSENG CH. Type 2 diabetes, smoking, insulin use, and mortality from hepatocellular carcinoma: a 12-year follow-up of a national cohort in Taiwan. Hepatology International, 2013, 7 (2): 693-702.

［32］YUAN JM, ROSS RK, WANG XL, et al. Morbidity and mortality in relation to cigarette smoking in Shanghai, China: a prospective male cohort study. JAMA, 1996, 275 (21): 1646-1650.

十、食　管　癌

［1］BRAY F, FERLAY J, SOERJOMATARAM I, et al. Global cancer statistics 2018: GLOBOCAN estimates of incidence and mortality worldwide for 36 cancers in 185 countries. CA Cancer J Clin, 2018, 68 (6): 394-424.

［2］郑荣寿, 孙可欣, 张思维, 等. 2015年中国恶性肿瘤流行情况分析. 中华肿瘤杂志, 2019, 41 (1): 19-28.

［3］CAI Y, XUE M, CHEN W, et al. Expenditure of hospital care on cancer in China, from 2011 to 2015. Chin J Cancer Res, 2017, 29 (3): 253-262.

［4］Office of the Surgeon General (US). The health consequences of smoking: a report of the surgeon general. Atlanta (GA): Centers for Disease Control and Prevention (US), 2004.

［5］WANG QL, XIE SH, LI WT, et al. Smoking cessation and risk of esophageal cancer by histological type: systematic review and meta-analysis. J Natl Cancer Inst, 2017, 109 (12): djx115.

［6］COOK MB, KAMANGAR F, WHITEMAN DC, et al. Cigarette smoking and adenocarcinomas of the esophagus and esophagogastric junction: a pooled analysis from the international BEACON consortium. J Natl Cancer Inst, 2010, 102 (17): 1344-1353.

［7］KUNZMANN AT, THRIFT AP, CARDWELL CR, et al. Model for identifying individuals at risk for esophageal adenocarcinoma. Clin Gastroenterol Hepatol, 2018, 6 (8): 1229-1236.

［8］ISHIGURO S, SASAZUKI S, INOUE M, et al. Effect of alcohol consumption, cigarette smoking and flushing response on esophageal cancer risk: a population-based cohort study (JPHC study). Cancer Lett, 2009, 275 (2): 240-246.

［9］YUN YH, JUNG KW, BAE JM, et al. Cigarette smoking and cancer incidence risk in adult men: National Health Insurance Corporation Study. Cancer Detect Prev, 2005, 29 (1): 15-24.

[10] JEE SH, SAMET JM, OHRR H, et al. Smoking and cancer risk in Korean men and women. Cancer Causes & Control, 2004, 15 (4): 341-348.

[11] XIE SH, LAGERGREN J. A model for predicting individuals' absolute risk of esophageal adenocarcinoma: moving toward tailored screening and prevention. Int J Cancer, 2016, 138 (12): 2813-2819.

[12] HASHIBE M, BOFFETTA P, JANOUT V, et al. Esophageal cancer in Central and Eastern Europe: tobacco and alcohol. Int J Cancer, 2007, 120 (7): 1518-1522.

[13] GANESH B, TALOLE S D, DIKSHIT R. Tobacco, alcohol and tea drinking as risk factors for esophageal cancer: a case-control study from Mumbai, India. Cancer Epidemiol, 2009, 33 (6): 431-434.

[14] THRIFT AP, KENDALL BJ, PANDEYA N, et al. A model to determine absolute risk for esophageal adenocarcinoma. Clin Gastroenterol Hepatol, 2013, 11 (2): 138-144.

[15] ASOMBANG AW, KAYAMBA V, LISULO MM, et al. Esophageal squamous cell cancer in a highly endemic region. World J Gastroenterol, 2016, 22 (9): 2811-2817.

[16] 谭淼, 熊文婧, 朱宗玉, 等. 中国人群食管癌发病影响因素的系统综述和Meta分析. 现代预防医学, 2014, 41 (23): 4310-4316.

[17] CHEN W, XIA C, ZHENG R, et al. Disparities by province, age, and sex in site-specific cancer burden attributable to 23 potentially modifiable risk factors in China: a comparative risk assessment. Lancet Glob Health, 2019, 7 (2): e257-e269.

[18] CHEN ZM, PETO R, IONA A, et al. Emerging tobacco-related cancer risks in China: a nationwide, prospective study of 0. 5 million adults. Cancer, 2015, 121 (Suppl 17): 3097-3106.

[19] WANG QL, LAGERGREN J, XIE SH. Prediction of individuals at high absolute risk of esophageal squamous cell carcinoma. Gastrointest Endosc, 2019, 89 (4): 726-732.

[20] VIOQUE J, BARBER X, BOLUMAR F, et al. Esophageal cancer risk by type of alcohol drinking and smoking: a case-control study in Spain. BMC Cancer, 2008, 8: 221.

[21] TRAMACERE I, LA VECCHIA C, NEGRI E. Tobacco smoking and esophageal and gastric cardia adenocarcinoma: a meta-analysis. Epidemiology, 2011, 22 (3): 344-349.

[22] 廖震华, 田俊. 吸烟与食管癌发病关系的Meta分析. 数理医药学杂志, 2009, 22 (6): 675-679.

[23] 王波, 张艳, 徐德忠, 等. 西安市食管癌危险因素的Meta分析. 医学争鸣, 2004, 25 (21): 1952-1954.

[24] CASTELLSAGUE X, MUNOZ N, De STEFANI E, et al. Independent and joint effects of tobacco smoking and alcohol drinking on the risk of esophageal cancer in men and women. Int J Cancer, 1999, 82 (5): 657-664.

十一、胃　癌

[1] World Health Organization, International Agency for Research on Cancer. Global Cancer Observatory: population fact sheets, Stomach Source: Globocan 2018. (2019-05) [2020-04-25]. https: //gco. iarc. fr/today/data/factsheets/cancers/7-Stomach-fact-sheet. pdf.

[2] World Health Organization, International Agency for Research on Cancer. Global Cancer Observatory:

population fact sheets, China Source: Globocan 2018. (2019-05)［2020-04-25］. https: //gco. iarc. fr/ today/data/factsheets/populations/160-china-fact-sheets. pdf.

［3］Office of the Surgeon General (US), Office on Smoking and Health (US). The health consequences of smoking: a report of the surgeon general. Atlanta (GA): Centers for Disease Control and Prevention (US), 2004.

［4］HO SY, LAM TH, JIANG CQ, et al. Smoking, occupational exposure and mortality in workers in Guangzhou, China. Ann Epidemiol, 2002, 12 (6): 370-377.

［5］SASAZUKI S, SASAKI S, TSUGANE S. Cigarette smoking, alcohol consumption and subsequent gastric cancer risk by subsite and histologic type. Int J Cancer, 2002, 101 (6): 560-566.

［6］JEE SH, SAMET JM, OHRR H, et al. Smoking and cancer risk in Korean men and women. Cancer Causes & Control, 2004, 15 (4): 341-348.

［7］KOIZUMI Y, TSUBONO Y, NAKAYA N, et al. Cigarette smoking and the risk of gastric cancer: a pooled analysis of two prospective studies in Japan. Int J Cancer, 2004, 112 (6): 1049-1055.

［8］FUJINO Y, MIZOUE T, TOKUI N, et al. Cigarette smoking and mortality due to stomach cancer: findings from the JACC Study. J Epidemiol, 2005, 15 (Suppl 2): S113-S119.

［9］SAUVAGET C, LAGARDE F, NAGANO J, et al. Lifestyle factors, radiation and gastric cancer in atomic-bomb survivors (Japan). Cancer Causes & Control, 2005, 16 (7): 773-780.

［10］TRAN GD, SUN XD, ABNET CC, et al. Prospective study of risk factors for esophageal and gastric cancers in the Linxian general population trial cohort in China. Int J Cancer, 2005, 113 (3): 456-463.

［11］KIM Y, SHIN A, GWACK J, et al. Cigarette smoking and gastric cancer risk in a community-based cohort study in Korea. J Prev Med Public Health, 2007, 40 (6): 467-474.

［12］SUNG NY, CHOI KS, PARK EC, et al. Smoking, alcohol and gastric cancer risk in Korean men: the National Health Insurance Corporation Study. Br J Cancer, 2007, 97 (5): 700-704.

［13］SHIKATA K, DOI Y, YONEMOTO K, et al. Population-based prospective study of the combined influence of cigarette smoking and Helicobacter pylori infection on gastric cancer incidence: the Hisayama Study. Am J Epidemiol, 2008, 168 (12): 1409-1415.

［14］SIMÁN JH, FORSGREN A, BERGLUND G, et al. Tobacco smoking increases the risk for gastric adenocarcinoma among Helicobacter pylori-infected individuals. Scand J Gastroenterol, 2001, 36 (2): 208-213.

［15］GONZÁLEZ CA, PERA G, AGUDO A, et al. Smoking and the risk of gastric cancer in the European Prospective Investigation Into Cancer and Nutrition (EPIC). Int J Cancer, 2003, 107 (4): 629-634.

［16］LINDBLAD M, RODRÍGUEZ LA, LAGERGREN J. Body mass, tobacco and alcohol and risk of esophageal, gastric cardia, and gastric non-cardia adenocarcinoma among men and women in a nested case-control study. Cancer Causes & Control, 2005, 16 (3): 285-294.

［17］SJÖDAHL K, LU Y, NILSEN TI, et al. Smoking and alcohol drinking in relation to risk of gastric cancer: a population-based, prospective cohort study. Int J Cancer, 2007, 120 (1): 128-132.

[18] ZENDEHDEL K, NYRÉN O, LUO J, et al. Risk of gastroesophageal cancer among smokers and users of Scandinavian moist snuff. Int J Cancer, 2008, 122 (5): 1095-1099.

[19] HISHIDA A, MATSUO K, GOTO Y, et al. Smoking behavior and risk of Helicobacter pylori infection, gastric atrophy and gastric cancer in Japanese. Asian Pac J Cancer Prev, 2010, 11 (3): 669-673.

[20] LADEIRAS-LOPES R, PEREIRA AK, NOGUEIRA A, et al. Smoking and gastric cancer: systematic review and meta-analysis of cohort studies. Cancer Causes & Control, 2008, 19 (7): 689-701.

[21] LA TORRE G, CHIARADIA G, GIANFAGNA F, et al. Smoking status and gastric cancer risk: an updated meta-analysis of case-control studies published in the past ten years. Tumori, 2009, 95 (1): 13-22.

[22] LI WY, HAN Y, XU HM, et al. Smoking status and subsequent gastric cancer risk in men compared with women: a meta-analysis of prospective observational studies. BMC cancer, 2019, 19 (1): 377.

[23] TONG GX, LIANG H, CHAI J, et al. Association of risk of gastric cancer and consumption of tobacco, alcohol and tea in the Chinese population. Asian Pac J Cancer Prev, 2014, 15 (20): 8765-8774.

[24] PRAUD D, ROTA M, PELUCCHI C, et al. Cigarette smoking and gastric cancer in the Stomach Cancer Pooling (StoP) Project. Eur J Cancer Prev, 2018, 27 (2): 124-133.

[25] 孙晓东, 黄育北, 王波, 等. 中国人群吸烟与胃癌发病关系的 Meta 分析. 中国慢性病预防与控制, 2009, 17 (3): 247-251.

[26] MOY KA, FAN Y, WANG R, et al. Alcohol and tobacco use in relation to gastric cancer: a prospective study of men in Shanghai, China. Cancer Epidemiol Biomarkers Prev, 2010, 19 (9): 2287-2297.

[27] CHEN ZM, PETO R, IONA A, et al. Emerging tobacco-related cancer risks in China: a nationwide, prospective study of 0. 5 million adults. Cancer, 2015, 121 (Suppl 17): 3097-3106.

[28] ZHAO JK, WU M, KIM CH, et al. Jiangsu Four Cancers Study: a large case-control study of lung, liver, stomach, and esophageal cancers in Jiangsu Province, China. Eur J Cancer Prev, 2017, 26 (4): 357-364.

[29] JI BT, CHOW WH, YANG G, et al. The influence of cigarette smoking, alcohol, and green tea consumption on the risk of carcinoma of the cardia and distal stomach in Shanghai, China. Cancer, 1996, 77 (12): 2449-2457.

十二、肾　　癌

[1] World Health Organization, International Agency for Research on Cancer. Global Cancer Observatory: population fact sheets, Kidney Source: Globocan 2018. (2019-05) [2020-04-25]. https: //gco. iarc. fr/ today/data/factsheets/cancers/29-kidney-fact-sheet. pdf.

[2] World Health Organization, International Agency for Research on Cancer. Global Cancer Observatory: population fact sheets, China Source: Globocan 2018. (2019-05) [2020-04-25]. https: //gco. iarc. fr/ today/data/factsheets/populations/160-china-fact-sheets. pdf.

[3] CUMBERBATCH MG, ROTA M, CATTO JW, et al. The role of tobacco smoke in bladder and kidney carcinogenesis: a comparison of exposures and meta-analysis of incidence and mortality risks. Eur Urol, 2016, 70 (3): 458-466.

[4] HUNT JD, VAN DER HEL OL, MCMILLAN GP, et al. Renal cell carcinoma in relation to cigarette smoking:

meta-analysis of 24 studies. Int J Cancer, 2005, 114 (1): 101-108.

［5］FREEDMAN ND, ABNET CC, CAPORASO NE, et al. Impact of changing us cigarette smoking patterns on incident cancer: risks of 20 smoking-related cancers among the women and men of the NIH-QQRP cohort. Int J Epidemiol, 2016, 45 (3): 846-856.

［6］BLAKELY T, BARENDREGT JJ, FOSTER RH, et al. The association of active smoking with multiple cancers: national census-cancer registry cohorts with quantitative bias analysis. Cancer Causes & Control, 2013, 24 (6): 1243-1255.

［7］MCLAUGHLIN JK, GAO YT, GAO RN, et al. Risk factors for renal-cell cancer in Shanghai, China. Int J Cancer, 1992, 52 (4): 562-565.

［8］LIU X, PEVERI G, BOSETTI C, et al. Dose-response relationships between cigarette smoking and kidney cancer: a systematic review and meta-analysis. Crit Rev Oncol Hematol, 2019, 142: 86-93.

［9］MCLAUGHLIN JK, LINDBLAD P, MELLEMGAARD A, et al. International renal-cell cancer study. Ⅰ. Tobacco use. Int J Cancer, 1995, 60 (2): 194-198.

［10］LA VECCHIA C, NEGRI E, D'AVANZO B, et al. Smoking and renal cell carcinoma. Cancer Res, 1990, 50 (17): 5231-5233.

［11］THEIS RP, DOLWICK GRIEB SM, BURR D, et al. Smoking, environmental tobacco smoke, and risk of renal cell cancer: a population-based case-control study. BMC Cancer, 2008, 8: 387.

［12］YUAN JM, CASTELAO JE, GAGO-DOMINGUEZ M, et al. Tobacco use in relation to renal cell carcinoma. Cancer Epidemiol Biomarkers Prev, 1998, 7 (5): 429-433.

十三、急性白血病

［1］World Health Organization, International Agency for Research on Cancer. Global Cancer Observatory: population fact sheets, Leukaemia Source: Globocan 2018. (2019-05)［2020-04-25］. https: //gco. iarc. fr/today/data/factsheets/cancers/36-Leukaemia-fact-sheet. pdf.

［2］World Health Organization, International Agency for Research on Cancer. Global Cancer Observatory: population fact sheets, China Source: Globocan 2018. (2019-05)［2020-04-25］. https: //gco. iarc. fr/today/data/factsheets/populations/160-china-fact-sheets. pdf.

［3］COLAMESTA V, D'AGUANNO S, BRECCIA M, et al. Do the smoking intensity and duration, the years since quitting, the methodological quality and the year of publication of the studies affect the results of the meta-analysis on cigarette smoking and acute myeloid leukemia (aml) in adults？Crit Rev Oncol Hematol, 2016, 99: 376-388.

［4］FERNBERG P, ODENBRO A, BELLOCCO R, et al. Tobacco use, body mass index, and the risk of leukemia and multiple myeloma: a nationwide cohort study in Sweden. Cancer Res, 2007, 67 (12): 5983-5986.

［5］FRIEDMAN GD. Cigarette smoking, leukemia, and multiple myeloma. Ann Epidemiol, 1993, 3 (4): 425-428.

［6］Office of the Surgeon General (US), Office on Smoking and Health (US). The health consequences of smoking: a report of the surgeon general. Atlanta (GA): Centers for Disease Control and Prevention (US),

2004.

［7］SOPHIA F, PRISCILLA M, NAUSHABA K, et al. The relation between cigarette smoking and risk of acute myeloid leukemia: an updated meta-analysis of epidemiological studies, Am J Hematol, 2014, 89 (8): E125-E132.

［8］MUSSELMAN JRB, BLAIR CK, CERHAN JR, et al. Risk of adult acute and chronic myeloid leukemia with cigarette smoking and cessation. Cancer Epidemiol, 2013, 37 (4): 410-416.

［9］KANE EV, ROMAN E, CARTWRIGHT R, et al. Tobacco and the risk of acute leukaemia in adults. Br J Cancer, 1999, 81 (7): 1228-1233.

十四、鼻　咽　癌

［1］World Health Organization, International Agency for Research on Cancer. Global Cancer Observatory: population fact sheets, Nasopharynx Source: Globocan 2018. (2019-05)［2020-04-25］. https: //gco. iarc. fr/today/data/factsheets/cancers/4-Nasopharynx-fact-sheet. pdf.

［2］World Health Organization, International Agency for Research on Cancer. Global Cancer Observatory: population fact sheets, China Source: Globocan 2018. (2019-05)［2020-04-25］. https: //gco. iarc. fr/today/data/factsheets/populations/160-china-fact-sheets. pdf.

［3］RAMSEY T, HOJJAT H, YUHAN B, et al. Disparities in impact of nasopharyngeal cancer: an analysis of global health burden. Laryngoscope, 2019, 129 (11): 2482-2486.

［4］XUE WQ, QIN HD, RUAN HL, et al. Quantitative association of tobacco smoking with the risk of nasopharyngeal carcinoma: a comprehensive meta-analysis of studies conducted between 1979 and 2011. Am J Epidemiol, 2013, 178 (3): 325-338.

［5］LONG M, FU Z, LI P, et al. Cigarette smoking and the risk of nasopharyngeal carcinoma: a meta-analysis of epidemiological studies. BMJ Open, 2017, 7 (10): e016582.

［6］POLESEL J, FRANCESCHI S, TALAMINI R, et al. Tobacco smoking, alcohol drinking, and the risk of different histological types of nasopharyngeal cancer in a low-risk population. Oral Oncol, 2011, 47 (6): 541-545.

［7］LIN JH, JIANG CQ, HO SY, et al. Smoking and nasopharyngeal carcinoma mortality: a cohort study of 101 823 adults in Guangzhou, China. BMC Cancer, 2015, 15: 906.

［8］CHANG ET, LIU Z, HILDESHEIM A, et al. Active and passive smoking and risk of nasopharyngeal carcinoma: a population-based case-control study in Southern China. Am J Epidemiol, 2017, 185 (12): 1272-1280.

［9］XIE SH, YU IT, TSE LA, et al. Tobacco smoking, family history, and the risk of nasopharyngeal carcinoma: a case-referent study in Hong Kong Chinese. Cancer Causes & Control, 2015, 26 (6): 913-921.

［10］纪雪梅, 孙凌, 何忠时, 等. 吸烟饮酒作为低发区鼻咽癌致病因素的分析. 中华疾病控制杂志, 2010, 14 (5): 393-396.

［11］XU FH, XIONG D, XU YF, et al. An epidemiological and molecular study of the relationship between smoking, risk of nasopharyngeal carcinoma, and Epstein-Barr virus activation. J Natl Cancer Inst, 2012, 104 (18): 1396-1410.

［12］PIRIE K, PETO R, REEVES GK, et al. The 21st century hazards of smoking and benefits of stopping: a prospective study of one million women in the UK. Lancet, 2013, 381 (9861): 133-141.

［13］HE YQ, LIAO XY, XUE WQ, et al. Association between environmental factors and oral Epstein-Barr virus DNA loads: a multicenter cross-sectional study in China. J Infect Dis, 2019, 219 (3): 400-409.

［14］HE YQ, XUE WQ, XU FH, et al. The relationship between environmental factors and the profile of Epstein-Barr virus antibodies in the lytic and latent infection periods in healthy populations from endemic and non-endemic nasopharyngeal carcinoma areas in China. EBioMedicine, 2018, 30: 184-191.

十五、结 直 肠 癌

［1］World Health Organization, International Agency for Research on Cancer. Global Cancer Observatory: population fact sheets, Colorectum Source: Globocan 2018. (2019-05)［2020-04-25］. https: //gco. iarc. fr/today/data/factsheets/cancers/10_8_9-Colorectum-fact-sheet. pdf.

［2］World Health Organization, International Agency for Research on Cancer. Global Cancer Observatory: population fact sheets, China Source: Globocan 2018. (2019-05)［2020-04-25］. https: //gco. iarc. fr/today/data/factsheets/populations/160-china-fact-sheets. pdf.

［3］SHI JF, LIU GX, WANG H, et al. Medical expenditures for colorectal cancer diagnosis and treatment: a 10-year high-level-hospital-based multicenter retrospective survey in China, 2002-2011. Chin J Cancer Res, 2019, 31 (5): 1-13.

［4］BOTTERI E, IODICE S, BAGNARDI V, et al. Smoking and colorectal cancer: a meta-analysis. JAMA, 2008, 300 (23): 2765-2778.

［5］TSOI KK, PAU CY, WU WK, et al. Cigarette smoking and the risk of colorectal cancer: a meta-analysis of prospective cohort studies. Clin Gastroenterol Hepatol, 2009, 7 (6): 682-688. e1-e5.

［6］LIANG PS, CHEN TY, GIOVANNUCCI E. Cigarette smoking and colorectal cancer incidence and mortality: systematic review and meta-analysis. Int J Cancer, 2009, 124 (10): 2406-2415.

［7］HUXLEY RR, ANSARY-MOGHADDAM A, CLIFON P, et al. The impact of dietary and lifestyle risk factors on risk of colorectal cancer: a quantitative overview of the epidemiological evidence. Int J Cancer, 2009, 125 (1): 171-180.

［8］GRAM IT, BRAATEN T, LUND E, et al. Cigarette smoking and risk of colorectal cancer among Norwegian women. Cancer Causes & Control, 2009, 20 (6): 895-903.

［9］PIRIE K, PETO R, REEVES GK. The 21st century hazards of smoking and benefits of stopping: a prospective study of one million women in the UK. Lancet, 2013, 381 (9861): 133-141.

［10］ZHANG QL, ZHAO LG, LI HL, et al. The joint effects of major lifestyle factors on colorectal cancer risk among Chinese men: A prospective cohort study. Int J Cancer, 2018, 142 (6): 1093-1101.

［11］刘丽. TGFβ信号网络基因遗传变异与结直肠癌发生、发展风险的分子流行病学研究. 武汉: 华中科技大学, 2011.

［12］林荣. NQO1基因多态性、环境暴露与结直肠癌易感性关系的研究. 天津: 天津医科大学, 2010.

［13］STURMER T, GLYNN RJ, LEE IM, et al. Lifetime cigarette smoking and colorectal cancer incidence in the Physicians' Health Study I. J Natl Cancer Inst, 2000, 92 (14): 1178-1181.

十六、乳 腺 癌

［1］World Health Organization, International Agency for Research on Cancer. Global Cancer Observatory: Cancer today. (2019-05)［2020-04-25］. https: //gco. iarc. fr/today.

［2］World Health Organization, International Agency for Research on Cancer. Global Cancer Observatory: population fact sheets, China Source: Globocan 2018. (2019-05)［2020-04-25］. https: //gco. iarc. fr/today/data/factsheets/populations/160-china-fact-sheets. pdf.

［3］陶苹, 胡耀月, 黄源, 等. 亚裔女性乳腺癌危险因素的 Meta 分析. 中华流行病学杂志, 2011, 32 (2): 164-169.

［4］HANAOKA T, YAMAMOTO S, SOBUE T, et al. Active and passive smoking and breast cancer risk in middle-aged Japanese women. In J Cancer, 2005, 114 (2): 317-322.

［5］MACACU A, AUTIER P, BONIOL M, et al. Active and passive smoking and risk of breast cancer: a meta-analysis. Breast Cancer Res Treat, 2015, 154 (2): 213-224.

［6］GAUDET MM, CARTER BD, BRINTON LA, et al. Pooled analysis of active cigarette smoking and invasive breast cancer risk in 14 cohort studies. Int J Epidemiol, 2017, 46 (3): 881-893.

［7］王萍玉, 谢书阳, 张帅. 烟酒茶嗜好因素与中国女性乳癌关系的 Meta 分析. 齐鲁医学杂志, 2010, 25 (1): 3-7.

［8］CHEN C, HUANG YB, LIU XO, et al. Active and passive smoking with breast cancer risk for Chinese females: a systematic review and meta-analysis. Chin J Cancer, 2014, 33 (6): 306-316.

［9］中国疾病预防控制中心. 2015 中国成人烟草调查报告. 北京: 人民卫生出版社, 2016.

［10］DEROO LA, CUMMINGS P, MUELLER BA. Smoking before the first pregnancy and the risk of breast cancer: a meta-analysis. Am J Epidemiol, 2011, 174 (4): 390-402.

［11］AL-DELAIMY WK, CHO E, CHEN WY, et al. A prospective study of smoking and risk of breast cancer in young adult women. Cancer Epidemiol Biomarkers Prev, 2004, 13 (3): 398-404.

［12］VAN DEN BRANDT PA. A possible dual effect of cigarette smoking on the risk of postmenopausal breast cancer. Eur J Epidemiol, 2017, 32 (8): 683-690.

［13］JOHNSON KC, HU J, MAO Y. Passive and active smoking and breast cancer risk in Canada, 1994-97: the Canadian Cancer Registries Epidemiology Research Group. Cancer Causes & Control, 2000, 11 (3): 211-221.

［14］LUO J, MARGOLIS KL, WACTAWSKI-WENDE J, et al. Association of active and passive smoking with risk of breast cancer among postmenopausal women: a prospective cohort study. BMJ, 2011, 342: d1016.

［15］DOSSUS L, BOUTRON-RUAULT MC, KAAKS R, et al. Active and passive cigarette smoking and breast cancer risk: results from the EPIC cohort. Int J Cancer, 2014, 134 (8): 1871-1888.

［16］GRAM IT, BRAATEN T, TERRY PD, et al. Breast cancer risk among women who start smoking as teenagers. Cancer Epidemiol Biomarkers Prev, 2005, 14 (1): 61-66.

［17］ANDERSEN ZJ, JORGENSEN JT, GRON R, et al. Active smoking and risk of breast cancer in a Danish nurse cohort study. BMC Cancer, 2017, 17 (1): 556.

［18］PIRIE K, PETO R, REEVES GK, et al. The 21st century hazards of smoking and benefits of stopping: a prospective study of one million women in the UK. Lancet, 2013, 381 (9861): 133-141.

［19］DUAN W, LI S, MENG X, et al. Smoking and survival of breast cancer patients: a meta-analysis of cohort studies. Breast, 2017, 33: 117-124.

［20］WANG K, LI F, ZHANG X, et al. Smoking increases risks of all-cause and breast cancer specific mortality in breast cancer individuals: a dose-response meta-analysis of prospective cohort studies involving 39 725 breast cancer cases. Oncotarget, 2016, 7 (50): 83134-83147.

十七、前 列 腺 癌

［1］World Health Organization, International Agency for Research on Cancer. Global Cancer Observatory: population fact sheets, Prostate Source: Globocan 2018. (2019-05)［2020-04-25］. https: //gco. iarc. fr/ today/data/factsheets/cancers/27-Prostate-fact-sheet. pdf.

［2］World Health Organization, International Agency for Research on Cancer. Global Cancer Observatory: population fact sheets, China Source: Globocan 2018. (2019-05)［2020-04-25］. https: //gco. iarc. fr/ today/data/factsheets/populations/160-china-fact-sheets. pdf.

［3］ADAMI HO, BERGSTROM R, ENGHOLM G, et al. A prospective study of smoking and risk of prostate cancer. Int J Cancer, 1996, 67 (6): 764-768.

［4］CERHAN JR, TORNER JC, LYNCH CF, et al. Association of smoking, body mass, and physical activity with risk of prostate cancer in the iowa 65+ rural health study (united states). Cancer Causes & Control, 1997, 8 (2): 229-238.

［5］GIOVANNUCCI E, RIMM EB, ASCHERIO A, et al. Smoking and risk of total and fatal prostate cancer in united states health professional. Cancer Epidemiol Biomarkers Prev, 1999, 8 (4 Pt 1): 277-282.

［6］LOTUFO PA, LEE IM, AJANI UA, et al. Cigarette smoking and risk of prostate cancer in the physicians' health study (United States). Int J Cancer, 2000, 87 (1): 141-144.

［7］HUNCHAREK M, HADDOCK KS, REID R, et al. Smoking as a risk factor for prostate cancer: a meta-analysis of 24 prospective cohort studies. Am J Public Health, 2010, 100 (4): 693-701.

［8］HICKEY K, DO KA, GREEN A. Smoking and prostate cancer. Epidemiol Rev, 2001, 23 (1): 115-125.

［9］ISLAMI F, MOREIRA DM, BOFFETTA P, et al. A systematic review and meta-analysis of tobacco use and prostate cancer mortality and incidence in prospective cohort studies. Eur Urol, 2014, 66 (6): 1054-1064.

［10］COGLIANO VJ, BAAN R, STRAIF K, et al. Preventable exposures associated with human cancers. J Natl Cancer Inst, 2011, 103 (24): 1827-1839.

［11］ZU K, GIOVANNUCCI E. Smoking and aggressive prostate cancer: a review of the epidemiologic evidence. Cancer Causes & Control, 2009, 20 (10): 1799-1810.

［12］ROHRMANN S, GENKINGER JM, BURKE A, et al. Smoking and risk of fatal prostate cancer in a prospective U.S. Study. Urology, 2007, 69 (4): 721-725.

［13］HSING AW, MCLAUGHLIN JK, HRUBEC Z, et al. Tobacco use and prostate cancer: 26-year follow-up of US veterans. Am J Epidemiol, 1991, 133 (5): 437-441.

［14］COUGHLIN SS, NEATON JD, SENGUPTA A. Cigarette smoking as a predictor of death from prostate cancer in 348 874 men screened for the Multiple Risk Factor Intervention Trial. Am J Epidemiol, 1996, 143 (10): 1002-1006.

［15］KENFIELD SA, STAMPFER MJ, CHAN JM, et al. Smoking and prostate cancer survival and recurrence. JAMA, 2011, 305 (24): 2548-2555.

［16］BIRRANE G, LI H, YANG S, et al. Cigarette smoke induces nuclear translocation of heme oxygenase 1 (ho-1) in prostate cancer cells: nuclear ho-1 promotes vascular endothelial growth factor secretion. Int J Oncol, 2013, 42 (6): 1919-1928.

［17］PRUEITT RL, WALLACE TA, GLYNN SA, et al. An immune-inflammation gene expression signature in prostate tumors of smokers. Cancer Res, 2016, 76 (5): 1055-1065.

［18］SHUI IM, WONG CJ, ZHAO S, et al. Prostate tumor DNA methylation is associated with cigarette smoking and adverse prostate cancer outcomes. Cancer, 2016, 122 (14): 2168-2177.

［19］CAO Y, KENFIELD S, SONG Y, et al. Cigarette smoking cessation and total and cause-specific mortality: a 22-year follow-up study among us male physicians. Arch Intern Med, 2011, 171 (21): 1956-1959.

第二节　二手烟暴露与恶性肿瘤

一、肺　　癌

- 有充分证据说明二手烟暴露可以导致肺癌。

IARC 系统归纳针对二手烟暴露与不吸烟者肺癌关系开展的队列研究、病例对照研究及 Meta 分析，得出结论：二手烟暴露增加不吸烟者肺癌的发病风险[1]。

- **有充分证据说明二手烟暴露可以导致肺癌。**

Ni 等对 1990—2017 年发表的 41 项研究（7 项队列研究和 34 项病例对照研究）进行 Meta 分析，结果显示在不吸烟女性中，家中有二手烟暴露者比无二手烟暴露者的肺癌发病风险增加，队列研究合并 RR 值为 1.17（95%CI 0.94~1.44），病例对照研究合并

OR 值为 1.35（95%CI 1.17~1.56）[2]。Taylor 等对 55 项相关研究（7 项队列研究和 48 项病例对照研究）进行的 Meta 分析结果显示，在不吸烟女性中，因配偶吸烟而遭受二手烟暴露的女性患肺癌的风险是无二手烟暴露者的 1.27 倍（RR 1.27，95%CI 1.17~1.37）[3]。Stayner 等对 22 项关于工作场所二手烟暴露研究进行的 Meta 分析结果显示，工作场所遭受二手烟暴露导致不吸烟者患肺癌的风险增加（RR 1.24，95%CI 1.18~1.29）；大量二手烟暴露者患肺癌的风险上升至无二手烟暴露者的 2.01 倍（RR 2.01，95%CI 1.33~2.60）[4]。Zhong 等对 1981—1999 年发表的 40 项研究（35 项病例对照研究和 5 项队列研究）开展 Meta 分析，也得出类似的结论：丈夫吸烟的不吸烟女性患肺癌的风险是丈夫不吸烟女性的 1.20 倍（合并 RR 1.20，95%CI 1.12~1.29）[5]。2006 年关于烟草问题的《美国卫生总监报告》发布根据多个国家开展的 25 项流行病学研究所做综合分析得出的结论：存在工作场所二手烟暴露的不吸烟者患肺癌的风险是无暴露者的 1.22 倍（OR 1.22，95%CI 1.13~1.33）[6]。Hackshaw 等对 1981—1997 年发表的 46 项研究（共纳入 4 626 例女性肺癌病例和 477 926 例女性对照；274 例男性肺癌病例和 117 260 例男性对照）进行的 Meta 分析结果显示，调整偏倚和饮食干扰因素后，在不吸烟者中，与吸烟者同住者发生肺癌的风险是不与吸烟者同住者的 1.26 倍（RR 1.26，95%CI 1.06~1.47，$P<0.001$）[7]。

　　二手烟暴露与不吸烟者患肺癌风险呈剂量反应关系。Hackshaw 等的 Meta 分析发现，与丈夫不吸烟者相比，丈夫的吸烟量每增加 10 支 / 天，不吸烟女性患肺癌的风险就增加 23%（95%CI 14%~32%），当丈夫的吸烟量达到 30 支 / 天时，不吸烟女性的患肺癌风险增加 88%；二手烟暴露年限每增加 10 年，不吸烟者患肺癌的风险增加 11%（95%CI 4%~17%），当暴露年限达到 30 年时，患肺癌风险增加 35%[7]。Kurahashi 对日本 28 414 名从不吸烟女性进行队列研究（随访 13 年）发现，丈夫吸烟女性患肺腺癌的风险是丈夫不吸烟女性的 2.03 倍（HR 2.03，95%CI 1.07~3.86），且发病风险随丈夫每天吸烟量（P_{trend}=0.02）及包年数（P_{trend}=0.03）的增加而升高[8]。Jee 对 160 130 名 40~88 岁韩国不吸烟女性进行的调查发现，调整年龄、社会经济状况、职业、住所和蔬菜摄入等因素后，丈夫现在吸烟女性患肺癌的风险是丈夫不吸烟者的 1.9 倍（RR 1.9，95%CI 1.0~3.5），而丈夫吸烟年限≥30 年者患肺癌的风险更增至丈夫不吸烟者的 3.1 倍（RR 3.1，95%CI 1.4~6.6）[9]。Kim 等人按照病理类型进行分类，对 18 项针对二手烟与肺癌关系的病例对照研究的原始数据进行汇总分析（共纳入 12 688 例肺癌病例和 14 452 例对照），结果显示，在不吸烟人群中，二手烟暴露者患肺癌的风险是非暴露者的 1.31 倍（95%CI 1.17~1.45）。与无二手烟暴露者相比，有二手烟暴露的不吸烟者患肺癌风险的 OR 值按照病理类型分类分别是：腺癌 1.26（95%CI 1.10~1.44）、鳞癌 1.41（95%CI 0.99~1.99）、大细胞癌 1.48（95%CI 0.89~2.45）和小细胞癌 3.09（95%CI 1.62~5.89）[10]。

在中国人群中开展的研究同样支持不吸烟者二手烟暴露导致肺癌患病风险增加这一结论。Sheng L 等对 2017 年 6 月前发表的 20 个关于二手烟暴露与不吸烟者肺癌关系的病例对照研究进行 Meta 分析，共纳入 13 004 例肺癌病例和 11 199 例对照，结果显示，有环境二手烟暴露者患肺癌的风险是无二手烟暴露者的 1.64 倍（OR 1.64，95%CI 1.34~2.01），且分层分析显示不同性别和在不同暴露场所所得结论一致[11]。付忻等对 1999—2013 年发表的 18 项有关中国不吸烟人群二手烟暴露与肺癌关联的病例对照研究进行 Meta 分析（纳入 6 145 例肺癌病例，8 132 例对照），结果显示，中国有二手烟暴露的不吸烟者患肺癌的风险是无二手烟暴露者的 1.52 倍（OR 1.52，95%CI 1.42~1.64）。来源于家庭及工作环境的二手烟暴露均可增加不吸烟者的患肺癌风险，OR 值分别为 1.48（95%CI 1.20~1.82）和 1.38（95%CI 1.13~1.69）[12]。赵辉等对 1987—2007 年发表的关于中国不吸烟人群二手烟暴露与肺癌发病风险的 16 项研究（共纳入 3 583 例病例和 5 570 例对照）开展的 Meta 分析显示，存在二手烟暴露的不吸烟者发生肺癌的风险增加（OR 1.13，95%CI 1.05~1.21）。每天二手烟暴露≥20 支（OR 1.78，95%CI 1.30~2.43，P=0.000 3）、成年时期二手烟暴露（OR 1.50，95%CI 1.23~1.83，P=0.000 1）、不吸烟女性二手烟暴露（OR 1.50，95%CI 1.19~1.90，P=0.000 7）、工作环境中二手烟暴露（OR 1.41，95%CI 1.19~1.66，P<0.000 1）均可增加肺癌的发病风险[13]。

二、膀　胱　癌

● 待进一步证据明确二手烟暴露可以增加膀胱癌的发病风险。

● **待进一步证据明确二手烟暴露可以增加膀胱癌的发病风险。**

目前关于二手烟暴露与膀胱癌发病风险的研究较少，且研究结论不一致。Yan 等纳入 3 项前瞻性研究和 11 项病例对照研究（共计 325 264 名研究对象）进行的 Meta 分析结果显示，有二手烟暴露不吸烟者的膀胱癌发病风险是无暴露者的 1.22 倍（RR 1.22，95%CI 1.06~1.4）[1]。但 van Osch 等对 3 项前瞻性研究和 8 项病例对照研究的结果进行 Meta 分析，并未发现二者的关联。与无二手烟暴露者相比，儿童期暴露者（OR 1.04，

95%CI 0.82~1.26）、成年期工作场所暴露者（OR 0.98，95%CI 0.78~1.18）以及成年期家庭暴露者（OR 0.99，95%CI 0.83~1.15）患膀胱癌的风险均无显著增加[2]。Alberg 分别于 1963 年（共纳入 45 749 人，随访 15 年，有 93 例新发膀胱癌患者）和 1975 年（共纳入 48 172 人，随访 19 年，有 172 例新发膀胱癌患者）在美国华盛顿地区进行了两项队列研究，结果表明，在 1963 年队列中家庭二手烟暴露增加膀胱癌发病风险（RR 2.3，95%CI 1.0~5.4），然而在 1975 年队列中未发现二者的关联（RR 0.9，95%CI 0.4~2.3）[3]。Ferreccio 等对智利 306 例膀胱癌患者和 640 例对照进行的病例对照研究也未发现二手烟暴露可以提高膀胱癌患病风险[4]。

三、宫　颈　癌

● 待进一步证据明确二手烟暴露可以导致宫颈癌。

● **待进一步证据明确二手烟暴露可以导致宫颈癌。**

宫颈癌是女性常见的恶性肿瘤之一。其病因尚不完全明确。近年来，越来越多的研究开始关注二手烟暴露对于女性宫颈癌发病的影响，但结论尚不一致。

2018 年，Su 等对 4 项前瞻性队列研究和 10 项病例对照研究进行 Meta 分析（纳入研究对象 384 995 名）发现，二手烟暴露女性患宫颈癌的风险是无二手烟暴露女性的 1.70 倍（OR 1.70，95%CI 1.40~2.07）[1]。Zeng 等汇总 11 项病例对照研究（3 230 例宫颈癌患者与 2 982 名对照）的结果与之类似，与无二手烟暴露的女性相比，有二手烟暴露女性患宫颈癌的风险增加 73%（OR 1.73，95%CI 1.35~2.21）[2]。

Roura 等在欧洲开展的 EIPC 队列研究未发现二手烟暴露与女性宫颈癌之间的关联[3]。Hirayama 等在日本不吸烟女性中开展的队列研究未发现丈夫吸烟会增加女性患宫颈癌的危险[4]。Jee 等在韩国女性中开展的前瞻性队列研究也未发现二手烟暴露会增加不吸烟女性患宫颈癌的风险[5]。但 Trimble 等对美国马里兰州 51 173 名女性中开展的 2 项队列研究进行汇总分析，发现有二手烟暴露女性发生宫颈癌的风险增加（第一项研究：RR 2.1，95%CI 1.3~3.3；第二项研究：RR 1.4，95%CI 0.8~2.4）[6]。其他研究也发现二手烟暴露可增加不吸烟女性发生非侵袭性宫颈鳞状细胞癌的风险[7, 8]。Sandler 等开展的一项病例对照研究发现，宫颈癌的发病风险与二手烟暴露相关，而且随着家庭吸烟人数的增加而增加[9]。Tsai 等的一项基于社区的病例对照研究发现,无论是否感染人乳头瘤病毒(HPV),二手烟暴露均会增加不吸烟女性发生宫颈上皮内瘤变 Ⅰ 级和 Ⅱ 级的风险 (P=0.037)[10]。

在中国人群中开展的研究也提示二手烟暴露与宫颈癌发生有关。范岩峰等开展的病例对照研究（共纳入 92 例宫颈癌患者和 252 例对照）发现，二手烟暴露是宫颈癌发病的危险因素之一（OR 1.673，P<0.05）[11]。周权等对 15 项关于中国已婚妇女宫颈癌发病危险因素的研究进行 Meta 分析，发现二手烟暴露是宫颈癌发病的危险因素（OR 2.64，95%CI 1.78~3.93）[12]。

现有研究关于二手烟暴露与宫颈癌发病风险关系的结论尚不一致，仍需进一步开展大规模前瞻性研究来明确。

四、胰　腺　癌

● 待进一步证据明确二手烟暴露可以导致胰腺癌。

● **待进一步证据明确二手烟暴露可以导致胰腺癌。**

Ding 等开展了一项病例对照研究，纳入 1 076 例胰腺癌患者，结果发现母亲吸烟者患胰腺癌的风险是父母均不吸烟者的 1.56 倍（RR 1.56，95%CI 1.13~1.98，P=0.018），而父亲吸烟者胰腺癌的发病风险与父母均不吸烟者无差别（RR 0.97，95%CI 0.77~1.21，P=0.084）[1]。

五、肝　　癌

● 待进一步证据明确二手烟暴露可以导致肝癌。

● **待进一步证据明确二手烟暴露可以导致肝癌。**

Niu J 等在厦门开展病例对照研究，纳入 314 例肝癌患者及 346 例对照，结果发现，二手烟暴露可以增加肝癌的发病风险。存在家庭环境和工作环境二手烟暴露者的肝癌发病风险分别是无二手烟暴露者的 4.55 倍（OR 4.55，95%CI 3.01~6.87，P<0.05）和 2.30

倍（OR 2.30，95%CI 1.55~3.41，$P<0.05$）[1]。

六、鼻窦癌和鼻咽癌

- 有证据提示二手烟暴露可以导致鼻窦癌，待进一步证据明确二手烟暴露可以导致鼻咽癌。

• 有证据提示二手烟暴露可以导致鼻窦癌，待进一步证据明确二手烟暴露可以导致鼻咽癌。

世界范围内，鼻窦癌和鼻咽癌的总发病率较低，但中国南方人群中鼻咽癌的发病率较高[1]。目前关于二手烟暴露与鼻窦癌和鼻咽癌关系的研究结论尚不一致。

Hirayama 等对 91 540 名日本不吸烟女性开展的队列研究发现，二手烟暴露可增加不吸烟女性患鼻窦癌的风险[2]。Fukuda 等在日本人群中开展的病例对照研究（共纳入 169 例上颌窦鳞状细胞癌患者和 338 名对照）发现，暴露于家庭二手烟的女性发生上颌窦鳞状细胞癌的风险增加[3]。

Cheng 等在中国台湾地区人群中进行的一项病例对照研究发现，无论是儿童期还是成年期暴露于二手烟，都未见与鼻咽癌的发病风险增加有关[4]。而 Chang 等在广西、广东开展的病例对照研究结果则显示，不吸烟者无论是儿童期还是成年期暴露于二手烟，患鼻咽癌风险均增加[5]。Yuan 等人在上海人群中开展的病例对照研究（共纳入 935 名鼻咽癌患者和 1 032 名对照）发现，母亲吸烟的不吸烟者发生鼻咽癌的 OR 为 2.30（95%CI 1.34~4.28），父亲吸烟的不吸烟者发生鼻咽癌的 OR 为 1.99（95%CI 1.18~3.35，$P=0.004$）[6]。

七、结 直 肠 癌

- 有证据提示二手烟暴露可以导致结直肠癌。

• 有证据提示二手烟暴露可以导致结直肠癌。

Yang 等[1]对 6 项病例对照研究和 6 项队列研究进行 Meta 分析，发现二手烟暴露者患结直肠癌的风险是无二手烟暴露者的 1.14 倍（RR 1.14，95%CI 1.05~1.24），其中队列研究汇总 OR 1.03（95%CI 0.92~1.15），病例对照研究汇总 OR 1.30（95%CI 1.15~1.48）。从性别来看，男性二手烟暴露者（RR 1.73，95%CI 1.37~2.19）较女性二手烟暴露者（RR 0.98，95%CI 0.84~1.14）发生结直肠癌的风险更高。

有证据提示二手烟暴露可以导致结直肠癌，但队列研究汇总结果提示二者关联强度较弱，后续仍需开展更多前瞻性研究以进一步证实。

八、乳　腺　癌

- 有证据提示二手烟暴露可以导致乳腺癌。

- **有证据提示二手烟暴露可以导致乳腺癌。**

近年来，乳腺癌的发病率呈上升趋势。女性主动吸烟率明显低于男性，但是二手烟暴露情况却非常严重，因此明确二手烟暴露与乳腺癌的关联对于预防乳腺癌具有重要的意义。2014 年关于烟草问题的《美国卫生总监报告》发布关于二手烟暴露与乳腺癌关系的 Meta 分析结论：有证据提示二手烟暴露可以导致乳腺癌[1]。

Hanaoka 等在 21 805 名日本女性中开展的前瞻性研究（随访 10 年）发现，二手烟暴露可增加绝经前女性发生乳腺癌的风险（RR 2.6，95%CI 1.3~5.2），但在绝经后女性中未发现此相关性[2]。早期在美国、欧洲及日韩人群中开展的多项前瞻性队列研究也未发现二手烟暴露与乳腺癌发病风险增加有关[3~8]。近年来，二手烟暴露与女性乳腺癌发病关联之间的研究大幅增加。Kim 等对 2014 年 6 月之前发表的 40 项二手烟暴露和癌症发生关系的研究（27 项病例对照研究和 13 项队列研究）进行 Meta 分析发现，有二手烟暴露女性患乳腺癌的风险是无二手烟暴露女性的 1.235 倍(OR 1.235,95%CI 1.102~1.385)[9]。

中国也已广泛开展二手烟暴露和乳腺癌关系的研究，多数证据支持二手烟暴露与乳腺癌发病有关。Chen 等对 2013 年 6 月之前发表的 51 项关于吸烟和乳腺癌发病关系的研究（3 项队列研究和 48 项病例对照研究）进行 Meta 分析，研究对象覆盖中国 17 个省份共 109 936 名研究对象，结果表明有二手烟暴露的女性发生乳腺癌的风险是无二手烟暴露女性的 1.62 倍（OR 1.62，95%CI 1.39~1.85）。同时，该研究还发现随着暴露剂量增大，其风险也会逐渐升高：丈夫每天吸烟≥20 支和 <20 支的女性发生乳腺癌的风险

分别是无二手烟暴露女性的 1.41 倍（OR 1.41，95%CI 0.95~2.09）和 1.11 倍（OR 1.11，95%CI 0.98~1.25），工作场所每天暴露于烟草≥300min 和 <300min 者发生乳腺癌的风险分别是无暴露者的 1.87 倍（OR 1.87，95%CI 0.94~3.72）和 1.07 倍（OR 1.07，95%CI 0.78~1.48）[10]。2015 年，Li 等在 25~70 岁中国女性中进行的病例对照研究（病例 877 例，对照 890 例）结果提示，二手烟暴露者发生乳腺癌的风险是无二手烟暴露者的 1.35 倍（OR 1.35，96%CI 1.11~1.65）；同时二手烟暴露者发生乳腺癌的风险随着丈夫吸烟年数、每天吸烟支数和吸烟指数的升高而加大，其中丈夫吸烟≥26 年者发生乳腺癌的风险是无暴露者的 1.66 倍（OR 1.66，95%CI 1.21~2.26，P_{trend}=0.003），丈夫每天吸烟≥16 支者发生乳腺癌的风险是无暴露者的 1.56 倍（OR 1.56，96%CI 1.17~2.09，P_{trend}=0.006），丈夫吸烟指数≥16 包年者发生乳腺癌的风险是无暴露者的 1.61 倍（OR 1.61，95%CI 1.17~2.19，P_{trend}=0.009）；且该剂量反应关系在绝经后女性中更强，对于绝经后女性，丈夫吸烟年限≥26 年者、每天吸烟≥16 支者和吸烟指数≥16 包年者发生乳腺癌的风险分别是无二手烟暴露者的 2.02 倍（OR 2.02，95%CI 1.33~3.08，P_{trend}=0.001）、2.57 倍（OR 2.57，95%CI 1.61~4.09，P_{trend}<0.001）和 2.34 倍（OR 2.34，95%CI 1.47~3.74，P_{trend}=0.001）[11]。

参 考 文 献

一、肺　癌

［1］IARC. Tobacco Smoke and Involuntary Smoking. Volume 83. IARC monographs on the evaluation of carcinogenic risks to humans. (2019-9-10)［2020-04-25］. http://publications. iarc. fr/101.

［2］NI X, XU N, WANG Q. Meta-analysis and systematic review in environmental tobacco smoke risk of female lung cancer by research type. Int J Environ Res Public Health, 2018, 15 (7): E1348.

［3］TAYLOR R, NAJAFI F, DOBSON A. Meta-analysis of studies of passive smoking and lung cancer: effects of study type and continent. Int J Epidemiol, 2007, 36 (5): 1048-1059.

［4］STAYNER L, BENA J, SASCO AJ, et al. Lung cancer risk and workplace exposure to environmental tobacco smoke. Am J Public Health, 2007, 97 (3): 545-551.

［5］ZHONG L, GOLDBERG MS, PARENT ME, et al. Exposure to environmental tobacco smoke and the risk of lung cancer: a meta-analysis. Lung cancer, 2000, 27 (1): 3-18.

［6］U.S. Department of Health and Human Services. The health consequences of involuntary smoking. Washington, DC: Superintendent of Documents, U.S. Government Printing Office, 2006: 438-439.

［7］HACKSHAW AK, LAW MR, WALD NJ. The accumulated evidence on lung cancer and environmental tobacco smoke. BMJ, 1997, 315 (7114): 980-988.

［8］KURAHASHI N, INOUE M, LIU Y, et al. Passive smoking and lung cancer in Japanese non-smoking women: a prospective study. Int J Cancer, 2008, 122 (3): 653-657.

［9］JEE SH, OHRR H, KIM IS. Effects of husbands' smoking on the incidence of lung cancer in Korean women. Int J Epidemiol, 1999, 28 (5): 824-828.

［10］KIM CH, LEE YC, HUNG RJ, et al. Exposure to secondhand tobacco smoke and lung cancer by histological type: a pooled analysis of the International Lung Cancer Consortium (ILCCO). Int J Cancer, 2014, 135 (8): 1918-1930.

［11］SHENG L, TU JW, TIAN JH, et al. A meta-analysis of the relationship between environmental tobacco smoke and lung cancer risk of nonsmoker in China. Medicine, 2018, 97 (28): e11389.

［12］付忻, 冯铁男, 吴敏芳, 等. 中国非吸烟人群环境烟草烟雾暴露与肺癌发生关联的 Meta 分析. 中华预防医学杂志, 2015, 49 (7): 644-648.

［13］赵辉, 谷俊东, 许洪瑞, 等. 中国非吸烟人群二手烟暴露与肺癌关系的 meta 分析. 中国肺癌杂志, 2010, 13 (6): 617-623.

二、膀 胱 癌

［1］YAN H, YING Y, XIE H, et al. Secondhand smoking increases bladder cancer risk in nonsmoking population: a meta-analysis. Cancer Manag Res, 2018, 10: 3781-3791.

［2］VAN OSCH FHM, JOCHEMS SHJ, WESSELIUS A, et al. A stratified meta-analysis of the association between exposure to environmental tobacco smoke during childhood and adulthood and urothelial bladder cancer risk. Int J Environ Res Public Health, 2018, 15 (4): E569.

［3］ALBERG AJ, KOUZIS A, GENKINGER JM, et al. A prospective cohort study of bladder cancer risk in relation to active cigarette smoking and household exposure to secondhand cigarette smoke. Am J Epidemiol, 2007, 165 (6): 660-666.

［4］FERRECCIO C, YUAN Y, CALLE J, et al. Arsenic, tobacco smoke, and occupation: associations of multiple agents with lung and bladder cancer. Epidemiology, 2013, 24 (6): 898-905.

三、宫 颈 癌

［1］SU B, QIN W, XUE F, et al. The relation of passive smoking with cervical cancer: a systematic review and meta-analysis. Medicine (Baltimore), 2018, 97 (46): e13061.

［2］ZENG XT, XIONG PA, WANG F, et al. Passive smoking and cervical cancer risk: a meta-analysis based on 3 230 cases and 2 982 controls. Asian Pac J Cancer Prev, 2012, 13 (6): 2687-2693.

［3］ROURA E, CASTELLSAGUE X, PAWLITA M, et al. Smoking as a major risk factor for cervical cancer and pre-cancer: results from the EPIC cohort. Int J Cancer, 2014, 135 (2): 453-466.

［4］HIRAYAMA T. Cancer mortality in nonsmoking women with smoking husbands based on a large-scale cohort study in Japan. Prev Med, 1984, 13 (6): 680-690.

［5］JEE SH, OHRR H, KIM IS. Effects of husbands' smoking on the incidence of lung cancer in Korean women. Int J Epidemiol, 1999, 28 (5): 824-828.

［6］TRIMBLE CL, GENKINGER JM, BURKE AE, et al. Active and passive cigarette smoking and the risk of cervical neoplasia. Obstet Gynecol, 2005, 105 (1): 174-181.

[7] LH WML, HO CK, LIU CL, et al. Lifetime exposure to environmental tobacco smoke and cervical intraepithelial neoplasms among nonsmoking taiwanese women. Arch Environ Health, 2003, 58 (6): 353-359.

[8] TAY SK, TAY KJ. Passive cigarette smoking is a risk factor in cervical neoplasia. Gynecol Oncol, 2004, 93 (1): 116-120.

[9] SANDLER D, WILCOX A, EVERSON R. Cumulative effects of lifetime passive smoking on cancer risk. Lancet, 1985, 325 (8424): 312-315.

[10] TSAI HT, TSAI YM, YANG SF, et al. Lifetime cigarette smoke and second-hand smoke and cervical intraepithelial neoplasm-a community-based case-control study. Gynecol Oncol, 2007, 105 (1): 181-188.

[11] 范岩峰, 李健, 许榕仙, 等. 宫颈癌及癌前病变相关危险因素的探索研究. 中国医师杂志, 2011, 13 (4): 447-450.

[12] 周权, 黄民主, 黄霜, 等. 中国已婚妇女宫颈癌发病影响因素meta分析. 中国癌症杂志, 2011, 21 (2): 125-129.

四、胰　腺　癌

[1] DING Y, YU C, HAN Z, et al. Environmental tobacco smoke and pancreatic cancer: a case-control study. Int J Clin Exp Med, 2015, 8 (9): 16729-16732.

五、肝　　癌

[1] NIU J, LIN Y, GUO Z, et al. The Epidemiological investigation on the risk factors of hepatocellular carcinoma: a case-control study in southeast China. Medicine, 2016, 95 (6): e2758-e2758.

六、鼻窦癌和鼻咽癌

[1] 付振涛, 郭晓雷, 张思维, 等. 2014年中国鼻咽癌发病与死亡分析. 中华肿瘤杂志, 2018, 40 (8): 566-571.

[2] HIRAYAMA T. Cancer mortality in nonsmoking women with smoking husbands based on a large-scale cohort study in Japan. Prev Med, 1984, 13 (6): 680-690.

[3] FUKUDA K, SHIBATA A. Exposure-response relationships between woodworking, smoking or passive smoking, and squamous cell neoplasms of the maxillary sinus. Cancer Causes & Control, 1990, 1 (2): 165-168.

[4] CHENG YJ, HILDESHEIM A, HSU MM, et al. Cigarette smoking, alcohol consumption and risk of nasopharyngeal carcinoma in Taiwan. Cancer Causes & Control, 1999, 10 (3): 201-207.

[5] CHANG ET, LIU Z, HILDESHEIM A, et al. Active and passive smoking and risk of nasopharyngeal carcinoma: a population-based case-control study in southern China. Am J Epidemiol, 2017, 185 (12): 1272-1280.

[6] YUAN JM, WANG XL, XIANG YB, et al. Non-dietary risk factors for nasopharyngeal carcinoma in Shanghai, China. Int J Cancer, 2000, 85 (3): 364-369.

七、结直肠癌

［1］ YANG C, WANG X, HUANG CH, et al. Passive smoking and risk of colorectal cancer: a meta-analysis of observational studies. Asia Pac J Public Health, 2016, 28 (5): 394-403.

八、乳腺癌

［1］ U.S. Department of Health and Human Services. The health consequences of smoking-50 years of progress. A report of the surgeon general. Washington, DC: Superintendent of Documents, U.S. Government Printing Office, 2014.

［2］ HANAOKA T, YAMAMOTO S, SOBUE T, et al. Active and passive smoking and breast cancer risk in middle-aged Japanese women. Int J Cancer, 2005, 114 (2): 317-322.

［3］ WARTENBERG D, CALLE EE, THUN MJ, et al. Passive smoking exposure and female breast cancer mortality. Journal of the National Cancer Institute, 2000, 92 (20): 1666-1673.

［4］ NISHINO Y, TSUBONO Y, TSUJI I, et al. Passive smoking at home and cancer risk: a population-based prospective study in Japanese nonsmoking women. Cancer Causes & Control, 2001, 12 (9): 797-802.

［5］ EGAN KM, STAMPFER MJ, HUNTER D, et al. Active and passive smoking in breast cancer: prospective results from the nurses' health study. Epidemiology, 2002, 13 (2): 138-145.

［6］ REYNOLDS P, HURLEY S, GOLDBERG DE, et al. Active smoking, household passive smoking and breast cancer: evidence from the california teachers study. J Natl Cancer Inst, 2004, 96 (1): 29-37.

［7］ PIRIE K, BERAL V, PETO R, et al. Passive smoking and breast cancer in never smokers: prospective study and meta-analysis. Int J Epidemiol, 2008, 37 (5): 1069-1079.

［8］ JEE SH, OHRR H, KIM IS. Effects of husbands' smoking on the incidence of lung cancer in Korean women. Int J Epidemiol, 1999, 28 (5): 824-828.

［9］ KIM AS, KO HJ, KWON JH, et al. Exposure to secondhand smoke and risk of cancer in never smokers: a meta-analysis of epidemiologic studies. Int J Environ Res Public Health, 2018, 15 (9): E1981.

［10］ CHEN C, HUANG YB, LIU XO, et al. Active and passive smoking with breast cancer risk for chinese females: a systematic review and meta-analysis. Chin J Cancer, 2014, 33 (6): 306-316.

［11］ LI B, WANG L, LU MS, et al. Passive smoking and breast cancer risk among non-smoking women: a case-control study in China. PloS one, 2015, 10 (4): e0125894.

第三章 心脑血管疾病

第一节 吸烟与心脑血管疾病

一、亚临床期动脉粥样硬化

- 有充分证据说明吸烟可以导致动脉粥样硬化。
- 吸烟会增加冠状动脉、颈动脉、主动脉、脑部动脉和外周动脉发生动脉粥样硬化的风险。

动脉粥样硬化（atherosclerosis）是导致动脉血管阻塞最常见的原因。好发部位主要有冠状动脉、主动脉、颈动脉、椎动脉、颅内动脉以及肢端动脉等。不同部位的动脉发生粥样硬化后，若造成血管阻塞，会表现出相应症状。若冠状动脉粥样硬化阻塞血流，会出现心绞痛或心肌梗死；若椎动脉或颅内动脉粥样硬化阻塞血流，会出现短暂性脑缺血发作或脑卒中。

动脉粥样硬化的进展是一个缓慢的过程，出现临床症状往往已是病变晚期，并且部分吸烟者因出现症状而戒烟，因此在研究吸烟与动脉粥样硬化性疾病（如冠心病、脑卒中等）的关联时常会受到上述因素的影响，分析吸烟与亚临床动脉粥样硬化的关系对于反映吸烟对动脉粥样硬化的影响将更加准确。目前已出现很多先进技术，可在无症状人群中通过检测特异性指标反映亚临床动脉粥样硬化的情况。

- **吸烟会增加冠状动脉发生动脉粥样硬化的风险。**

美国疾病预防控制中心（Centers for Disease Control and Prevention，CDC）从 1964 年起发布的关于烟草问题的《美国卫生总监报告》广泛收集了在世界各国开展的相关队列研究、病例对照研究和实验室研究的数据，详细阐述了吸烟和动脉粥样硬化的关系[1]。

Zieske 等对比 50 名吸烟者和 50 名不吸烟者的尸体解剖病理结果，发现吸烟者冠状动脉发生粥样硬化的程度明显高于不吸烟者，这提示吸烟可加速动脉粥样硬化病变的进展[2]。

Auerbach 等对 1965—1970 年死亡的 1 056 名男性进行尸检病理研究，通过目测法和显微镜观察法来比较不吸烟者、现在吸烟者、戒烟者冠状动脉病变的差异，结果表明，在冠状动脉纤维增厚程度、动脉粥样硬化发展程度以及钙化程度方面，吸烟者的严重程度远远高于不吸烟者，并且吸烟量越大，严重程度越高，而戒烟可以降低冠状动脉粥样硬化的风险[3]。Bogalusa 心脏研究（Bogalusa Heart Study）和年轻人动脉粥样硬化病理生物学研究（pathobiological determinants of atherosclerosis in youth study，PDAY Study）的数据表明，年轻人也会出现动脉粥样硬化病变，并且病变的发生及程度与吸烟情况相关[4, 5]。Abtahian 等人使用光学相干断层扫描（optical coherence tomography，OCT）对 182 名有冠脉斑块的研究对象进行比较，结果显示在调整性别、年龄、急性冠脉综合征等因素后，现在吸烟者存在薄帽纤维粥样斑块（thin cap fibroatheroma，TCFA）的风险是不吸烟者的 2.44 倍（OR 2.44，95%CI 1.11~5.40）[6]。

- **吸烟会增加颈动脉发生动脉粥样硬化的风险。**

颈动脉内膜中层厚度（intima media thickness，IMT）是反映颈动脉粥样硬化的最早期评价指标。国内外大量研究发现吸烟与 IMT 正相关，吸烟量越大、吸烟时间越长，IMT 数值越高[7~11]。Haapanen 等对 49 对双胞胎所做的研究（随访 12 年）发现，在排除年龄、舒张压、BMI 和总胆固醇水平等相关因素的影响后，有吸烟史者发生颈动脉粥样硬化程度 >15% 的风险是不吸烟者的 6.24 倍（RR 6.24，95%CI 1.15~33.8），发生颈动脉粥样硬化斑块总面积≥10mm^2 的风险是不吸烟者的 3.91 倍（RR 3.91，95%CI 1.29~11.9），发生颈动脉内膜厚度≥1.2mm 的风险是不吸烟者的 6.96 倍（RR 6.96，95%CI 1.79~27.1）[12]。Kiechl 等使用颈动脉超声检测的方法对意大利 4 793 名 40~79 岁居民进行的前瞻性队列研究发现，颈动脉粥样硬化的发病风险与吸烟有关，并且每天吸烟量越大，颈动脉粥样硬化的程度越严重。与不吸烟者相比，每天吸烟 1~5 支、6~10 支

和 >10 支者发生颈动脉狭窄程度 >40% 的风险分别为不吸烟者的 2.5 倍（OR 2.5，95%CI 1.1~6.3）、3.2 倍（OR 3.2，95%CI 1.3~8.2）和 4.3 倍（OR 4.3，95%CI 1.7~10.4）[13]。

　　国内研究结果也支持吸烟与颈动脉粥样硬化相关的结论。Jiang 等在 959 名 50~85 岁广东男性中进行了一项横断面研究，使用超声检查颈总动脉 IMT，结果发现颈总动脉 IMT 及颈动脉斑块数量在不吸烟者、戒烟者和现在吸烟者中呈现增加的趋势（P<0.001）。在调整吸烟包年数及其他潜在混杂因素后，与现在吸烟者相比，戒烟 1~9 年、10~19 年 和 ≥20 年者发生颈动脉粥样硬化的风险逐渐降低（OR 0.77，95%CI 0.47~1.26；OR 0.45，95%CI 0.26~0.79；OR 0.37，95%CI 0.17~0.77；P<0.001），并且出现颈动脉斑块数量增加的风险也逐渐降低（OR 0.69，95%CI 0.43~1.12；OR 0.47，95%CI 0.27~0.82；OR 0.45，95%CI 0.23~0.96；P<0.001）[14]。此外，Zhan 等在我国天津农村地区中老年人群中（≥45 岁）开展的横断面调查检测了 3 789 名研究对象的颈动脉斑块，结果显示在调整年龄、性别、糖尿病、高血压及低密度脂蛋白胆固醇等因素后，现在吸烟者颈动脉斑块患病风险是不吸烟者的 1.45 倍（OR 1.45，95%CI 1.11~1.88，P=0.006）[15]。

● 吸烟会增加主动脉发生动脉粥样硬化的风险。

　　吸烟是主动脉粥样硬化的高危因素，可加速主动脉粥样硬化病变的进展。Auerbach 等对 1 412 名男性进行尸检病理研究发现，发生胸主动脉和腹主动脉粥样硬化的比例随着吸烟量的增加而增加，并且吸烟量越大发生主动脉血栓的比例越高，吸烟 <1 包 / 天者发生胸主动脉血栓的概率为 7%，而吸烟 1~2 包 / 天者为 14%[16]。路易斯安那州立大学医学中心设计了一个简单的脂质条纹与吸烟关系的模型，结果发现吸烟可促进腹主动脉中脂质条纹的形成，加速病变发展[17]。

　　主动脉钙化情况可反映主动脉粥样硬化情况。Jiang 等在广州 50~85 岁的 3 022 名男性及 7 279 名女性中进行了一项吸烟与主动脉弓钙化的横断面研究，使用胸部 X 线平片评价主动脉弓钙化情况，结果发现在男性和女性中发生主动脉弓钙化的风险都呈现出从不吸烟、戒烟到现在吸烟逐步增加的趋势。轻度吸烟者（<23.5 包年）戒烟时间越长，主动脉弓钙化风险下降越明显（P=0.018）[18]。

● 吸烟会增加脑部动脉发生动脉粥样硬化的风险。

　　吸烟可能是脑动脉粥样硬化的危险因素之一。目前尚未出现较好的无创检查方法用于评价脑部动脉粥样硬化情况。有研究者通过脑部磁共振成像（magnetic resonance imaging,MRI）技术发现脑白质病变及无症状脑梗死灶,间接反映脑部动脉粥样硬化情况。一些研究发现,吸烟者脑白质病变及无症状脑梗死情况较不吸烟者加重[19~22]。但另外一些研究未发现吸烟者与不吸烟者之间存在显著差异[23~25]。

- **吸烟会增加外周动脉发生动脉粥样硬化的风险。**

外周动脉粥样硬化最常见的症状就是间歇性跛行。吸烟与临床期外周动脉疾病的关系已明确[26, 27]。近期的一些研究重点分析了吸烟对于临床期外周动脉疾病自然病程、严重程度及进展情况的影响。一项在间歇性跛行患者中进行的为期6年的前瞻性研究发现,出现严重下肢缺血症状（如静息痛或坏疽）的患者中现在吸烟者比例较高[28]。一项在415名存在间歇性跛行的外周动脉疾病患者中进行的研究发现,吸烟者6分钟步行距离明显缩短[29]。踝-臂指数（ankle brachial index，ABI）是反映亚临床期外周动脉粥样硬化疾病的一项无创检测指标（使用多普勒超声检测脚踝及肱动脉收缩压，ABI= 脚踝收缩压 / 肱动脉收缩压）。国外多项研究表明,吸烟与ABI密切相关,提示吸烟可增加外周动脉粥样硬化的风险[30~34]。国内研究也发现,吸烟与ABI密切相关[35]。

二、冠状动脉粥样硬化性心脏病

- 有充分证据说明吸烟可以导致冠状动脉粥样硬化性心脏病（冠心病）。
- 吸烟者的吸烟量越大、吸烟年限越长,冠心病的发病和死亡风险越高。
- 戒烟可以降低吸烟者冠心病的发病和死亡风险。

冠状动脉粥样硬化性心脏病（coronary atherosclerotic heart disease）是指动脉粥样硬化使冠状动脉管腔狭窄和阻塞,导致心肌缺血、缺氧而引起的心脏病。它与冠状动脉功能性改变（即冠状动脉痉挛）一起统称为冠状动脉性心脏病（coronary heart disease,CHD）,简称冠心病,亦称缺血性心脏病（ischemic heart disease，IHD）[1]。全球疾病负担研究报道,2017年全球范围内约1 779万人死于心血管病,其中约893万人死于冠心病[2]。国家卫生健康委员会统计年鉴的数据显示,2017年中国城市居民心脏病粗死亡率为141.61/10万,农村居民心脏病粗死亡率为154.40/10万[3]。

● **有充分证据说明吸烟可以导致冠心病。吸烟者的吸烟量越大、吸烟年限越长，冠心病的发病和死亡风险越高。**

在美国及欧洲人群中进行的研究表明，吸烟与冠心病发病密切相关。Palmer 等在美国对 910 名 65 岁以下首次发生心肌梗死的女性患者与 2 375 名同期住院的其他疾病患者进行病例对照研究，发现吸烟者患非致死性心肌梗死的风险是不吸烟者的 3.7 倍（OR 3.7，95%CI 3.0~4.7），并且吸低焦油 / 尼古丁烟草制品的女性发生非致死性心肌梗死的风险与吸高焦油 / 尼古丁烟草制品的女性相比无显著性差异[4]。Njølstad 等在 11 843 名 35~52 岁挪威人中进行前瞻性队列研究，发现吸烟是导致心血管疾病的危险因素，女性吸烟者患心肌梗死的风险是不吸烟女性的 3.3 倍（RR 3.3，95%CI 2.1~5.1），男性吸烟者患心肌梗死的风险是不吸烟男性的 1.9 倍（RR 1.9，95%CI 1.6~2.3）；在 45 岁以下人群中，男女差异更加明显，女性吸烟者患心肌梗死的风险明显高于男性（女性：RR 7.1，95%CI 2.6~19.1；男性：RR 2.3，95%CI 1.6~3.2）[5]。

研究发现，吸烟量越大，冠心病发病风险越高。Teo 等在 52 个国家的 12 461 例首次发生急性心肌梗死的患者和 14 637 例年龄、性别匹配的对照中进行的病例对照研究发现，吸烟者发生急性非致死性心肌梗死的风险为不吸烟者的 2.95 倍（OR 2.95，95%CI 2.77~3.14，$P<0.000\ 1$），并且吸烟与急性心肌梗死的发病风险之间存在明确的剂量反应关系，每天吸烟≥40 支者发生非致死性心肌梗死的风险为不吸烟者的 9.16 倍（OR 9.16，95%CI 6.79~12.36）[6]。Petitti 等对 58 383 名美国人进行的前瞻性队列研究（随访 4 年）发现，即使吸低焦油含量卷烟，罹患心血管疾病的风险也明显高于不吸烟者（男性：RR 1.2；女性：RR 1.3）[7]。Rosengren 等在 6 879 名 47~55 岁瑞典男性中进行队列研究（平均随访 11.8 年），发现调整年龄、收缩压、血胆固醇水平、BMI、酗酒、糖尿病、缺乏体育锻炼、精神紧张、职业类型、心肌梗死和劳累性胸痛家族史等因素后，每天吸烟 1~4 支、5~14 支和 15~24 支的吸烟者患冠心病的风险分别是不吸烟者的 2.8 倍（OR 2.8，95%CI 1.7~4.7）、2.8 倍（OR 2.8，95%CI 2.0~3.9）和 3.1 倍（OR 3.1，95%CI 2.2~4.4）[8]。

吸烟量即使很小，也会增加患冠心病的风险。Hackshaw 等纳入 141 个队列研究的 Meta 分析结果显示，每天只抽一支烟的男性发生冠心病的风险是从不吸烟男性的 1.48 倍（RR 1.48，95%CI 1.30~1.69）；每天只抽一支烟的女性发生冠心病的风险是不吸烟女性的 1.57 倍（RR 1.57，95%CI 1.29~1.91）[9]。Prescott 等在丹麦 5 644 名男性和 6 505 名女性中开展的前瞻性队列研究发现，每天吸 3~5g 烟草的女性患心肌梗死的风险是不吸烟女性的 2.14 倍（RR 2.14，95%CI 1.11~4.13），每天吸 6~9g 烟草的男性患心肌梗死的风险是不吸烟男性的 2.10 倍（RR 2.10，95%CI 1.40~3.14）[10]。

在亚洲人群中开展的大量研究也支持吸烟是冠心病发病的重要危险因素。亚太队列研究协作组（Asia-Pacific Cohort Studies Collaboration）对来自中国、日本、韩国、新加坡、泰国等的 40 项队列研究（超过 40 万亚洲人和 10 万澳大利亚人）的数据进行分析，发现吸烟者患冠心病的风险是不吸烟者的 1.60 倍（HR 1.60，95%CI 1.49~1.72）[11]。吸烟对于缺血性心脏病的归因百分比在男性和女性中分别为 13%~33% 和（<1%）~28%[12]。

自 20 世纪 80 年代，我国陆续开展了多项吸烟与冠心病关系的研究，结果均提示吸烟与冠心病的发病和死亡风险增加相关[13~18]。岳寒等对 5 137 名首钢男性工人进行的前瞻性研究发现，吸烟是心肌梗死发病的重要危险因素，调整血压、胆固醇水平和年龄等因素后，吸烟者患心肌梗死的风险为不吸烟者的 2.33 倍（HR 2.33，95%CI 1.39~3.90，$P<0.01$）[19]。姚才良等对国内 11 项探讨吸烟与冠心病关系的病例对照研究（共纳入冠心病患者 1 172 例，对照 2 507 例）进行 Meta 分析，发现吸烟者患冠心病的风险是不吸烟者的 2.20 倍（OR 2.20，95%CI 1.91~2.55），并且冠心病的发病风险随吸烟量的增加而增加[20]。

Gu D 等利用中国高血压流行病学随访研究（China National Hypertension Survey Epidemiology Follow-up Study，CHEFS）进行的分析也得到类似结论。在 169 871 名 40 岁以上的中国人中，调整年龄、受教育程度、地区、城乡、是否患高血压、是否超重等因素后,吸烟者因冠心病死亡的风险较不吸烟者升高（男性:RR 1.21,95%CI 1.03~1.42;女性: RR 1.41，95%CI 1.15~1.71），并且死亡风险随吸烟指数的增加而增加（$P_{trend}<0.001$）[21]。Liu BQ 等在 100 万中国人群中进行的前瞻性队列研究发现，在 35~69 岁的中国成年男性中，15% 的血管疾病超额死亡归因于吸烟；在 ≥70 岁的男性吸烟者中，6% 的血管疾病超额死亡归因于吸烟[22]。纳入 1 696 名 ≥35 岁人群的西安昆仑厂队列研究发现，有吸烟史的男性死于冠心病的 RR 值为 3.61（95%CI 1.35~9.67，$P<0.01$）;在该地区老年人群中，男性和女性心血管病死亡归因于吸烟的比例分别为 33% 和 7%[23]。在西安军队干休所 1 268 名男性军队退休干部（年龄 ≥60 岁）中进行的前瞻性队列研究发现，调整年龄、血压、BMI、总胆固醇、甘油三酯、饮酒、锻炼、伴随疾病等因素后，吸烟者因冠心病死亡的风险随着吸烟量及吸烟年限的增加而增加（$P_{trend}<0.01$）[24]。

研究还发现，吸烟可通过增强冠心病危险因素而促进冠心病的发生。Nakamura 等对来自亚太地区 34 项队列的 3 298 名新发冠心病患者进行回顾性分析发现，现在吸烟的冠心病患者血总胆固醇含量增加的风险明显高于不吸烟者（$P=0.02$），高密度脂蛋白胆固醇含量减少的风险也高于不吸烟者（P=0.04）[25]。此外，在亚太地区人群中进行的另一项研究也发现，吸烟者的 BMI 明显高于不吸烟者[26]。Pan 等纳入 21 项前瞻性队列研究共 1 009 457 名糖尿病患者的 Meta 分析结果显示，吸烟者患冠心病的风险是不吸烟者的 1.51 倍（RR 1.51，95%CI 1.41~1.62），已戒烟者患冠心病的风险是不吸烟者的 1.14 倍（RR 1.14，95%CI 1.00~1.30）[27]。

He Y 等在北京万寿路社区人群中进行的队列研究也发现，吸烟与高血脂、代谢综合征等心脑血管疾病危险因素有较明确的联合作用，导致发病风险增加[28]。

● 戒烟可以降低吸烟者冠心病的发病和死亡风险。

研究表明，调整其他冠心病危险因素后，已戒烟者发生心肌梗死及因冠心病死亡的风险均低于持续吸烟者[29~33]。在西安军队干休所 1 268 名男性军队退休干部中进行的前瞻性队列研究发现，与现在吸烟者相比，已戒烟者因冠心病死亡的风险明显降低[24]。Teo 等进行的病例对照研究发现，戒烟持续时间与再发心肌梗死的风险负相关（P<0.001），提示越早戒烟获益越大[6]。He Y 等在西安昆仑厂队列 1 494 名研究对象中所做的调查研究发现，戒烟 2~7 年者和戒烟 8 年以上者冠心病死亡风险分别比持续吸烟者降低 22%（RR 0.78，95%CI 0.34~1.78）和 49%（RR 0.51，95%CI 0.22~1.16）[34]。Lam 等在 56 167 名中国香港老年人（年龄≥65 岁）中进行的另一项前瞻性队列研究也发现，戒烟者死于心血管疾病的风险低于现在吸烟者（戒烟者：RR 1.24，95%CI 1.04~1.47；现在吸烟者：RR 1.57，95%CI 1.28~1.94）[35]。

在曾患心肌梗死的患者中，与继续吸烟者相比，戒烟者在发生第一次心肌梗死后的生存时间延长[36]。冠状动脉造影阳性的吸烟者如果在诊断时或诊断前戒烟，发生心肌梗死或因冠心病死亡的风险低于持续吸烟者[37, 38]。一项 Meta 分析表明，在曾患心肌梗死的患者中，戒烟者的死亡风险较继续吸烟者降低 46%（OR 0.54，95%CI 0.46~0.62）[39]。

Hasdai 等对 5 450 名曾接受经皮穿刺冠状动脉成形术的患者进行了长达 16 年的观察随访，发现持续吸烟者的整体死亡风险明显高于戒烟者（RR 1.44，95%CI 1.02~2.11），提示戒烟可降低冠心病患者冠状动脉介入治疗后的死亡风险[40]。Meta 分析发现，戒烟可使冠心病患者的远期死亡率降低 36%（RR 0.64，95%CI 0.58~0.71）[41]，而使用阿司匹林[42]、β 受体阻滞剂[43]、ACEI 类药物[44]、他汀类药物[45]仅可使冠心病患者的死亡率分别降低 29%、23%、23% 和 15%，提示戒烟是比冠心病二级预防药物更为有效的治疗措施。

三、脑　卒　中

- 有充分证据说明吸烟可以导致脑卒中。
- 吸烟者的吸烟量越大、吸烟年限越长，脑卒中的发病风险越高。
- 戒烟可以降低吸烟者脑卒中的发病风险。

全球疾病负担（GBD）数据显示，2017 年全球有 1 779 万人死于心脑血管病，占总死亡人数的 31.8%，其中 617 万人死于脑卒中（stroke）[1]。我国脑卒中患者达 1 300 万人，2017 年城市和农村居民脑血管病粗死亡率分别为 126.58/10 万和 157.48/10 万[2]。脑卒中的重要行为危险因素包括不健康饮食、缺乏身体锻炼、吸烟和过量饮酒等[3]。

● 有充分证据说明吸烟可以导致脑卒中。吸烟者的吸烟量越大、吸烟年限越长，脑卒中的发病风险越高。

Woodward 等对 40 项包括中国及东亚人群的队列研究数据进行综合分析，结果表明，吸烟者发生出血性脑卒中和缺血性脑卒中的风险分别是不吸烟者的 1.19 倍（HR 1.19，95%CI 1.06~1.33）和 1.38 倍（HR 1.38，95%CI 1.24~1.54）[4]。Hackshaw 等对 21 项在全球范围内开展的队列研究进行 Meta 分析，结果表明每天吸烟量越大，发生脑卒中风险越高。男性每天吸烟 1 支、5 支和 20 支者发生脑卒中风险分别是不吸烟者的 1.25 倍（RR 1.25，95%CI 1.13~1.38）、1.30 倍（RR 1.30，95%CI 1.18~1.43）和 1.64 倍（RR 1.64，95%CI 1.48~1.82），女性每天吸烟 1 支、5 支和 20 支者发生脑卒中风险分别是不吸烟者的 1.31 倍（RR 1.31，95%CI 1.13~1.52）、1.44 倍（RR 1.44，95%CI 1.22~1.70）和 2.16 倍（RR 2.16，95%CI 1.69~2.75）[5]。

对欧美人群进行的吸烟与脑卒中关系研究表明，无论出血性脑卒中、缺血性脑卒中还是蛛网膜下腔出血（脑卒中的一种），都与吸烟有关，而且脑卒中的发病风险随着每天吸烟量的增加而增加。Robbins 等对 2.2 万余名美国男性医生进行的前瞻性队列研究（平均随访 9.7 年）发现，调整年龄和治疗方案等因素后，每天吸烟 <20 支和 ≥20 支者发生非致死性脑卒中的风险分别是不吸烟者的 2.02 倍（RR 2.02，95%CI 1.23~3.31）和 2.52 倍（RR 2.52，95%CI 1.75~3.61）（P_{trend}<0.000 1）[6]。Knekt 等对芬兰 4.2 万余人开展

的队列研究也发现，调整其他影响因素后，男性和女性吸烟者发生蛛网膜下腔出血的风险分别是不吸烟男性和女性的 2.4 倍（RR 2.4，95%CI 1.6~3.7，$P<0.001$）和 2.5 倍（RR 2.5，95%CI 1.5~4.1，$P<0.01$）[7]。Kurth 等在 39 783 名美国女性中进行的前瞻性队列研究（随访 9 年）表明，吸烟可导致女性患缺血性脑卒中、颅内出血和蛛网膜下腔出血，且发病风险随吸烟量增加而升高。调整其他影响因素后，每天吸烟 <15 支女性吸烟者发生缺血性卒中、颅内出血和蛛网膜下腔出血的风险略有升高，但无统计学意义（RR 1.93，95%CI 0.75~5.02；RR 2.15，95%CI 0.62~7.43；RR 1.70，95%CI 0.38~7.60）；而每天吸烟 ≥15 支的女性发生缺血性卒中、颅内出血和蛛网膜下腔出血的风险明显升高，分别为不吸烟女性的 3.29 倍（RR 3.29，95%CI 1.72~6.29）、2.67 倍（RR 2.67，95%CI 1.04~6.90）和 4.02 倍（RR 4.02，95%CI 1.63~9.89）[8]。

对中国和亚太地区人群的研究同样证实了吸烟会导致脑卒中。Chen 等的 Meta 分析（纳入 22 项前瞻性队列研究）结果显示，吸烟对于脑卒中发病的作用强度存在人群差异。西方人群中，吸烟者的脑卒中发病风险是不吸烟者的 2.05 倍（HR 2.05，95%CI 1.68~2.49，$P<0.01$）；而亚洲人群中，吸烟者的脑卒中发病风险是不吸烟者的 1.27 倍（HR 1.27，95%CI 1.04~1.55，$P<0.01$）[9]。Mannami 等在 41 282 名日本人中进行的前瞻性队列研究结果表明，吸烟会导致脑卒中的发病风险增高。在男性中，吸烟者脑卒中发病风险是不吸烟者的 1.27 倍（RR 1.27，95%CI 1.05~1.54），其中发生蛛网膜下腔出血、缺血性卒中的风险分别是不吸烟者的 3.60 倍（RR 3.60，95%CI 1.62~8.01）和 1.66 倍（RR 1.66，95%CI 1.25~2.20）。此外，吸烟量越大，发生缺血性脑卒中的风险越高。在女性中，吸烟者发生脑卒中的风险是不吸烟者的 1.98 倍（RR 1.98，95%CI 1.42~2.77），其中发生蛛网膜下腔出血的风险是不吸烟者的 2.70 倍（RR 2.70，95%CI 1.45~5.02）[10]。

中国高血压流行病学随访研究（CHEFS）分析约 16 万 40 岁以上中国成年人相关数据，发现调整年龄、性别、受教育程度、吸烟、饮酒史、体育活动、BMI、收缩压、地理区域、城乡、心血管病、糖尿病等因素后，吸烟者脑卒中的发病和死亡风险均较不吸烟者增加。在男性中，吸烟者脑卒中发病和死亡的风险分别为不吸烟者的 1.28 倍（RR 1.28，95%CI 1.19~1.37）和 1.13 倍（RR 1.13，95%CI 1.03~1.25）；而在女性中，分别为不吸烟者的 1.25 倍（RR 1.25，95%CI 1.13~1.37）和 1.19 倍（RR 1.19，95%CI 1.04~1.36）。该研究还发现，脑卒中发病风险随每天吸烟量和吸烟指数的增加而增加，每天吸烟 1~9 支、10~19 支和 ≥20 支者脑卒中发病风险分别是不吸烟者的 1.21 倍（RR 1.21，95%CI 1.12~1.31）、1.21 倍（RR 1.21，95%CI 1.11~1.32）和 1.36 倍（RR 1.36，95%CI 1.25~1.47）（$P_{trend}<0.000\,1$）；

吸烟指数为 1~11 包年、12~26 包年和 >26 包年者脑卒中发病风险分别是不吸烟者的 1.18 倍（RR 1.18，95%CI 1.09~1.28）、1.25 倍（RR 1.25，95%CI 1.15~1.35）和 1.34 倍（RR 1.34，95%CI 1.24~1.44）（P_{trend}<0.000 1）[11]。Gu D 等开展的 CHEF 研究还发现，中国男性 10.8% 的脑卒中死亡归因于吸烟，女性 1.7% 的脑卒中死亡归因于吸烟；每 1 000 名脑卒中死亡者中，归因于吸烟的人数在男性中为 82.5 人，在女性中为 9.8 人[12]。常青等在北京 2 096 名 60 岁以上老年人中进行的横断面调查结果显示，吸烟老年人患脑卒中的风险是不吸烟者的 1.19 倍（OR 1.19，95%CI 1.02~1.39，P<0.05），其中患出血性脑卒中的风险更高，为不吸烟者的 1.53 倍（OR 1.53，95%CI 1.03~2.27，P<0.05）[13]。Wu 等对 3 906 名中国低收入农村居民进行 23.16 年的随访发现，现在吸烟者的脑卒中发病风险是不吸烟者的 1.6 倍（HR 1.6，95%CI 1.3~1.9，P<0.01）[14]。

中国一项纳入 36 943 名高血压患者的前瞻性队列研究发现，吸烟的高血压患者心脑血管死亡风险及全因死亡风险分别是不吸烟高血压患者的 1.19 倍（HR 1.19，95%CI 1.07~1.31）和 1.33 倍（HR 1.33，95%CI 1.23~1.45），且高血压与吸烟对心脑血管死亡具有协同作用[15]。此外，亚太队列研究协作组（Asia Pacific Cohort Studies Collaboration）对亚太地区 50 万余人开展的队列研究还发现，高血压与吸烟对脑卒中的发病具有协同作用。收缩压每增加 10mmHg，吸烟者和不吸烟者发生脑卒中的风险分别升高 81%（HR 1.81，95%CI 1.73~1.90）和 66%（HR 1.66，95%CI 1.59~1.73）（P=0.003）[16]。Lou 等在中国开展的一项横断面研究提示，糖尿病可增加吸烟对脑卒中的作用。非糖尿病吸烟者和糖尿病吸烟者患脑卒中的风险分别是非糖尿病不吸烟者的 1.65 倍（OR 1.65，95%CI 1.36~2.00，P<0.01）和 3.45 倍（OR 3.45，95%CI 2.30~5.16，P<0.01）[17]。Fan 等对 512 715 名 30~79 岁中国人随访 9.7 年的队列研究发现，脑卒中家族史和吸烟对缺血性脑卒中的发病具有协同作用，无家族史规律吸烟者和有家族史规律吸烟者患缺血性脑卒中的风险是无家族史不吸烟者的 1.17 倍（HR 1.17，95%CI 1.13~1.21）和 1.45 倍（HR 1.45，95%CI 1.38~1.52）[18]。Xu 等对内蒙古 2 530 名成年人随访 9.2 年的队列研究发现，心率与吸烟对缺血性脑卒中发病也具有协同作用，心率 <80 次 /min 的吸烟者和心率 ≥80 次 /min 的吸烟者缺血性脑卒中的发病风险分别是心率 <80 次 /min 的不吸烟者的 2.11 倍（HR 2.11，95%CI 1.06~4.23）和 2.86 倍（HR 2.86，95%CI 1.33~6.14）[19]。

● 戒烟可以降低吸烟者脑卒中的发病危险。

Woodward 等对 40 项在亚太地区开展的队列研究数据进行综合分析，发现戒烟者发生脑卒中的风险明显降低（HR 0.84，95%CI 0.76~0.92）[4]。2004 年关于烟草问题的《美国卫生总监报告》也指出，吸烟者戒烟后脑卒中的发病风险逐渐降低，戒烟 5~15 年者发生脑卒中的风险接近不吸烟者[20]。

四、外周动脉疾病

- 有充分证据说明吸烟可以导致外周动脉疾病。
- 吸烟者的吸烟量越大、吸烟年限越长、开始吸烟年龄越小，外周动脉疾病的发病风险越高。
- 戒烟可以降低吸烟者外周动脉疾病的发病风险。

动脉粥样硬化是一种全身性疾病，外周动脉疾病（peripheral arterial disease，PAD）是其中的一种，约 20% 的 PAD 患者有间歇性跛行的临床表现，而 80% 患者没有明显的临床症状[1]。临床上，踝 - 臂指数（ABI）<0.90 可判断为 PAD。有研究表明，PAD 患者未来发生心肌梗死和脑卒中的风险明显增高[2]。在患高血压、糖尿病或代谢综合征的中国心血管病高危人群中进行的队列研究也发现，PAD 患者全因死亡率及心血管病死亡率更高[3~5]。此外，PAD 患者还会发生肢端坏疽（甚至导致截肢）等并发症。PAD 已成为危害中老年人健康的重要疾病之一。

年龄、高血压、血脂异常等已明确为 PAD 的危险因素，近年来吸烟对 PAD 的影响也越来越受到人们的重视。

● 有充分证据说明吸烟可以导致外周动脉疾病的发病风险升高。

国内外大量研究表明，吸烟是 PAD 的重要危险因素之一。Willigendael 等对 1970—2002 年发表的关于 PAD 危险因素的 4 项前瞻性研究和 13 项横断面研究进行 Meta 分析，发现吸烟者发生 PAD 的风险为不吸烟者的 2.3 倍[6]。Hooi 等在 2 327 名荷兰人中开展了一项前瞻性队列研究（平均随访 7.2 年），以 ABI 判断 PAD 情况，并使用问卷对间歇性跛行症状进行评分。研究结果表明，现在吸烟者发生 PAD 的风险明显高于不吸烟者，其中发生有症状及无症状 PAD 的风险分别为不吸烟者的 4.3 倍（OR 4.3，95%CI 1.9~10.1）和 1.9 倍（OR 1.9，95%CI 1.3~2.8）[7]。Conen 等在 39 835 名女性（无心血管疾病危险因素）

中开展的平均随访 12.7 年的前瞻性研究发现，不吸烟、戒烟、吸烟 <15 支 / 天、吸烟 ≥15 支 / 天者经年龄调整的 PAD 发病率分别为 0.12/1 000（人·年）、0.34/1 000（人·年）、0.95/1 000（人·年）、1.63/1 000（人·年），戒烟、吸烟 <15 支 / 天、吸烟≥15 支 / 天者发生 PAD 的风险分别为不吸烟者的 3.14 倍（HR 3.14，95%CI 2.01~4.90）、8.93 倍（HR 8.93，95%CI 5.02~15.89）和 16.95 倍（HR 16.95，95%CI 10.77~26.67）（P_{trend}<0.001）[8]。

大量横断面研究也发现吸烟与 PAD 明显相关[9~13]。Lee 等在 2 517 名 ≥50 岁的韩国男性中进行的研究发现，现在吸烟者患有 PAD 的风险是不吸烟者的 4.30 倍（OR 4.30，95%CI 2.13~8.66，P<0.01）[14]。

在我国人群中进行的研究也支持上述结论[15~18]。Yang 等在河南 4 716 名 40~75 岁高血压患者及 833 名年龄、性别匹配的无高血压患者中开展的横断面研究发现，调整年龄、性别和其他心血管疾病危险因素后，现在吸烟者患 PAD 的风险为不吸烟者的 1.65 倍（OR 1.65，95%CI 1.18~2.29，P<0.01）[17]。He Y 等在北京地区 2 334 名 ≥60 岁的社区人群中进行了一项横断面研究，使用间歇性跛行或 ABI<0.9 判断外周动脉疾病的情况，发现调整年龄、性别、生育情况、教育、饮酒、锻炼、BMI、高血压、糖尿病等因素后，现在吸烟者发生 PAD 的风险是不吸烟者的 1.54 倍（调整 OR 1.54，95%CI 1.12~2.11，P<0.01）[18]。Fu 等对北京 2 624 名平均 54 岁的没有外周动脉疾病症状的研究对象进行横断面调查，通过检测颈 - 桡动脉脉搏波传导速度评价外周动脉僵硬度，发现调整年龄、性别、BMI、腹围、脉压、空腹血糖、高密度脂蛋白、低密度脂蛋白后，吸烟与外周动脉硬化独立相关（OR 1.262，95%CI 1.027~1.551，P=0.027）[19]。Ju 等人利用蒙特卡洛模型结合既往发表的研究结果，发现吸烟者发生外周动脉疾病的风险比不吸烟者高 2~3 倍[20]。

● **吸烟者的吸烟量越大、吸烟年限越长、开始吸烟年龄越小，外周动脉疾病的发病风险越高。**

Planas 等在西班牙巴塞罗那 573 名 55~74 岁有吸烟史者中进行的横断面研究发现，吸烟起始年龄 ≤16 岁者的 PAD 患病率明显高于吸烟起始年龄 >16 岁者（15.6% vs 5.4%，P<0.001），调整年龄、吸烟包年数、糖尿病、高血压以及血脂水平等因素后，16 岁以前开始吸烟者发生 PAD 的风险为 16 岁以后开始吸烟者的 2.19 倍（OR 2.19，95%CI 1.15~4.16，P=0.016）。这说明开始吸烟年龄越小，发生 PAD 的风险越高[21]。

多项研究发现，PAD 的发病风险随着吸烟量和吸烟年限的增加而增加。Willigendael

等对 4 项前瞻性研究和 13 项横断面研究进行 Meta 分析，发现吸烟量与 PAD 的发病风险之间存在剂量反应关系[6]。Conen 等开展的前瞻性研究发现，每天吸烟 <15 支和 ≥15 支者发生 PAD 的风险分别为不吸烟者的 8.93 倍（HR 8.93，95%CI 5.02~15.89）和 16.96 倍（HR 16.96，95%CI 10.77~26.67）（P_{trend}<0.001）[8]。Lee 等在韩国男性中进行的横断面研究发现，调整其他心血管疾病危险因素后，吸烟指数为 0.1~20 包年、20.1~40 包年和 >40 包年者发生 PAD 的风险分别是不吸烟者的 2.15 倍（OR 2.15，95%CI 1.06~4.38）、2.24 倍（OR 2.24，95%CI 1.08~4.65）和 2.93 倍（OR 2.93，95%CI 1.41~6.09）（P_{trend}<0.001）[14]。He Y 等在北京地区 2 334 名老年人中进行的横断面研究发现，调整年龄、性别、生育情况、教育、饮酒、锻炼、BMI、高血压、糖尿病等因素后，吸烟指数为 1~10 包年、21~40 包年和 >40 包年者发生 PAD 的风险分别为不吸烟者的 1.10 倍（OR 1.10，95%CI 0.79~1.54）、1.53 倍（OR 1.53，95%CI 1.05~2.23）和 2.50 倍（OR 2.50，95%CI 1.60~3.91）（P_{trend}<0.01）[18]。

- **戒烟可以降低吸烟者外周动脉疾病的发病风险。**

Conen 等在 39 835 名女性（无心血管疾病危险因素）中开展的前瞻性研究发现，与现在吸烟者相比，戒烟 <10 年、10~20 年和 >20 年者发生 PAD 的风险逐渐降低（HR 0.39，95%CI 0.24~0.66；HR 0.28，95%CI 0.17~0.46；HR 0.16，95%CI 0.10~0.26，$P_{linear\ trend}$<0.001）[8]。Lee 等在韩国男性中开展的横断面调查发现，戒烟 11~20 年及 ≥21 年者发生 PAD 的风险较现在吸烟者明显降低（OR 0.41，95%CI 0.19~0.86；OR 0.49，95%CI 0.24~0.98）（P<0.05）[14]。He Y 等在北京地区人群中进行的横断面研究发现，戒烟 ≥10 年者发生 PAD 的风险基本降至不吸烟者水平（OR 1.05，95%CI 0.67~1.64）[18]。Jensen 等在挪威 19 748 名 40~69 岁受试者中进行的横断面研究发现，与现在吸烟者相比，戒烟 >20 年者发生 PAD 的风险明显下降（男性:OR 0.2，95%CI 0.1~0.5;女性:OR 0.4，95%CI 0.2~0.8）（P_{trend}<0.001）[22]。

五、高　血　压

- 有证据提示吸烟可以导致高血压。
- 待进一步证据明确吸烟者的吸烟量越大、吸烟年限越长,高血压的发病风险越高。

2017 年全球疾病负担研究显示，高血压（hypertension）是导致全球疾病负担的首位危险因素，导致 1 040 万人死亡（95%UI 939~1 150），导致 DALYs 高达 2.18 亿（95%UI 1.98~2.37）[1]。"中国高血压调查 2012—2015"结果显示，18 岁及以上成年人的高血压患病率为 23.2%，患病人数高达 2.445 亿[2]。高血压给我国造成严重的疾病负担，2010 年中国 DALYs 的 12%（95%UI 10.4%~13.5%）和总死亡的 24.6%（95%UI 21.9%~27.2%）可归因于高血压[3]。

- **有证据提示吸烟可以导致高血压。**

Halperin RO 等开展的美国医师健康研究，纳入 13 529 名年龄 40~84 岁、无高血压病史的男性医师，进行平均 14.5 年的前瞻性观察，发现调整年龄、BMI、糖尿病、胆固醇 ≥240mg/dL 等因素后，现在吸烟者的高血压发病风险是不吸烟者的 1.15 倍（RR 1.15，95%CI 1.03~1.27，P=0.006）[4]。Bowman TS 等开展女性健康研究，纳入 28 236 名无高血压病史的女性并前瞻性随访 9.8 年发现，调整年龄、BMI、运动量、饮酒量等因素后，每天吸烟≥15 支和≥25 支的女性患高血压的风险分别是不吸烟者的 1.11 倍（HR 1.11，95%CI 1.03~1.21）和 1.21 倍（HR 1.21，95%CI 1.06~1.39）[5]。

我国的研究同样提示吸烟是高血压的危险因素。胡文斌等在我国昆山对 38 520 名 18 岁以上居民开展横断面调查，发现调整年龄、性别、BMI、教育、家庭月收入等因素后，现在吸烟者患高血压的风险是不吸烟者的 1.16 倍（OR 1.16，95%CI 1.05~1.28，P<0.01）[6]。Gu D 等对中国 10 525 名 40 岁以上无高血压病史的人群进行平均 8.2 年的随访发现，女性吸烟者患高血压的风险是不吸烟者的 1.48 倍（RR 1.48,95%CI 1.30~1.68）[7]。

- **待进一步证据明确吸烟者的吸烟量越大、吸烟年限越长，高血压的发病风险越高。**

Ding L 等 2010 年开展中国慢性病监测，纳入具有全国代表性的 98 658 名 18 岁以上成年人，数据显示随着吸烟指数升高，男性高血压患病率逐渐增加，吸烟指数 0~10.2 包年、10.2~20.5 包年、20.5~33.3 包年和 >33.3 包年者的高血压患病率分别为 4.3%、12.5%、37.6% 和 56.1%[8]。Gao K 等开展中国健康和营养调查研究，纳入 28 577 名男性，发现在 36~55 岁人群中，每天吸烟量每增加 10 支，患高血压的风险较不吸烟者增加 7.54%（OR 1.075 4，95%CI 1.005 0~1.150 3，P=0.035 9）；在 56~80 岁人群中，每天吸烟量每增加 10 支，患高血压的风险较不吸烟者增加 10.46%（OR 1.104 6，95%CI 1.016 1~1.201 2，P=0.019 7）[9]。

参 考 文 献

一、亚临床期动脉粥样硬化

[1] U.S. Department of Health and Human Services. The health consequences of smoking: a report of the surgeon general. Washington, DC: Superintendent of Documents, U.S. Government Printing Office, 2004.

[2] ZIESKE AW, TAKEI H, FALLON KB, et al. Smoking and atherosclerosis in youth. Atherosclerosis, 1999, 144 (2): 403-408.

[3] AUERBACH O, CARTER HW, GARFINKEL L, et al. Cigarette smoking and coronary artery disease. A macroscopic and microscopic study. Chest, 1976, 70 (6): 697-705.

[4] BERENSON GS, SRINIVASAN SR, BAO W, et al. Association between multiple cardiovascular risk factors and atherosclerosis in children and young adults. The Bogalusa Heart Study. N Engl J Med, 1998, 338 (23): 1650-1656.

[5] Pathobiological Determinants of Atherosclerosis in Youth Research Group. Relationship of atherosclerosis in young men to serum lipoprotein cholesterol concentrations and smoking. A preliminary report from the Pathobiological Determinants of Atherosclerosis in Youth (PDAY) Research Group. JAMA, 1990, 264 (23): 3018-3024.

[6] ABTAHIAN F, YONETSU T, KATO K, et al. Comparison by optical coherence tomography of the frequency of lipid coronary plaques in current smokers, former smokers, and nonsmokers. Am J Cardiol, 2014, 114 (5): 674-680.

[7] SALONEN R, SALONEN JT. Progression of carotid atherosclerosis and its determinants: a population-based ultrasonography study. Atherosclerosis, 1990, 81 (1): 33-40.

[8] SALONEN R, SALONEN JT. Determinants of carotid intima-media thickness: a population-based ultrasonography study in eastern Finnish men. J Intern Med, 1991, 229 (3): 225-231.

[9] SHARRETT AR, SORLIE PD, CHAMBLESS LE, et al. Relative importance of various risk factors for asymptomatic carotid atherosclerosis versus coronary heart disease incidence: the atherosclerosis risk in communities study. Am J Epidemiol, 1999, 149 (9): 843-852.

[10] HOWARD G, MANOLIO TA, BURKE GL, et al. Does the association of risk factors and atherosclerosis change with age? An analysis of the combined ARIC and CHS cohorts. Stroke, 1997, 28 (9): 1693-1701.

[11] BONITHON-KOPP C, TOUBOUL PJ, BERR C, et al. Relation of intima-media thickness to atherosclerotic plaques in carotid arteries: the Vascular Aging (EVA) Study. Arterioscler Thromb Vasc Biol, 1996, 16 (2): 310-316.

[12] HAAPANEN A, KOSKENVUO M, KAPRIO J, et al. Carotid arteriosclerosis in identical twins discordant for cigarette smoking. Circulation, 1989, 80 (1): 10-16.

［13］KIECHL S, WERNER P, EGGER G, et al. Active and passive smoking, chronic infections, and the risk of carotid atherosclerosis-prospective results from the Bruneck Study. Stroke, 2002, 33 (9): 2170-2176.

［14］JIANG CQ, XU L, LAM TH, et al. Smoking cessation and carotid atherosclerosis: the Guangzhou Biobank Cohort Study-CVD. J Epidemiol Community Health, 2010, 64 (11): 1004-1009.

［15］ZHAN C, SHI M, YANG Y, et al. Prevalence and risk factors of carotid plaque among middle-aged and elderly adults in rural Tianjin, China. Sci Rep, 2016, 6: 23870.

［16］AUERBACH O, GARFINKEL L. Atherosclerosis and aneurysm of the aorta in relation to smoking habits and age. Chest, 1980, 78 (6): 805-809.

［17］PATEL YC, KODLIN D, STRONG JP . On the interpretation of smoking risks in atherosclerosis. J Chronic Dis, 1980, 33 (3): 147-155.

［18］JIANG CQ, LAO XQ, YIN P, et al. Smoking, smoking cessation and aortic arch calcification in older Chinese: the Guangzhou Biobank Cohort Study. Atherosclerosis, 2009, 202 (2): 529-534.

［19］LONGSTRETH WT JR, BERNICK C, MANOLIO TA, et al. Lacunar infarcts defined by magnetic resonance imaging of 3 660 elderly people: the Cardiovascular Health Study. Arch Neurol, 1998, 55 (9): 1217-1225.

［20］LONGSTRETH WT JR, MANOLIO TA, ARNOLD A, et al. Clinical correlates of white matter findings on cranial magnetic resonance imaging of 3 301 elderly people: the Cardiovascular Health Study. Stroke, 1996, 27 (8): 1274-1282.

［21］LIAO Y, MCGEE DL, COOPER RS. Prediction of coronary heart disease mortality in blacks and whites: pooled data from two national cohorts. Am J Cardiol, 1999, 84 (1): 31-36.

［22］HOWARD G, WAGENKNECHT LE, CAI J, et al. Cigarette smoking and other risk factors for silent cerebral infarction in the general population. Stroke, 1998, 29 (5): 913-917.

［23］BRETELER MM, VAN SWIETEN JC, BOTS ML, et al. Cerebral white matter lesions, vascular risk factors, and cognitive function in a population-based study: the Rotterdam Study. Neurology, 1994, 44 (7): 1246-1252.

［24］SHINTANI S, SHIIGAI T, ARINAMI T. Silent lacunar infarction on magnetic resonance imaging (MRI): risk factors. J Neurol Sci, 1998, 160 (1): 82-86.

［25］YAMASHITA K, KOBAYASHI S, YAMAGUCHI S, et al. Cigarette smoking and silent brain infarction in normal adults. Intern Med, 1996, 35 (9): 704-706.

［26］U.S. Department of Health and Human Services. Smoking and health: a report of the surgeon general. Washington, DC: Superintendent of Documents, U.S. Government Printing Office, 1979.

［27］U.S. Department of Health and Human Services. The health benefits of smoking cessation. Surgeon General's Report on Smoking and Health. Washington, DC: Superintendent of Documents, U.S. Government Printing Office, 1990.

［28］SMITH FB, LOWE GD, LEE AJ, et al. Smoking, hemorheologic factors, and progression of peripheral arterial disease in patients with claudication. J Vas Surg, 1998, 28 (1): 129-135.

［29］CAHAN MA, MONTGOMERY P, OTIS RB, et al. The effect of cigarette smoking status on six-minute walk distance in patients with intermittent claudication. Angiology, 1999, 50 (7): 537-546.

［30］CURB JD, MASAKI K, RODRIGUEZ BL, et al. Peripheral artery disease and cardiovascular risk factors in the elderly: the Honolulu Heart Program. Arterioscler Thromb Vasc Biol, 1996, 16 (12): 1495-1500.

［31］FABSITZ RR, SIDAWY AN, GO O, et al. Prevalence of peripheral arterial disease and associated risk factors in American Indians: the Strong Heart Study. Am J Epidemiol, 1999, 149 (4): 330-338.

［32］KORNITZER M, DRAMAIX M, SOBOLSKI J, et al. Ankle/arm pressure index in asymptomatic middle-aged males: an independent predictor of ten-year coronary heart disease mortality. Angiology, 1995, 46 (3): 211-219.

［33］NEWMAN AB, SISCOVICK DS, MANOLIO TA, et al. Ankle-arm index as a marker of atherosclerosis in the Cardiovascular Health Study: Cardiovascular Heart Study (CHS) Collaborative Research Group. Circulation, 1993, 88 (3): 837-845.

［34］SHINOZAKI T, HASEGAWA T, YANO E. Ankle-arm index as an indicator of atherosclerosis: its application as a screening method. J Clin Epidemiol, 1998, 51 (12): 1263-1269.

［35］黄江南, 朱立光. 踝臂指数与动脉粥样硬化常见易患因素的关系. 山东医药, 2009, 49 (28): 53-55.

二、冠状动脉粥样硬化性心脏病

［1］王吉耀. 内科学. 2版. 北京: 人民卫生出版社, 2010.

［2］GBD 2017 Causes of Death Collaborators. Global, regional, and national age-sex-specific mortality for 282 causes of death in 195 countries and territories, 1980-2017: a systematic analysis for the Global Burden of Disease Study 2017. Lancet, 2018, 392 (10159): 1736-1788.

［3］国家卫生健康委员会. 2018中国卫生健康统计年鉴. 北京: 中国协和医科大学出版社, 2019.

［4］PALMER JR, ROSENBERG L, SHAPIRO S. "Low yield" cigarettes and the risk of nonfatal myocardial infarction in women. N Engl J Med, 1989, 320 (24): 1569-1573.

［5］NJØLSTAD I, ARNESEN E, LUND-LARSEN PG. Smoking, serum lipids, blood pressure, and sex differences in myocardial infarction: a 12-year follow-up of the Finnmark Study. Circulation, 1996, 93 (3): 450-456.

［6］TEO KK, OUNPUU S, HAWKEN S, et al. Tobacco use and risk of myocardial infarction in 52 countries in the INTERHEART study: a case-control study. Lancet, 2006, 368 (9536): 647-658.

［7］PETITTI DB, FRIEDMAN GD. Cardiovascular and other diseases in smokers of low yield cigarettes. J Chronic Dis, 1985, 38 (7): 581-588.

［8］ROSENGREN A, WILHELMSEN L, WEDEL H. Coronary heart disease, cancer and mortality in male middle-aged light smokers. J Intern Med, 1992, 231 (4): 357-362.

［9］HACKSHAW A, MORRIS JK, BONIFACE S, et al. Low cigarette consumption and risk of coronary heart disease and stroke: meta-analysis of 141 cohort studies in 55 study reports. BMJ (Clinical research ed), 2018, 360: j5855.

［10］PRESCOTT E, SCHARLING H, OSLER M, et al. Importance of light smoking and inhalation habits on risk of myocardial infarction and all cause mortality: a 22 year follow up of 12 149 men and women in the

Copenhagen City Heart Study. J Epidemiol Community Health, 2002, 56 (9): 702-706.

［11］WOODWARD M, LAM TH, BARZI F, et al. Smoking, quitting, and the risk of cardiovascular disease among women and men in the Asia-Pacific region. Int J Epidemiol, 2005, 34 (5): 1036-1045.

［12］MARTINIUK AL, LEE CM, LAM TH, et al. The fraction of ischaemic heart disease and stroke attributable to smoking in the WHO Western Pacific and South-East Asian regions. Tob Control, 2006, 15 (3): 181-188.

［13］何耀, 李良寿, 李兰荪, 等. 冠心病危险因素的病例对照研究. 解放军预防医学杂志, 1992, 10 (6): 415-420.

［14］黄久仪, 贾国良, 李良寿, 等. 不同年龄段心肌梗塞危险因素的比较. 中国慢性病预防与控制, 1997, 5 (5): 199-202.

［15］黄久仪, 徐德忠, 李良寿, 等. 造影确诊冠心病与心肌梗塞危险因素的比较. 第四军医大学学报, 1998, 19 (4): 426-428.

［16］黄久仪, 徐德忠, 李良寿, 等. 早发冠心病危险因素的研究. 中国慢性病预防与控制, 1999, 7 (3): 102-104.

［17］石丘玲, 李良寿, 徐德忠, 等. 西安市老年男性冠心病危险因素队列研究. 第四军医大学学报, 2001, 22 (7): 635-637.

［18］LAM TH, CHUNG SF, JANUS ED, et al. Smoking, alcohol drinking and non-fatal coronary heart disease in Hong Kong Chinese. Ann Epidemiol, 2002, 12 (8): 560-567.

［19］岳寒, 顾东风, 吴锡桂, 等. 首都钢铁公司 5 137 名男工心肌梗死发病危险因素的研究. 中华预防医学杂志, 2004, 38 (1): 43-46.

［20］姚才良, 周家仪. 我国吸烟与冠心病关系的 meta-analysis. 中华流行病学杂志, 1996, 12 (7): 360-362.

［21］GU D, KELLY TN, WU X, et al. Mortality attributable to smoking in China. N Engl J Med, 2009, 360 (2): 150-159.

［22］LIU BQ, PETO R, CHEN ZM, et al. Emerging tobacco hazards in China: 1. Retrospective proportional mortality study of one million deaths. BMJ, 1998, 317 (7170): 1411-1422.

［23］LAM TH, HE Y, LI LS, et al. Mortality attributable to cigarette smoking in China. JAMA, 1997, 278 (18): 1505-1508.

［24］LAM TH, HE Y, SHI QL, et al. Smoking, quitting, and mortality in a Chinese cohort of retired men. Ann Epidemiol, 2002, 12 (5): 316-320.

［25］NAKAMURA K, BARZI F, HUXLEY R, et al. Does cigarette smoking exacerbate the effect of total cholesterol and high-density lipoprotein cholesterol on the risk of cardiovascular diseases? Heart, 2009, 95 (11): 909-916.

［26］Asia Pacific Cohort Studies Collaboration. Impact of cigarette smoking on the relationship between body mass index and coronary heart disease: a pooled analysis of 3 264 stroke and 2 706 CHD events in 378 579 individuals in the Asia Pacific region. BMC Public Health, 2009, 9: 294.

［27］ PAN A, WANG Y, TALAEI M, et al. Relation of smoking with total mortality and cardiovascular events among patients with diabetes mellitus: a meta-analysis and systematic review. Circulation, 2015, 132 (19): 1795-1804.

［28］ HE Y, LAM TH, JIANG B, et al. Combined effects of tobacco smoke exposure and metabolic syndrome on cardiovascular risk in older residents of china. J Am Coll Cardiol, 2009, 53 (4): 363-371.

［29］ U.S. Department of Health and Human Services. The health benefits of smoking cessation. Surgeon General's Report on Smoking and Health. Washington, DC: Superintendent of Documents, U.S. Government Printing Office, 1990.

［30］ KULLER LH, OCKENE JK, MEILAHN E, et al. Cigarette smoking and mortality. MRFIT Research Group. Prev Med, 1991, 20 (5): 638-654.

［31］ FROST PH, DAVIS BR, BURLANDO AJ, et al. Coronary heart disease risk factors in men and women aged 60 years and older: findings from the systolic hypertension in the elderly program. Circulation, 1996, 94 (1): 26-34.

［32］ GORDON T, KANNEL WB, MCGEE D, et al. Death and coronary attacks in men after giving up cigarette smoking. A report from the Framingham study. Lancet, 1974, 2 (7893): 1345-1348.

［33］ ABERG A, BERGSTRAND R, JOHANSSON S, et al. Cessation of smoking after myocardial infarction. Effects on mortality after 10 years. Br Heart J, 1983, 49 (5): 416-422.

［34］ HE Y, JIANG B, LI LS, et al. Changes in smoking behavior and subsequent mortality risk during a 35-year follow-up of a cohort in Xi'an, China. Am J Epidemiol, 2014, 179 (9): 1060-1070.

［35］ LAM TH, LI ZB, HO SY, Et al. Smoking, quitting and mortality in an elderly cohort of 56 000 Hong Kong Chinese. Tob Control, 2007, 16 (3): 182-189.

［36］ OMENN GS, ANDERSON KW, KRONMAL RA, et al. The temporal pattern of reduction of mortality risk after smoking cessation. Am J Prev Med, 1990, 6 (5): 251-257.

［37］ VLIETSTRA RE, KRONMAL RA, OBERMAN A, et al. Effect of cigarette smoking on survival of patients with angiographically documented coronary artery disease. Report from the CASS registry. JAMA, 1986, 255 (8): 1023-1027.

［38］ HERMANSON B, OMENN GS, KRONMAL RA, et al. Beneficial six-year outcome of smoking cessation in older men and women with coronary arterydisease. Results from the CASS registry. N Engl J Med, 1988, 319 (21): 1365-1369.

［39］ WILSON K, GIBSON N, WILLAN A, et al. Effect of smoking cessation on mortality after myocardial infarction, meta-analysis of cohort studies. Arch Intern Med, 2000, 160: 939-944.

［40］ HASDAI D, GARRATT KN, GRILL DE, et al. Effect of smoking status on the long-term outcome after successful percutaneous coronary revascularization. N Engl J Med, 1997, 336 (11): 755-761.

［41］ CRITCHLEY JA, CAPEWELL S. Mortality risk reduction associated with smoking cessation in patients with coronary heart disease: a systematic review. JAMA, 2003, 290 (1): 86-97.

［42］ PIGNONE M, PHILLIPS C, MULROW C. Use of lipid lowering drugs for primary prevention of coronary heart disease: meta-analysis of randomised trials. BMJ, 2000, 321: 983-986.

[43] FREEMANTLE N, CLELAND J, YOUNG P, et al. Beta blockade after myocardial infarction: systematic review and meta regression analysis. BMJ, 1999, 318 (7200): 1730-1737.

[44] FLATHER MD, YUSUF S, KØBER L, et al. Long-term ACE-inhibitor therapy in patients with heart failure or left-ventricular dysfunction: a systematic overview of data from individual patients. ACE-Inhibitor Myocardial Infarction Collaborative Group. Lancet, 2000, 355 (9215): 1575-1581.

[45] Antithrombotic Trialists' Collaboration. Collaborative meta-analysis of randomised trials of antiplatelet therapy for prevention of death, myocardial infarction, and stroke in high risk patients. BMJ, 2002, 324 (7329): 71-86.

三、脑 卒 中

[1] GBD Causes of Death Collaborators. Global, regional, and national age-sex-specific mortality for 282 causes of death in 195 countries and territories, 1980-2017: a systematic analysis for the Global Burden of Disease Study 2017. Lancet, 2018, 392 (10159): 1736-1788.

[2] 国家心血管病中心. 中国心血管病报告 2018. 北京: 中国大百科全书出版社, 2019.

[3] 世界卫生组织. 心血管疾病. (2017-05-17) [2019-09-20]. https: //www. who. int/zh/news-room/fact-sheets/detail/cardiovascular-diseases- (cvds).

[4] WOODWARD M, LAM TH, BARZI F, et al. Smoking, quitting, and the risk of cardiovascular disease among women and men in the Asia-Pacific region. Int J Epidemiol, 2005, 34 (5): 1036-1045.

[5] HACKSHAW A, MORRIS JK, BONIFACE S, et al. Low cigarette consumption and risk of coronary heart disease and stroke: meta-analysis of 141 cohort studies in 55 study reports. BMJ, 2018, 360: j5855.

[6] ROBBINS AS, MANSON JE, LEE IM, et al. Cigarette smoking and stroke in a cohort of U.S. male physicians. Ann Intern Med, 1994, 120 (6): 458-462.

[7] KNEKT P, REUNANEN A, AHO K, et al. Risk factors for subarachnoid hemorrhage in a longitudinal population study. J Clin Epidemiol, 1991, 44 (9): 933-939.

[8] KURTH T, KASE CS, BERGER K, et al. Smoking and risk of hemorrhagic stroke in women. Stroke, 2003, 34 (12): 2792-2795.

[9] CHEN X, ZHOU L, ZHANG Y, et al. Risk factors of stroke in Western and Asian countries: a systematic review and meta-analysis of prospective cohort studies. BMC Public Health, 2014, 14: 776.

[10] MANNAMI T, ISO H, BABA S, et al. Cigarette smoking and risk of stroke and its subtypes among middle-aged Japanese men and women: the JPHC Study Cohort I. Stroke, 2004, 35 (6): 1248-1253.

[11] KELLY TN, GU D, CHEN J, et al. Cigarette smoking and risk of stroke in the Chinese adult population. Stroke, 2008, 39 (6): 1688-1693.

[12] GU D, KELLY TN, WU X, et al. Mortality attributable to smoking in China. N Engl J Med, 2009, 360 (2): 150-159.

[13] 常青, 何耀, 倪彬, 等. 老年人吸烟、饮酒与脑卒中的流行病学研究. 中国公共卫生, 2004, 20 (5): 550-551.

［14］WU Y, FAN Z, CHEN Y, et al. Determinants of developing stroke among low-income, rural residents: a 27-year population-based, prospective cohort study in Northern China. Front Neurol, 2019, 10: 57.

［15］GE Z, HAO Y, CAO J, et al. Does cigarette smoking exacerbate the effect of blood pressure on the risk of cardiovascular and all-cause mortality among hypertensive patients？ J Hypertens, 2012, 30 (12): 2307-2313.

［16］NAKAMURA K, BARZI F, LAM TH, et al. Cigarette smoking, systolic blood pressure, and cardiovascular diseases in the Asia-Pacific region. Stroke, 2008, 39 (6): 1694-1702.

［17］LOU H, DONG Z, ZHANG P, et al. Interaction of diabetes and smoking on stroke: a population-based cross-sectional survey in China. BMJ open, 2018, 8 (4): e017706.

［18］FAN M, LV J, YU C, et al. Family history, tobacco smoking, and risk of ischemic stroke. J Stroke, 2019, 21 (2): 175-183.

［19］XU T, BU X, LI H, et al. Smoking, heart rate, and ischemic stroke: a population-based prospective cohort study among Inner Mongolians in China. Stroke, 2013, 44 (9): 2457-2461.

［20］U.S. Department of Health and Human Services. The health consequences of smoking: a report of the surgeon general. Washington, DC: Superintendent of Documents, U.S. Government Printing Office, 2004.

四、外周动脉疾病

［1］NORMAN PE, EIKELBOOM JW, HANKEY GJ. Peripheral arterial disease: prognostic significance and prevention of atherothrombotic complications. Med J Aust, 2004, 181 (3): 150-154.

［2］MONREAL M, ALVAREZ L, VILASECA B, et al. Clinical outcome in patients with peripheral artery disease. Results from a prospective registry (FRENA). Eur J Intern Med, 2008, 19 (3): 192-197.

［3］LI J, LUO Y, XU Y, et al. Risk factors of peripheral arterial disease and relationship between low ankle-brachial index and mortality from all-cause and cardiovascular disease in Chinese patients with type 2 diabetes. Circ J, 2007, 71 (3): 377-381.

［4］LUO YY, LI J, XIN Y, et al. Risk factors of peripheral arterial disease and relationship between low ankle brachial index and mortality from all-cause and cardiovascular disease in Chinese patients with hypertension. J Hum Hypertens, 2007, 21 (6): 461-466.

［5］XU Y, LI J, LUO Y, et al. The association between ankle-brachial index and cardiovascular or all-cause mortality in metabolic syndrome of elderly Chinese. Hypertens Res, 2007, 30 (7): 613-619.

［6］WILLIGENDAEL EM, TEIJINK JA, BARTELINK ML, et al. Influence of smoking on incidence and prevalence of peripheral arterial disease. J Vasc Surg, 2004, 40 (6): 1158-1165.

［7］HOOI JD, KESTER AD, STOFFERS HE, et al. Incidence of and risk factors for asymptomatic peripheral arterial occlusive disease: a longitudinal study. Am J Epidemiol, 2001, 153 (7): 666-672.

［8］CONEN D, EVERETT BM, KURTH T, et al. Smoking, smoking cessation, ［corrected］and risk for symptomatic peripheral artery disease in women: a cohort study. Ann Intern Med, 2011, 154 (11): 719-726.

［9］MEIJER WT, GROBBEE DE, HUNINK MG, et al. Determinants of peripheral arterial disease in the elderly: the Rotterdam study. Arch Intern Med, 2000, 160 (19): 2934-2938.

［10］SELVIN E, ERLINGER TP. Prevalence of and risk factors for peripheral arterial disease in the United States: results from the National Health and Nutrition Examination Survey, 1999-2000. Circulation, 2004, 110 (6): 738-743.

［11］OSTCHEGA Y, PAULOSE-RAM R, DILLON CF, et al. Prevalence of peripheral arterial disease and risk factors in persons aged 60 and older: data from the National Health and Nutrition Examination Survey 1999-2004. J Am Geriatr Soc, 2007, 55 (4): 583-589.

［12］FOWLER B, JAMROZIK K, NORMAN P, et al. Prevalence of peripheral arterial disease: persistence of excess risk in former smokers. Aust N Z J Public Health, 2002, 26 (3): 219-224.

［13］SUTER LG, MURABITO JM, FELSON DT, et al. Smoking, alcohol consumption, and Raynaud's phenomenon in middle age. Am J Med, 2007, 120 (3): 264-271.

［14］LEE YH, SHIN MH, KWEON SS, et al. Cumulative smoking exposure, duration of smoking cessation, and peripheral arterial disease in middle-aged and older Korean men. BMC Public Health, 2011, 11: 94.

［15］罗盈怡, 李觉, 余金明, 等. 吸烟对下肢动脉疾病影响的研究. 中华医学杂志, 2005, 8 (43): 3071-3073.

［16］王勇, 李觉, 徐亚伟, 等. 中国自然人群下肢外周动脉疾病患病率及相关危险因素. 中华心血管病杂志, 2009, 37 (12): 1127-1131.

［17］YANG X, SUN K, ZHANG W, et al. Prevalence of and risk factors for peripheral arterial disease in the patients with hypertension among Han Chinese. J Vasc Surg, 2007, 46 (2): 296-302.

［18］HE Y, JIANG Y, WANG J, et al. Prevalence of peripheral arterial disease and its association with smoking in a population-based study in Beijing, China. J Vasc Surg, 2006, 44 (2): 333-338.

［19］FU S, WU Q, LUO L, et al. Relationships of drinking and smoking with peripheral arterial stiffness in Chinese community-dwelling population without symptomatic peripheral arterial disease. Tob Induc Dis, 2017, 15 (39): 1-5.

［20］JU YR, CHEN WY, LIAO CM. Assessing human exposure risk to cadmium through inhalation and seafood consumption. J Hazard Mater, 2012, 227-228: 353-361.

［21］PLANAS A, CLARÁ A, MARRUGAT J, et al. Age at onset of smoking is an independent risk factor in peripheral artery disease development. J Vasc Surg, 2002, 35 (3): 506-509.

［22］JENSEN SA, VATTEN LJ, NILSEN TI, et al. The association between smoking and the prevalence of intermittent claudication. Vasc Med, 2005, 10 (4): 257-263.

五、高 血 压

［1］GBD Risk Factor Collaborators. Global, regional, and national comparative risk assessment of 84 behavioural, environmental and occupational, and metabolic risks or clusters of risks for 195 countries and territories, 1990-2017: a systematic analysis for the Global Burden of Disease Study 2017. Lancet, 2018, 392 (10159): 1923-1994.

［2］WANG Z, CHEN Z, ZHANG L, et al. Status of hypertension in China: results from the China Hypertension Survey, 2012-2015. Circulation, 2018, 137 (22): 2344-2356.

［3］YANG G, WANG Y, ZENG Y, et al. Rapid health transition in China, 1990-2010: findings from the Global Burden of Disease Study 2010. Lancet, 2013, 381 (9882): 1987-2015.

［4］HALPERIN RO, GAZIANO JM, SESSO HD. Smoking and the risk of incident hypertension in middle-aged and older men. Am J Hypertens, 2008, 21 (2): 148-152.

［5］BOWMAN TS, GAZIANO JM, BURING JE, et al. A prospective study of cigarette smoking and risk of incident hypertension in women. J Am Coll Cardiol, 2007, 50 (21): 2085-2092.

［6］胡文斌, 张婷, 史建国, 等. 男性吸烟与高血压病的剂量-反应关系. 中华心血管病杂志, 2014, 42 (9): 773-777.

［7］GU D, WILDMAN RP, WU X, et al. Incidence and predictors of hypertension over 8 years among Chinese men and women. J Hypertens, 2007, 25 (3): 517-523.

［8］DING L, XU Y, WANG LM, et al. Smoking and its relation to metabolic status among chinese adults: analysis of a nationwide survey. Biomed Environ Sci, 2016, 29 (9): 619-627.

［9］GAO K, SHI X, WANG W. The life-course impact of smoking on hypertension, myocardial infarction and respiratory diseases. Sci Rep, 2017, 7 (1): 4330.

第二节　二手烟暴露与心脑血管疾病

- 有充分证据说明二手烟暴露可以导致冠心病。
- 有证据提示二手烟暴露可以导致脑卒中、动脉粥样硬化。
- 待进一步证据明确二手烟暴露可以导致高血压、外周动脉疾病。

全球疾病负担（GBD）数据显示，2017 年有 1 779 万人死于心脑血管疾病[1]。《中国卫生统计年鉴 2018》的统计数据显示，2017 年我国城市和农村居民心脑血管疾病粗死亡率分别为 268.20/10 万和 311.87/10 万[2]。WHO 指出，在所有死于心脑血管疾病者中，有相当一部分是由吸烟导致的,吸烟使冠心病和脑血管疾病的死亡风险增加了 2~3 倍[3]。2005 年,中国有 14.62 万人心脑血管疾病死亡可归因于吸烟，其中男性 12.66 万，女性 1.96 万[4]。

目前，公认的心脑血管疾病危险因素包括吸烟、肥胖、高血压、血脂异常、糖尿病，其中吸烟占重要地位。近年来，二手烟暴露对心脑血管疾病的影响也受到人们的高度重视。

● **有充分证据说明二手烟暴露可以导致冠心病。**

2001 年关于烟草问题的《美国卫生总监报告》发布了总结 2001 年前发表的相关流行病学研究所得结论：二手烟暴露会增加不吸烟者冠心病的发病率和死亡率[5]。2006 年关于烟草问题的《美国卫生总监报告》发布对 9 项队列研究和 7 项病例对照研究进行汇总分析所得结论：在不吸烟者中，二手烟暴露者患冠心病的风险是无暴露者的 1.27 倍（RR 1.27，95%CI 1.19~1.36），且风险随二手烟暴露量的增加而加大[6]。2014 年有关烟草问题的《美国卫生总监报告》指出，二手烟暴露与冠心病风险之间存在非线性剂量反应关系[7]。

Wang D 等在芬兰 2 511 名儿童中开展了一项队列研究，随访 31 年发现，调整社会经济状况、心血管疾病危险因素以及儿童期和成年期的吸烟状况后，父母一方或双方吸烟的成年人高敏 C- 反应蛋白（hypersensitive C-reactive protein，hsCRP）升高（>3mg/L）的风险高于父母不吸烟者（RR 1.3，95%CI 1.0~1.8，P=0.035），其中母亲吸烟者的风险最高（RR 2.4，95%CI 1.3~4.2）。以 hsCRP 轻微升高为特征的低度炎症被认为是一种心血管疾病发生发展潜在的病理生理机制，而二手烟暴露可能通过引起 hsCRP 升高而增加冠心病、内皮功能障碍和动脉粥样硬化斑块形成的风险，因此儿童时期的二手烟暴露将有可能导致冠心病的发生[8]。Lam 等的一篇综述也提出二手烟暴露与冠心病的发病风险增加有密切联系[9]。吕晓飞等对 23 项前瞻性队列研究和 17 项病例对照研究进行 Meta 分析，发现在不吸烟者中，二手烟暴露者的冠心病发病风险是无二手烟暴露者的 1.23 倍（RR 1.23，95%CI 1.14~1.32）[10]。

中国人群中的研究结果也显示，二手烟暴露对冠心病的发生发展有重要影响。He Y 等在中国西安 59 例冠心病患者和 126 名对照者（均为不吸烟女性）中开展的病例对照研究显示，调整年龄、高血压史、A 型性格、总胆固醇及高密度胆固醇水平等因素后，在工作环境或家庭中存在二手烟暴露的不吸烟女性发生冠心病的风险明显高于无二手烟暴露女性（OR 2.36，95%CI 1.01~5.55，P=0.049）[11]。He Y 等在西安昆仑厂开展的队列研究对 910 名不吸烟者（439 名男性，471 名女性）进行了 17 年的随访，结果显示，调整年龄、性别、职业、教育、饮酒、总胆固醇水平、BMI 等影响因素后，二手烟暴露者的冠心病死亡风险是无二手烟暴露者的 2.15 倍（RR 2.15，95%CI 1.00~4.61，P=0.049）[12]。马蓉蓉等以上海某社区的男性为对象开展了一项病例对照研究，将 302 例健康成年男性分为 3 组，其中吸烟组 140 例、二手烟暴露组 40 例、不吸烟组 122 例，分别进行血糖、血脂十项生化指标测定。分析结果发现，二手烟暴露组男性体内抗动脉粥样硬化作用的载脂蛋白 A~I（apo A~I）水平（1.31g/L±0.03g/L）低于不吸烟组（1.37g/L±0.01g/L）（P<0.05），提示二手烟暴露会引起脂代谢紊乱，可能是导致冠心病的原因之一[13]。McGhee 等在中国香港人群中进行的横断面研究发现，二手烟暴露可增加因缺血性心脏病死亡的风险，且家中吸烟者越多，缺血性心脏病死亡的风险越高[14]。

- **有证据提示二手烟暴露可以导致脑卒中。**

Sandler 等在美国 27 891 名吸烟者（男性 18 012 名，女性 9 879 名）和 19 035 名不吸烟者（男性 4 162 名，女性 14 873 名）中开展了一项随访 12 年的前瞻性队列研究，探讨二手烟暴露与疾病死亡的关系。结果发现，调整年龄、婚姻状况、居住环境和受教育程度等影响因素后，二手烟暴露女性死于脑血管疾病和动脉粥样硬化性心脏病的风险分别是不吸烟女性的 1.24 倍（RR 1.24，95%CI 1.03~1.49）和 1.19 倍（RR 1.19，95%CI 1.04~1.36）[15]。Bonita 等在新西兰人中开展的一项大型病例对照研究发现，调整年龄、性别、高血压、心脏病和糖尿病史等影响因素后，在不吸烟者中，二手烟暴露者患脑卒中的风险是无二手烟暴露者的 1.82 倍（OR 1.82，95%CI 1.34~2.49），其中二手烟暴露男性和女性发生脑卒中的风险分别是无二手烟暴露男性和女性的 2.10 倍（OR 2.10，95%CI 1.33~3.32）和 1.66 倍（OR 1.66，95%CI 1.07~2.57）[16]。Lv X 等对 23 项前瞻性队列研究和 17 项病例对照研究进行 Meta 分析发现，在不吸烟者中，二手烟暴露者患脑卒中的风险是无二手烟暴露者的 1.29 倍（RR 1.29，95%CI 1.15~1.45）[10]。

在中国人群中开展的研究也得到了相似的结论。Zhang 等对 60 377 名 40~70 岁上海女性开展的队列研究显示，在家中二手烟暴露女性（丈夫为现在吸烟者）脑卒中的发病风险随丈夫每天吸烟量的增加而升高。丈夫每天吸烟 1~9 支、10~19 支和 ≥20 支的女性，脑卒中的发病风险分别是无二手烟暴露女性（丈夫不吸烟）的 1.28 倍（OR 1.28，95%CI 0.92~1.77）、1.32 倍（OR 1.32，95%CI 1.01~1.72）和 1.62 倍（OR 1.62，95%CI 1.28~2.05）（P_{trend}=0.000 2）[17]。Hou 等在中国 28 个省开展病例对照研究，纳入 16 205 例死于脑卒中的患者以及 16 205 例年龄、性别匹配的对照，发现调整性别、年龄、教育程度、主动吸烟等因素后，有二手烟暴露者脑卒中的总死亡风险是无二手烟暴露者的 1.10 倍（OR 1.10，95%CI 1.05~1.16），其中出血性脑卒中风险为 1.10 倍（OR 1.10，95%CI 1.04~1.16），缺血性脑卒中风险为 1.12 倍（OR 1.12，95%CI 1.03~1.23），且二手烟暴露的影响在男性、女性及吸烟者、不吸烟者中高度一致，各地区之间基本保持一致[18]。He Y 等以北京地区 1 209 名 ≥60 岁不吸烟女性为对象开展的横断面研究，发现二手烟暴露者患脑卒中和冠心病的风险分别是无二手烟暴露者的 1.65 倍（OR 1.65，95%CI 1.17~2.32）和 1.69 倍（OR 1.69，95%CI 1.31~2.18）[19]。He Y 等开展前瞻性队列研究，对 910 名（439 名男性，471 名女性）不吸烟者随访了 17 年，发现调整年龄、性别、职业、教育、饮酒、总胆固醇水平、BMI 等影响因素后，二手烟暴露者缺血性脑卒中的死亡风险是无二手烟暴露者的 2.88 倍（RR 2.88，95%CI 1.10~7.55，P=0.031）[12]。岳红梅等在 100 例女性缺血性脑卒中患者（既往均无高血压、糖尿病、心脏病、脑卒中病史及吸烟史，但有二手烟暴露史）和 25 例健康体检者（无吸烟及二手烟暴露史）中开展的病例对照研究发现，二手烟暴露者的血清诱导型一氧化氮合成酶（inducible nitric oxide synthase，iNOS）水平、IMT 及斑块检出率均明显高于对照组（P<0.01），且二手烟暴露量越大，血清 iNOS 含量、IMT、斑块检出率越高（P<0.01）[20]，提示对于长期二手烟暴露的女性，血清 iNOS 过度表达可能是促进动脉粥样硬化形成及缺血性脑卒中发病的原因。McGhee 等在中国香港人群中进行的横断面研究发现，二手烟暴露可增加因脑卒中死亡的风险，且家中吸烟者越多，因脑卒中死亡的风险越高[14]。

● 有证据提示二手烟暴露可以导致动脉粥样硬化。

研究表明，二手烟暴露会促进动脉 IMT 增加、动脉内皮功能障碍和冠状动脉血流速度增加等，导致动脉粥样硬化。

动脉 IMT 是判断亚临床血管疾病的一项常用无创指标。Chen 等在美国 415 名 26~48 岁不吸烟人群中开展了一项队列研究，研究对象分为仅在童年期有二手烟暴露（平均随访 13.9 年）、仅在成年期有二手烟暴露（平均随访 6 年）以及两个时期均有二手烟暴露（平均随访 19.9 年）三组，结果发现，调整性别、年龄、教育程度等协变量后，成年人颈动脉 IMT 增加与二手烟暴露相关（β=53.1μm，P<0.001），且童年期二手烟暴露与颈动脉 IMT 增加的相关性高于成年期暴露（标准化 β 为 0.180 vs 0.106）[21]。Howard 等在 10 914 名 45~64 岁美国居民中开展了一项前瞻性队列研究，平均随访 3 年，通过比较基线和随访结束时研究对象的 IMT 变化来判断吸烟和二手烟暴露与动脉粥样硬化发生的关系。结果发现，调整生活习惯、心脑血管疾病其他危险因素、地域特点等影响因素后，在不吸烟者中，二手烟暴露者较无二手烟暴露者的 IMT 增加了约 20%（29.3μm 增加到 35.2μm），提示二手烟暴露可能是动脉粥样硬化的危险因素[22]。Diez-Roux 等在美国华盛顿的 2 073 名 45~64 岁中年人中开展了一项前瞻性队列研究，随访 12~14 年，同样以 IMT 的变化作为判断颈动脉硬化的指标，根据在 1975 年和 1987—1989 年的二手烟

暴露情况将研究对象中的不吸烟者分为：A 组（两个阶段均无二手烟暴露）、B 组（第一阶段有二手烟暴露，但第二阶段没有）、C 组（第一阶段无二手烟暴露，但第二阶段有）和 D 组（两个阶段都有二手烟暴露）。结果发现，调整性别、年龄、收缩压，低密度脂蛋白胆固醇、糖尿病病史、Key 评分、体育锻炼评分、饮酒及受教育程度几个影响因素后，二手烟暴露者的颈动脉 IMT 较无二手烟暴露者明显增加[23]。

在中国开展的研究也得到了相似的结论。Zhang 等对天津 3 789 名 45 岁以上无卒中和心血管疾病的居民进行的横断面研究发现，有二手烟暴露者发生颈动脉 IMT 增厚的风险是不吸烟者的 1.26 倍（OR 1.26，95%CI 1.05~1.53，$P=0.016$）[24]。Jiang 等对上海 722 名 18~84 岁 2 型糖尿病患者进行关于吸烟与心血管疾病关系的横断面研究发现：调整年龄、糖尿病病程、BMI、糖化血红蛋白（hemoglobin A1c，HbA1c）和血脂水平后，二手烟暴露女性患心血管疾病的风险是不吸烟女性的 3.50 倍（OR 3.50，95%CI 1.29~9.49，$P=0.009$），并且颈总动脉内径更大（$P=0.041$），发生颈动脉斑块的风险更高（OR 2.20，95%CI 1.20~4.05，$P=0.01$）；男性二手烟暴露者的颈动脉 IMT 高于不吸烟男性（$P=0.005$）[25]。Xu 等在广东 7 702 名从不吸烟老年人中进行的一项研究还发现，在老年女性中，存在高水平二手烟暴露者发生主动脉弓钙化的风险是低水平暴露者的 1.24 倍（OR 1.24，95%CI 1.09~1.41，$P<0.05$）[26]。Yang 等在拉萨进行的一项横断面研究，共纳入了 624 名 16 岁男性二手烟暴露者，并根据血清可替宁（尼古丁在体内初级代谢后的主要产物）水平分为高、中、低三组。结果发现：高可替宁组载脂蛋白 B（apolipoprotein B，ApoB）水平高于低可替宁组（$P=0.016\,4$），血浆内皮素 -1（endothelin-1，ET-1）浓度也远高于中可替宁组（$P=0.011\,2$）、低可替宁组（$P<0.001$）。高、中可替宁组颈动脉 IMT 和内膜平滑度恶化程度高于低可替宁组（分别为 $P<0.001$ 和 $P<0.05$）；高可替宁组中血流调控的舒张功能（flow-mediated dilation，FMD）和踝臂指数（ankle-brachial index，ABI）较中、低可替宁组降低（FMD：$P<0.001$；ABI：$P<0.001$）[27]。

● **待进一步证据明确二手烟暴露可以导致高血压。**

Li 等在山西 392 名农村女性中开展的横断面调查研究显示，调整年龄、BMI、受教育程度、职业、饮酒史等因素后，二手烟暴露女性患高血压的风险是无二手烟暴露者的 1.99 倍（OR 1.99，95%CI 1.16~3.39）；每周二手烟暴露 4~6 次、>6 次的女性高血压患病风险分别是无二手烟暴露女性的 2.57 倍（OR 2.57,95%CI 1.05~6.30）和 2.59 倍（OR 2.59,95%CI 1.18~5.69）[28]。Yang 等在我国 31 个省 / 市 / 自治区开展的覆盖逾 502 万女性的研究显示，在不吸烟女性中，丈夫吸烟导致二手烟暴露者的高血压患病风险是丈夫不吸烟者的 1.28 倍（OR 1.28，95%CI 1.27~1.30）；且二手烟暴露时间与高血压患病风险存在剂量反应关系，丈夫每天吸烟 1~5 支、6~10 支、11~15 支、16~20 支和 ≥21 支的女性，高血压患病风险分别是无二手烟暴露女性（丈夫不吸烟）的 1.22 倍（OR 1.22，95%CI 1.19~1.25）、1.24 倍（OR 1.24，95%CI 1.21~1.26）、1.32 倍（OR 1.32，95%CI 1.26~1.37）、1.37 倍（OR 1.37，95%CI 1.34~1.41）和 1.75 倍（OR 1.75，95%CI 1.64~1.87）（P_{trend}<0.001）[29]。Wu 等在北京 1 078 名城市女性中开展的横断面调查研究结果显示，二手烟暴露者高血压的患病风险是无二手烟暴露者的 1.38 倍（OR 1.38，95%CI 1.03~1.85，P=0.030）[30]。

- **待进一步证据明确二手烟暴露可以导致外周动脉疾病。**

Lu 等在广州进行的一项横断面研究发现，在 1 507 名不吸烟者中，24 名（1.6%）患有外周动脉疾病（PAD）。16.7% 的 PAD 病例在家中每周暴露于二手烟的时间 ≥25h，而没有 PAD 者每周在家中二手烟暴露 ≥25h 比例为 3.8%（P=0.003）。在调整潜在混杂因素后的数据仍显示每周暴露 ≥25h 与 PAD 相关，并且有剂量反应关系[31]。

参 考 文 献

［1］GBD 2017 Causes of Death Collaborators. Global, regional, and national age-sex-specific mortality for 282 causes of death in 195 countries and territories, 1980-2017: a systematic analysis for the Global Burden of Disease Study 2017. Lancet, 2018, 392 (10159): 1736-1788.

［2］国家卫生健康委员会 . 2018 中国卫生健康统计年鉴 . 北京 : 中国协和医科大学出版社 , 2019.

［3］World Health Organization. The Atlas of Heart Disease and Stroke. (2010-12-10)［2019-09-10］. http: // www. who. int/cardiovascular_diseases/resources/atlas/en/.

［4］GU D, KELLY TN, WU X, et al. Mortality attributable to smoking in China. N Engl J Med, 2009, 360 (2): 150-159.

［5］Office on Smoking and Health (US). Women and smoking: a report of the Surgeon General. Atlanta (GA): Centers for Disease Control and Prevention (US), 2001.

［6］Office on Smoking and Health (US). The health consequences of involuntary exposure to tobacco smoke: a report of the Surgeon General. Atlanta (GA): Centers for Disease Control and Prevention (US), 2006.

［7］National Center for Chronic Disease Prevention and Health Promotion (US) Office on Smoking and Health. The health consequences of smoking—50 years of progress: a report of the Surgeon General. Atlanta (GA): Centers for Disease Control and Prevention (US), 2014.

［8］WANG D, JUONALA M, VIIKARI JSA, et al. Exposure to parental smoking in childhood is associated with high C-reactive protein in adulthood: the cardiovascular risk in young finns study. J Atheroscler Thromb, 2017, 24 (12): 1231-1241.

［9］LAM TH, HE Y. Passive smoking and coronary heart disease: a brief review. Clin Exp Pharmacol Physiol, 1997, 24 (12): 993-996.

［10］LV X, SUN J, BI Y, et al. Risk of all-cause mortality and cardiovascular disease associated with secondhand smoke exposure: a systematic review and meta-analysis. Int J Cardiol, 2015, 199: 106-115.

［11］HE Y, LAM TH, LI LS, et al. Passive smoking at work as a risk factor for coronary heart disease in Chinese women who have never smoked. BMJ, 1994, 308 (6925): 380-384.

［12］HE Y, JIANG B, LI LS, et al. Secondhand smoke exposure predicted COPD and other tobacco-related mortality in a 17-year cohort study in China. Chest, 2012, 142 (4): 909-918.

［13］马蓉蓉, 欧春声, 钮建中, 等. 男性主被动吸烟与血糖血脂关系的调查分析. 检验医学与临床, 2011, 8 (12): 1429-1430.

［14］MCGHEE SM, HO SY, SCHOOLING M, et al. Mortality associated with passive smoking in Hong Kong. BMJ, 2005, 330 (7486): 287-288.

［15］SANDLER DP, COMSTOCK GW, HELSING KJ, et al. Deaths from all causes in non-smokers who lived with smokers. Am J Public Health, 1989, 79 (2): 163-167.

［16］BONITA R, DUNCAN J, TRUELSEN T, et al. Passive smoking as well as active smoking increases the risk of acute stroke. Tob Control, 1999, 8 (2): 156-160.

［17］ZHANG X, SHU XO, YANG G, et al. Association of passive smoking by husbands with prevalence of stroke among Chinese women nonsmokers. Am J Epidemiol, 2005, 161 (3): 213-218.

［18］HOU L, HAN W, JIANG J, et al. Passive smoking and stroke in men and women: a national population-based case-control study in China. Sci Rep, 2017, 7: 45542.

［19］HE Y, LAM TH, JIANG B, et al. Passive smoking and risk of peripheral arterial disease and ischemic stroke in Chinese women who never smoked. Circulation, 2008, 118 (15): 1535-1540.

［20］岳红梅, 张璇, 闫中瑞, 等. 诱导型一氧化氮合酶在被动吸烟女性缺血性脑卒中发病中的作用. 临床神经病学杂志, 2009, 22 (3): 196-198.

［21］CHEN W, YUN M, FERNANDEZ C, et al. Secondhand smoke exposure is associated with increased carotid artery intima-media thickness: the Bogalusa Heart Study. Atherosclerosis, 2015, 240 (2): 374-379.

［22］HOWARD G, WAGENKNECHT LE, BURKE GL, et al. Cigarette smoking and progression of atherosclerosis: the Atherosclerosis Risk in Communities (ARIC) Study. JAMA, 1998, 279 (2): 119-124.

［23］DIEZ-ROUX AV, NIETO FJ, COMSTOCK GW, et al. The relationship of active and passive smoking to carotid atherosclerosis 12-14 years later. Prev Med, 1995, 24 (1): 48-55.

［24］ZHANG Y, BAI L, SHI M, et al. Features and risk factors of carotid atherosclerosis in a population with high stroke incidence in China. Oncotarget, 2017, 8 (34): 57477-57488.

［25］JIANG F, WANG J, ZHANG R, et al. Effects of active and passive smoking on the development of cardiovascular disease as assessed by a carotid intima-media thickness examination in patients with type 2 diabetes mellitus. Clin Exp Pharmacol Physiol, 2015, 42 (5): 444-450.

［26］XU L, JIANG CQ, LAM TH, et al. Passive smoking and aortic arch calcification in older Chinese never smokers: the Guangzhou Biobank Cohort Study. Int J Cardiol, 2011, 148 (2): 189-193.

［27］YANG B, LI M, CHEN B, et al. Deterioration of endothelial function and carotid intima-media thickness in Tibetan male adolescents exposed to second-hand smoke. J Renin Angiotensin Aldosterone Syst, 2012, 13 (4): 413-419.

［28］LI N, LI Z, CHEN S, et al. Effects of passive smoking on hypertension in rural Chinese nonsmoking women. Journal of Hypertension, 2015, 33 (11): 2210-2214.

［29］YANG Y, LIU F, WANG L, et al. Association of husband smoking with wife's hypertension status in over 5 million Chinese females aged 20 to 49 years. Journal of the American Heart Association, 2017, 6 (3): e004924.

［30］WU L, YANG S, HE Y, et al. Association between passive smoking and hypertension in Chinese non-smoking elderly women. Hypertens Res, 2017, 40 (4): 399-404.

［31］LU L, JIANG C, MACKAY DF, et al. Exposure to secondhand smoke and risk of peripheral arterial disease in southern Chinese non-smokers: the Guangzhou Biobank Cohort Study-Cardiovascular Disease Sub-cohort. Vascular, 2017, 25 (3): 283-289.

第四章　糖　尿　病

第一节　吸烟与糖尿病

- 有充分证据说明吸烟可以导致 2 型糖尿病。
- 吸烟者的吸烟量越大、起始吸烟年龄越小、吸烟年限越长，2 型糖尿病的发病风险越高。
- 吸烟可以增加糖尿病大血管和微血管并发症的发病风险。
- 有证据提示长期戒烟可以降低吸烟者的 2 型糖尿病发病和死亡风险。

糖尿病（diabetes mellitus）是一种常见的慢性非传染性疾病，致残率、病死率较高。世界卫生组织统计数据显示，世界 18 岁以上人口糖尿病患病率从 1980 年的 4.7% 上升到 2014 年的 8.5%，2016 年糖尿病直接导致死亡人数为 160 万[1]。我国随着人口老龄化与生活方式的变化，糖尿病患病率明显增加，从 1980 年的 0.67% 升至 2013 年的 10.4%[2]。截至 2010 年，我国约有 1.139 亿成年人（占成年人口总数的 11.6%）患糖尿病，4.934 亿成年人（占成年人口总数的 50.1%）为糖尿病前期患者[3]。糖尿病及其并发症严重影响患者的生活质量，造成了巨大的社会经济压力和负担，已成为重要的公共卫生问题。

● 有充分证据说明吸烟可以导致 2 型糖尿病。

胰岛素抵抗是 2 型糖尿病发病的重要环节。吸烟可使拮抗胰岛素的激素分泌增加，影响细胞胰岛素信号转导蛋白的合成，抑制胰岛素的生成，长期吸烟还可引起脂肪组织的再分布，上述因素均可增加胰岛素抵抗。早在 20 世纪 90 年代，国际上就开始关注吸烟与糖尿病因果关系的研究。其中，Rimm 等对 41 810 名 40~75 岁无糖尿病美国男性进行的前瞻性研究（随访 6 年）发现，调整年龄、体重指数和饮酒量后，每天吸烟 15~24 支者患 2 型糖尿病的风险是不吸烟者的 2.38 倍（RR 2.38，95%CI 1.57~3.59）[4]。Uchimoto 等对 6 250 例 35~60 岁无糖尿病、糖耐量异常及高血压的日本男性进行前瞻性队列研究发现，调整年龄、体重指数、饮酒量、体力活动、糖尿病家族史、空腹血糖等因素后，现在吸烟者患糖尿病的风险是不吸烟者的 1.47 倍（RR 1.47,95%CI 1.14~1.92）[5]。Lyssenko 等对 16 061 名瑞典人开展的队列研究（平均随访 23.5 年）发现，现在吸烟者发生糖尿病的风险是不吸烟者的 1.39 倍（OR 1.39，95%CI 1.29~1.61，$P=6.3 \times 10^{-8}$）[6]。Jee 等对 1 236 443 名韩国人进行的前瞻性研究（随访 14 年）结果显示，吸烟可增加糖尿病的发病风险，无论男性还是女性吸烟者发生糖尿病的风险均高于不吸烟者[7]。

2014 年《美国卫生总监报告》发布广泛收集世界开展的相关流行病学研究和实验研究数据得出的结论，以大量的科学证据指出：有充分证据说明吸烟可增加糖尿病的发病风险，持续吸烟者患糖尿病的风险比不吸烟者高 30%~40%[8]。Spijkerman 等对 10 327 名欧洲人开展的队列研究（平均随访 11.7 年）发现，无论男性还是女性，吸烟者发生糖尿病的风险均高于不吸烟者：在校正年龄、教育程度、运动量、饮酒量、咖啡与肉类摄入量后，现在吸烟者患糖尿病的风险是不吸烟者的 1.43 倍（HR 1.43，95%CI 1.27~1.61），女性的发病风险总体较男性稍低，但女性现在吸烟者糖尿病的发病风险仍然高于不吸烟者，是不吸烟者的 1.13 倍（HR 1.13，95%CI 1.03~1.25）[9]。Pan 等对 88 项前瞻性队列研究（共包括近 600 万人）进行 Meta 分析发现，现在吸烟者患糖尿病的风险是不吸烟者的 1.37 倍（RR 1.37，95%CI 1.33~1.42）[10]。

中国也开展了关于吸烟与糖尿病发病风险关系的研究。富振英等对 1996 年全国糖尿病流行特点研究的资料进行分析后发现，糖尿病的发病风险随吸烟指数的增加而增加（P<0.01）；多因素 Logistic 回归分析表明，吸烟指数 >130 包年的男性发生糖尿病的风险是不吸烟者的 1.37 倍（OR 1.37，P<0.02），女性吸烟者患糖尿病的风险为不吸烟者的 1.92 倍（OR 1.92，P<0.02）[11]。陆小平等对北京地区 757 名 2 型糖尿病男性患者进行的横断面研究发现，每天吸烟 >15 支者的餐后 2 小时血糖和糖化血红蛋白含量均较不吸烟者增高（P<0.05）[12]。Liu 等对我国 30~79 岁的 512 891 人进行队列研究（平均随访 9 年），发现男性规律吸烟者患糖尿病的风险是不吸烟者的 1.13 倍（HR 1.13，95%CI 1.04~1.24），女性规律吸烟者患糖尿病的风险是不吸烟者的 1.33 倍（HR 1.33，95%CI 1.20~1.47）[13]。

● **吸烟者的吸烟量越大、起始吸烟年龄越小、吸烟年限越长，2 型糖尿病的发病风险越高。**

Willi 等对 25 项前瞻性队列研究进行 Meta 分析发现，吸烟者患糖尿病的风险随吸烟量的增加而增加，每天吸烟 <20 支和 ≥20 支者患糖尿病的风险分别是不吸烟者的 1.29 倍（RR 1.29，95%CI 1.13~1.48）和 1.61 倍（RR 1.61，95%CI 1.43~1.80）[14]。Rim 等对美国 11 个州的 114 247 名没有患糖尿病、冠心病及癌症的女性护士进行了一项前瞻性队列研究，随访 12 年后发现，糖尿病的发病风险随每天吸烟支数的增加而增加，调整年龄和体重指数后，每天吸烟 15~24 支和 ≥25 支的女性患糖尿病的风险分别是不吸烟女性的 1.28 倍（RR 1.28，95%CI 1.09~1.50）和 1.37 倍（RR 1.37，95%CI 1.16~1.62）（P_{trend}=0.005）[15]。Patja 等对 41 372 名 25~64 岁无糖尿病、冠心病及脑卒中病史的芬兰人开展前瞻性研究（随访 21 年），发现调整年龄、体重指数、体力活动等因素后，每天吸烟 <20 支和 ≥20 支者患糖尿病的风险分别是不吸烟者的 1.30 倍（HR 1.30，95%CI 1.15~1.47，P<0.05）和 1.65 倍（HR 1.65，95%CI 1.45~1.89，P<0.05）[16]。日本、韩国等国家开展的队列研究以及 Pan 等进行的 Meta 分析结果也均显示吸烟量越大，2 型糖尿病发病风险越高[5, 7, 10]。

中国的研究同样显示 2 型糖尿病的发病风险随吸烟量的增加和吸烟年限的延长而增加。张典丰等对哈尔滨地区 2 003 名 20~74 岁常住居民进行糖尿病现况调查发现，糖尿病的患病率随着吸烟指数的增加而增加（P<0.000 1）[17]。Liu 等对我国 30~79 岁的 512 891 人进行队列研究（平均随访 9 年），发现糖尿病发病风险不仅随着起始吸烟年龄的降低而增加，也随着吸烟量的增加而增加：起始吸烟年龄 ≥25 岁、20~24 岁和 <20 岁者患糖尿病的风险分别是不吸烟者的 1.12 倍（HR 1.12，95%CI 1.02~1.23）、1.20 倍（HR 1.20，95%CI 1.10~1.31）和 1.27 倍（HR 1.27，95%CI 1.16~1.40）（P<0.001）；每天吸烟 <20 支、20~29 支、30~39 支和 ≥40 支者患糖尿病的风险分别是不吸烟者的 1.11 倍（HR 1.11，95%CI 1.03~1.21）、1.15 倍（HR 1.15，95%CI 1.06~1.25）、1.42 倍（HR 1.42，95%CI 1.19~1.69）和 1.63 倍（HR 1.63，95%CI 1.38~1.93）（P<0.000 1）[13]。

● **吸烟可以增加糖尿病大血管和微血管并发症的发病风险。**

多项研究发现，吸烟可以增加糖尿病大血管和微血管并发症的发病风险[18~26]。Turner 等对尼泊尔 2 693 例无动脉粥样硬化的新确诊 2 型糖尿病患者（平均年龄 52 岁）进行的前瞻性队列研究发现，吸烟的 2 型糖尿病患者发生冠状动脉疾病的风险是不吸烟者的 1.41 倍（HR 1.41，95%CI 1.06~1.88）[18]。Al-Delaimy 等对美国 6 547 例患 2 型糖尿病的女性护士开展前瞻性研究，随访 20 年发现，吸烟的糖尿病患者发生冠心病的风险随吸烟量的增加而增加，每天吸烟 1~14 支和≥15 支的糖尿病患者发生冠心病的风险分别是不吸烟者的 1.66 倍（RR 1.66，95%CI 1.10~2.52）和 2.68 倍（RR 2.68，95%CI 2.07~3.48，$P<0.001$）[19]。Kengne 等对 34 项亚太地区队列研究（纳入糖尿病患者 16 492 名，非糖尿病患者 188 897 名）进行 Meta 分析发现，在男性糖尿病患者中，现在吸烟者患冠心病的风险是不吸烟者的 1.42 倍（HR 1.42，95%CI 1.10~1.83）[20]。郭立新等使用高分辨超声血管成像技术检测 414 例确诊≤1 年的 2 型糖尿病患者的动脉粥样硬化情况，发现吸烟是 2 型糖尿病患者发生亚临床动脉粥样硬化的独立危险因素（OR 2.979，95%CI 1.326~6.692，$P=0.008$）[21]。Wan 等对中国香港 115 470 名 18 岁以上的糖尿病患者进行队列研究（平均随访 5 年），发现与不吸烟者相比，现在吸烟的糖尿病患者发生心血管疾病的风险升高（男性：HR 1.40，95%CI 1.27~1.54，$P<0.001$；女性：HR 1.43，95%CI 1.16~1.75，$P=0.001$）[22]。Pan 等纳入 89 项队列研究进行 Meta 分析，结果显示吸烟增加糖尿病患者患冠心病的风险（RR 1.51，95%CI 1.41~1.62），并增加糖尿病患者心血管疾病的死亡风险（RR 1.49，95%CI 1.29~1.71）[23]。

糖尿病微血管损害以视网膜病变、肾脏病变、神经病变为主要表现。Sands 等对 231 例无远端对称性感觉神经病变（distal symmetric sensory neuropathy，DSN）的 2 型糖尿病患者平均随访 4.7 年后发现，吸烟是导致 DSN 的危险因素之一[25]。Thomas 等对 1 710 名中国 2 型糖尿病患者进行的调查发现，在男性糖尿病患者中，吸烟者出现外周血管疾病的比例为 7.1%，高于不吸烟者的 2.8%（$P=0.039$）[26]。

- **有证据提示长期戒烟可以降低吸烟者的 2 型糖尿病发病和死亡风险。**

Pan 等对 88 项前瞻性队列研究所做的 Meta 分析发现，已戒烟者的糖尿病发病风险较现在吸烟者低，提示戒烟可以降低吸烟者的 2 型糖尿病发病风险。Pan 等进一步对其中 10 项戒烟相关研究进行分析，发现戒烟 <5 年、5~9 年和≥10 年者糖尿病的发病风险分别是不吸烟者的 1.54 倍（HR 1.54，95%CI 1.36~1.74）、1.18 倍（HR 1.18，95%CI 1.07~1.29）和 1.11 倍（HR 1.11，95%CI 1.02~1.20）[10]。Pham 等在此基础上新加入一项 2015 年的研究进行 Meta 分析发现，长期戒烟（>12 年）可以降低由吸烟导致的 2 型糖尿病发病风险[27]。Hu 等对美国人群的前瞻性研究发现，长期戒烟（>6 年）可以降低糖尿病患者发生心血管事件和死亡的概率，长期戒烟（>6 年）糖尿病患者的心血管疾病死亡危险是现在吸烟者的 50%（HR 0.50，95%CI 0.46~0.55，$P<0.05$）[28]。

参 考 文 献

[1] World Health Organization. Diabetes. (2018-10-20) [2020-01-24]. https: //www. who. int/news-room/ fact-sheets/detail/diabetes.

[2] 中华医学会糖尿病学分会. 中国 2 型糖尿病防治指南 (2017 年版). 中华糖尿病杂志, 2018, 10 (1): 4-67.

[3] XU Y, WANG L, HE J, et al. Prevalence and control of diabetes in Chinese adults. JAMA, 2013, 310 (9): 948-959.

[4] RIMM EB, CHAN J, STAMPFER MJ, et al. Prospective study of cigarette smoking, alcohol use, and the risk of diabetes in men. BMJ, 1995, 310 (6979): 555-559.

[5] UCHIMOTO S, TSUMURA K, HAYASHI T, et al. Impact of cigarette smoking on the incidence of Type 2 diabetes mellitus in middle-aged Japanese men: the Osaka Health Survey. Diabet Med, 1999, 16 (11): 951-955.

[6] LYSSENKO V, JONSSON A, ALMGREN P, et al. Clinical risk factors, DNA variants, and the development of type 2 diabetes. N Engl J Med, 2008, 359 (21): 2220-2232.

[7] JEE SH, FOONG AW, HUR NW, et al. Smoking and risk for diabetes incidence and mortality in Korean men and women. Diabetes Care, 2010, 33 (12): 2567-2572.

[8] U.S. Department of Health and Human Services. The health consequences of smoking-50 years of progress. Washington, DC: Superintendent of Documents, U.S. Government Printing Office, 2014.

[9] INTERACT CONSORTIUM, SPIJKERMAN AM, VAN DER A DL, et al. Smoking and long-term risk of type 2 diabetes: the EPIC-InterAct study in European populations. Diabetes Care, 2014, 37 (12): 3164-3171.

[10] PAN A, WANG Y, TALAEI M, et al. Relation of active, passive, and quitting smoking with incident type 2 diabetes: a systematic review and meta-analysis. Lancet Diabetes Endocrinol, 2015, 3 (12): 958-967.

[11] 富振英, 王克安, 马林茂, 等. 2 型糖尿病与吸烟. 中国糖尿病杂志, 2000, 8 (3): 145-147.

[12] 陆小平, 王闻博, 晏玲, 等. 吸烟对男性 2 型糖尿病患者血糖控制的影响. 中华内分泌代谢, 2003, 19 (4): 294-295.

[13] LIU X, BRAGG F, YANG L, et al. Smoking and smoking cessation in relation to risk of diabetes in Chinese men and women: a 9-year prospective study of 0. 5 million people. Lancet Public Health, 2018, 3 (4): e167-e176.

[14] WILLI C, BODENMANN P, GHALI WA, et al. Active smoking and the risk of type 2 diabetes: a systematic review and meta-analysis. JAMA, 2007, 298 (22): 2654-2664.

[15] RIM EB, MANSON JE, STAMPFER MJ, et al. Cigarette smoking and the risk of diabetes in women. Am J Public Health, 1993, 83 (2): 211-214.

[16] PAPA K, JOUSILAHTI P, HU G, et al. Effects of smoking, obesity and physical activity on the risk of type 2

diabetes in middle aged Finnish men and women. J Intern Med, 2005, 258 (4): 356-362.

［17］张典丰，刘衷芳，孙波，等. 社区居民糖尿病患病与吸烟指数关系. 中国公共卫生, 2010, 26 (8): 1082-1084.

［18］TURNER RC, MILLNS H, NEIL HA, et al. Risk factors for coronary artery disease in non-insulin dependent diabetes mellitus: United Kingdom Prospective Diabetes Study. BMJ, 1998, 316 (7134): 823-828.

［19］AI-DELAIMY WK, MANSON JE, SOLOMON CG, et al. Smoking and risk of coronary heart disease among women with type 2 diabetes mellitus. Arch Intern Med, 2002, 162 (3): 273-279.

［20］KENGNE AP, NAKAMURA K, BARZI F, et al. Asia Pacific Cohort Study Collaboration. Smoking, diabetes and cardiovascular diseases in men in the Asia Pacific region. J Diabetes, 2009, 1 (3): 173-181.

［21］郭立新，王晓霞，李慧，等. 新诊断 2 型糖尿病亚临床动脉粥样硬化发生率及相关危险因素的分析. 中国实用内科杂志, 2008, 28 (3): 208-210.

［22］WAN EY, FONG DY, FUNG CS, et al. Incidence and predictors for cardiovascular disease in Chinese patients with type 2 diabetes mellitus‐a population-based retrospective cohort study. J Diabetes Complications, 2016, 30 (3): 444-450.

［23］PAN A, WANG Y, TALAEI M, et al. Relation of smoking with total mortality and cardiovascular events among patients with diabetes mellitus: a meta-analysis and systematic review. Circulation, 2015, 132 (19): 1795-1804.

［24］GONG Q, ZHANG P, WANG J, et al. Morbidity and mortality after lifestyle intervention for people with impaired glucose tolerance: 30-year results of the Da Qing Diabetes Prevention Outcome Study. Lancet Diabetes Endocrinol, 2019, 7 (6): 452-461.

［25］SANDS ML, SHETTERLY SM, FRANKLIN GM, et al. Incidence of distal symmetric (sensory) neuropathy in NIDDM. The San Luis Valley Diabetes Study. Diabetes Care, 1997, 20 (3): 322-329.

［26］THOMAS GN, TOMLINSON B, MCGHEE SM, et al. Association of smoking with increasing vascular involvement in type 2 diabetic Chinese patients. Exp Clin Endocrinol Diabetes, 2006, 114 (6): 301-305.

［27］PHAM NM, NGUYEN CT, BINNS CW, et al. Non-linear association between smoking cessation and incident type 2 diabetes. Lancet Diabetes Endocrinol, 2015, 3 (12): 932.

［28］HU Y, ZONG G, LIU G, et al. Smoking cessation, weight change, type 2 diabetes, and mortality. N Engl J Med, 2018, 379 (7): 623-632.

第二节　二手烟暴露与糖尿病

- 有证据提示二手烟暴露可以增加患糖尿病的风险。

● **有证据提示二手烟暴露可以增加患糖尿病的风险。**

Lajous 等对 3.7 万余名法国女性开展前瞻性队列研究（随访 15 年）发现，调整家族史、BMI、体力活动、幼年二手烟暴露等因素后，每天二手烟暴露≥4h 者的 2 型糖尿病的发病风险是无二手烟暴露者的 1.36 倍（HR 1.36，95%CI 1.07~1.56），且每天二手烟暴露时间越长，发病风险越高（P_{trend}=0.002）[1]。Jiang 等对 3.98 万余名不吸烟加拿大女性开展队列研究（随访 18 年）发现，调整年龄、BMI、种族、糖尿病家族史、体力活动等因素后，儿童期及成年期均有家庭二手烟暴露者的 2 型糖尿病发病风险是无二手烟暴露者的 1.25 倍（HR 1.25，95%CI 1.11~1.41），且暴露强度越大、暴露年限越长，2 型糖尿病的发病风险越高（P_{trend}=0.001 4）[2]。Kim 等在韩国开展横断面调查，纳入 19 303 名受试者（包括 1 325 名糖尿病患者），发现在不吸烟者中，有二手烟暴露史者患糖尿病的风险是无二手烟暴露者的 1.29 倍（OR 1.29，95%CI 1.07~1.56，P=0.007 3）[3]。Wang 等纳入 4 项前瞻性队列研究进行 Meta 分析发现，二手烟暴露可使糖尿病的发病风险升高（RR 1.28，95%CI 1.14~1.44）[4]。后续的 Meta 分析研究也得出了一致的结论，即二手烟暴露可增加糖尿病的风险[5, 6]。Pan 等人对 88 项前瞻性队列研究（包括近 600 万人）进行 Meta 分析，发现二手烟暴露者患糖尿病的风险是无二手烟暴露者的 1.22 倍（RR 1.22，95%CI 1.10~1.35）[7]。

Zhang M 等在中国开展横断面研究，纳入逾 1 202 万名女性，发现与从不吸烟且无二手烟暴露者相比，丈夫吸烟的女性患糖尿病的风险升高至 1.09 倍（OR 1.09，95%CI 1.07~1.10）；且女性患病风险与丈夫吸烟量间存在剂量反应关系，丈夫每天吸烟 1~10 支、11~20 支和 >20 支的女性患糖尿病的风险依次升高至 1.06 倍（OR 1.06，95%CI 1.04~1.07）、1.13 倍（OR 1.13，95%CI 1.11~1.15）和 1.25 倍（OR 1.25，95%CI 1.17~1.31）（P_{trend}<0.001）[8]。刘辉萍等在江西开展的横断面调查同样发现二手烟暴露导致不吸烟女性 2 型糖尿病患病风险增加[9]。

参 考 文 献

[1] LAJOUS M, TONDEUR L, FAGHERAZZI G, et al. Childhood and adult secondhand smoke and type 2 diabetes in women. Diabetes Care, 2013, 36 (9): 2720-2725.

[2] JIANG L, CHANG J, ZIOGAS A, et al. Secondhand smoke, obesity, and risk of type Ⅱ diabetes among California teachers. Ann Epidemiol, 2019, 32: 35-42.

[3] KIM JH, NOH J, CHOI JW, et al. Association of education and smoking status on risk of diabetes mellitus:

a population-based nationwide cross-sectional study. Int J Environ Res Public Health, 2017, 14 (6): E655.

［4］WANG Y, JI J, LIU YJ, et al. Passive smoking and risk of type 2 diabetes: a meta-analysis of prospective cohort studies. PLoS One, 2013, 8 (7): e69915.

［5］WEI X, E M, YU S. A meta-analysis of passive smoking and risk of developing Type 2 diabetes mellitus. Diabetes Res Clin Pract, 2015, 107 (1): 9-14.

［6］SUN K, LIU D, WANG C, et al. Passive smoke exposure and risk of diabetes: a meta-analysis of prospective studies. Endocrine, 2014, 47 (2): 421-427.

［7］PAN A, WANG Y, TALAEI M, et al. Relation of active, passive, and quitting smoking with incident type 2 diabetes: a systematic review and meta-analysis. Lancet Diabetes Endocrinol, 2015, 3 (12): 958-967.

［8］ZHANG M, YANG Y, LIU F, et al. The association of husband smoking with wives' dysglycemia status: a cross-sectional study among over 10 million Chinese women aged 20-49. J Diabetes, 2019 (online).

［9］刘辉萍, 孙艳群. 被动吸烟对非吸烟女性2型糖尿病患病率的影响研究. 中国老年保健医学, 2017, 15 (3): 51-52.

第五章　电子烟的健康危害

● 有充分证据表明电子烟是不安全的，会对健康产生危害。

电子烟产品种类繁多，大多由电源、雾化部件和控制单元构成。在电源供电和控制单元作用下，雾化部件中的烟液受热雾化形成烟雾和可吸入气溶胶，从而产生与使用卷烟相似的体验[1]。目前普遍将电子烟产品分为三代：第一代的外形类似传统卷烟；第二代的外形和传统卷烟明显不同，类似笔、水烟管等，但构造原理与第一代电子烟相似；第三代的外形比第二代明显增大，且更加个性化，能通过调节电阻控制烟雾大小。本章节仅讨论含尼古丁的电子烟。

电子烟自上市后在全球迅速流行，数据显示各国电子烟使用率呈现逐年增长趋势。英国国家统计署数据显示，16 岁以上人群电子烟的使用率 2015 年为 4.0%[2]，2016 年为 5.6%[3]，2017 年为 5.5%[4]，2018 年为 6.3%[5]。在美国，美国疾病预防控制中心、食品药品管理局和国立卫生研究院国家癌症研究所联合开展的全国健康访谈调查（National Health Interview Survey，NHIS）结果显示，美国 18 岁以上成人电子烟的使用率 2015 年为 3.5%[6]，2017 年短暂下降到 2.8%[7]，但 2018 年又迅速反升至 3.2%[8]。在我国，电子烟的使用亦呈明显增长趋势。《2015 中国成人烟草调查报告》显示，我国 15 岁及以上人群电子烟的使用率仅为 0.5%，且绝大部分是偶然使用[9]。然而，《2018 中国成人烟草调查报告》显示，我国电子烟的使用率已经上升到 0.9%，使用电子烟的人数约为 1 035 万，其中年轻人使用比例相对较高，15~24 岁年龄组为 1.5%（最高）[10]。

在青少年人群中，电子烟使用率的增长尤为明显。美国青少年烟草调查（National Youth Tobacco Surveys，NYTS）数据显示，2018 年美国高中生电子烟的使用率为 20.8%[11]，比 2017 年的 11.7%[12]增加 78%。2019 年美国最新调查结果显示，高达 27.5% 的高中生承认当前正在使用电子烟[13]。我国《2019 中国中学生烟草调查》显示，初中学生的电子烟使用率为 2.7%，普通高中学生为 2.2%，职业学校学生为 4.5%[14]。

1. 实验室研究证据

（1）电子烟烟液中含有有害物质：低分子醛酮类化合物是一类对呼吸系统有强烈刺激作用的有害物质，特别是甲醛、乙醛、丙酮、丙烯醛、邻甲基苯甲醛、丙醛等，其中甲醛、乙醛分别被国际癌症研究所（IARC）列为 1 类、2B 类致癌物[15]。Goniewicz 等[16] 对 12 个电子烟样品中的醛类化合物进行测定，甲醛检出率 100%、乙醛检出率 100%、丙烯醛检出率 91.67%、邻甲基苯甲醛检出率 100%。Farsalinos KE 等[17] 采用气相色谱 - 质谱（gas chromatography-mass spectrometer，GC-MS）方法对电子烟烟液进行检测，结果发现电子烟烟液中存在羰基化合物甲醛、乙醛、2，3- 丁二酮和 2，3- 戊二酮。2，3- 丁二酮加热后吸入肺部，可能沉积在肺气管中而导致阻塞，加重呼吸道炎症，严重时可形成"爆米花肺"[18, 19]。Hutzler C 等[20] 同样采用 GC-MS 方法，发现随着烟液温度升高，甲醛和乙醛浓度有明显增加。韩书磊等[21] 使用 GC-MS 方法测定 55 个烟液样品中的 18 种挥发性有机物后发现，2- 丁酮、苯、乙苯、邻二甲苯、间 / 对二甲苯检出率均大于 80%。王超等[22] 使用固相支持液液萃取气相色谱 - 质谱联用测定 13 个电子烟烟液中的 16 种多环芳烃，其中萘、1- 甲基萘、2- 甲基萘、芴、菲和蒽均有检出。Christoph 等[23] 使用 GC-MS 方法对 28 个电子烟烟液进行全扫描，共发现 141 种挥发性化合物，12 个样品含有多国禁用的薄荷醇。Farsalinos KE 等[24] 采用气相色谱法在电子烟烟液中检测出含烟草特有亚硝胺（tobacco-specific nitrosamines，TSANs），而其中 N- 亚硝基降烟碱（N-nitrosonornicotine，NNN）、4-（甲基亚硝胺基）-1-（3- 吡啶基）-1- 丁酮（N-nitrosonornicotine-ketone，NNK）被 IARC 列为Ⅰ类致癌物[25]。

此外，尼古丁作为电子烟的主要成分，除了让使用者产生依赖性，还会在妊娠期对胎儿的发育产生不良影响，并可能导致心血管疾病[18]。胎儿和青少年接触尼古丁可能对大脑发育造成长期不良后果，可能导致学习障碍和焦虑症[26~28]。

（2）电子烟气溶胶中含有有害物质：电子烟加热溶液产生的二手气溶胶是一种新的空气污染源。气溶胶是由固体或液体小质点分散并悬浮在气体介质中形成的胶体分散体系。电子烟气溶胶的粒径分布范围为 0.25~0.45μm（细微颗粒物），粒数浓度为 109 个 / cm³[29]。当气溶胶的浓度达到足够高时，将对人类健康造成威胁，尤其是对哮喘患者及有呼吸道疾病的人群。有研究表明，电子烟烟雾可增加空气中丙二醇、甘油、尼古丁、细颗粒物、挥发性有机化合物和多环芳烃等的浓度[30]。Kazushi 等[31] 在电子烟气溶胶中检出甲醛、乙醛、丙烯醛、乙二醛和甲基乙二醛。Kosmider L 等[32] 采用高效液相色谱（high-performance liquid chromatography/diode array detector，HPLC/DAD）法分析电子烟气溶胶中有害物质，发现电子烟气溶胶中甲醛和乙醛的浓度与电池电压存在明显相关性，当电压从 3.2V 增加到 4.8V 时，气溶胶中甲醛、乙醛含量增加 200 倍以上；其中，含丙二醇溶液的电子烟烟液加热后气溶胶中产生的羰基化合物含量最高。

电子烟气溶胶中的金属含量可能比可燃烟草卷烟中的多。而且在某些情况下，其浓度比卷烟烟雾中的含量高[33]。Williams 等[34]采用扫描电子显微镜和电子散射谱仪（scanning electron microscopy and electron dispersion spectroscopy，SEM-EDS）方法发现，在电子烟气溶胶中检出非金属元素硅和 20 种金属元素，其中粒径 >1μm 的元素是锡、银、铁、镍、铝、硅，粒径 <100nm 的元素是锡、铬和镍，并发现有 9 种元素的气溶胶释放量高于或等同于传统卷烟烟气中的释放量。Mikheev 等[35]分别用实时高分辨率气溶胶粒径测谱仪测量电子烟的气溶胶微粒，用电感耦合等离子体质谱仪检测气溶胶中的金属物质，结果显示电子烟排放物中含有多种金属，如砷（As）、铬（Cr）、镍（Ni）、铜（Cu）、锡（Sn）等。

虽然电子烟气溶胶的纳米粒子质量很小，但其毒理学影响可能是显著的。有毒化学物质附着在小纳米颗粒上可能比附着在较大亚微米颗粒上对健康的影响更大。Goniewicz 等[16]使用 GC-MS 在气溶胶中检测到痕量烟草特异性亚硝胺（tabaco-specific nitrosamines，TSNAs），其中亚硝基去甲烟碱（nitrosonornicotine，NNN）检出率 75%，4-（甲基亚硝胺）-1-（3- 吡啶）-1- 丁酮［4-（methyl-nitrosamino）-1-（3-py-ridyl）-1-butanone，NNK］检出率 75%。Hutzler C 等[20]采用 GC 法证明，在气溶胶中亦存在 TSANs。Geiss O 等[36]采用高效液相色谱 - 紫外检测（high-performance liquid chromatography/ultraviolet，HPLC/UV）分析电子烟气溶胶成分，结果亦显示电子烟气溶胶中的羰基化合物含量与加热线圈温度呈正相关。

（3）电子烟调味剂加热后可产生有害物质：Bitzer ZT 等[37]分别采用 GC-MS 和电子顺磁共振技术，对电子烟中调味剂的品种、浓度及其产生的自由基进行检测，分析显示电子烟加热后自由基的产生与调味剂浓度有关，随着调味剂浓度增加，电子烟中自由基的释放量也随之增加。电子烟中调味剂的不合理使用，会增加对电子烟使用者的危害。

（4）电子烟烟雾等具有细胞毒性：Yu V 等[38]研究发现，暴露于电子烟烟雾提取物的细胞比未暴露的细胞更容易发生 DNA 损伤和死亡。Behar RZ 等[39]使用 3-（4-5-二甲基噻唑基 -2 基）-2，5- 二苯基四唑溴化物［3-（4，5-dimethylthiazol-2-yl）-2，5-diphenyltetrazolium bromide，MTT］法研究电子烟的细胞毒性，比较人肺成纤维细胞、肺上皮细胞（A549）和人胚胎干细胞对电子烟液体和气溶胶的敏感性，结果表明各种口

味 / 品牌的电子烟填充液及其气溶胶具有细胞毒性。

2. 人群研究证据　虽然电子烟对人群健康危害的研究有限，但已有研究表明，使用电子烟可以增加心血管疾病和肺部疾病的发病风险，可以影响胎儿发育[40]。另外，由于大多数电子烟使用者同时使用卷烟或其他烟草制品，会出现两种或多种产品导致的健康危害叠加[41]。Alzahrani T 等[42]使用两次国家卫生调查数据研究发现，每天使用电子烟可以增加心肌梗死的发生（OR 1.79，95%CI 1.20~2.66）。Wills TA 等[43]开展的一项基于 8 087 例研究对象的横断面调查结果显示，电子烟使用与慢性肺部疾病和非吸烟者哮喘之间密切相关（AOR 2.58，95%CI 1.36~4.89；AOR 1.33，95%CI 1.00~1.77）。Wang JB 等[41]开展的一项基于 39 747 例研究对象的横断面调查结果显示，与使用传统卷烟的吸烟者相比，同时使用传统卷烟和电子烟的吸烟者健康评分更低，呼吸困难评分更高；该研究还发现，使用电子烟可增加疾病风险，特别是呼吸系统疾病风险。Cho JH 等[44]在韩国开展的一项横断面研究（共调查 35 904 名高中生）结果显示，使用电子烟者发生哮喘的风险是从未使用电子烟人群的 2.36 倍（OR 2.36，95%CI 1.89~2.94）；分层分析结果显示，当前使用电子烟者患哮喘的风险是从不使用电子烟和已戒电子烟者的 2.74 倍（OR 2.74,95%CI 1.30~5.78）。在我国，李晟姝等[45]在北京居民中进行的电子烟调查结果显示，34.7% 的吸烟者使用电子烟后出现咽喉刺激或咳嗽、口干、恶心等不良反应。除了人群研究外，美国、日本等的多篇病例报道显示，使用某些电子烟产品会引起急性肺部损伤，如急性嗜酸性粒细胞肺炎[46, 47]、弥漫性肺泡出血[48]、过敏性肺炎[49]、机化性肺炎[50]、类脂质性肺炎[51]和严重哮喘[52]等。

3. 电子烟对青少年的影响　使用电子烟可能致人更容易使用卷烟，这一现象在青少年中尤为明显[53]。一项纳入 91 051 名青少年的 Meta 分析研究结果显示，青少年使用电子烟后成为卷烟使用者的风险是从不使用电子烟者的 2.21 倍（OR 2.21，95%CI 1.86~2.61）[54]。

电子烟除了会吸引青少年使用卷烟外，本身亦对青少年的身心健康和成长造成不良影响。2016 年《美国卫生总监报告》中关于青少年电子烟使用的报告显示，电子烟中的尼古丁会影响青少年的大脑发育，青春期使用会对青少年的注意力、学习、情绪波动和冲动控制产生影响[55]。

目前普遍认为，"加味"是吸引青少年尝试电子烟的重要原因之一。"世界卫生组织烟草控制框架公约缔约方会议 - 第七届会议报告"指出：3/4 的青少年被调查者表示，如果电子烟没有添加口味，他们不会再使用这些产品[18]。2019 年美国对青少年的最新调查结果显示，目前使用电子烟的青少年中，估计有 72.2%（95%CI 69.1%~75.1%）的高中生和 59.2%（95%CI 54.8%~63.4%）的初中生使用了调味电子烟，其中水果、薄荷醇或薄荷、糖果味最常见[56]。此外，电子烟的"香味"和包装上的卡通图案亦会增加儿童误食电子烟烟液的可能。Demir E[57]等报道一名儿童由于误食用电子烟烟液而突发感觉神经性听力障碍。

参 考 文 献

［1］BHATNAGAR A, WHITSEL LP, RIBISL KM, et al. Electronic cigarettes: a policy statement from the American Heart Association. Circulation, 2014, 130 (16): 1418-1436.

［2］Office for National Statistics (ONS). Adult smoking habits in the UK: 2015. (2017-03-07)［2020-03-19］. https: //www. ons. gov. uk/peoplepopulationandcommunity/healthandsocialcare/ healthandlifeexpectancies/bulletins/adultsmokinghabitsingreatbritain/2015.

［3］Office for National Statistics (ONS). Adult smoking habits in the UK: 2016. (2017-06-15)［2020-03-19］. https: //www. ons. gov. uk/peoplepopulationandcommunity/healthandsocialcare/ healthandlifeexpectancies/bulletins/adultsmokinghabitsingreatbritain/2016.

［4］Office for National Statistics (ONS). Adult smoking habits in the UK: 2017. (2018-07-03)［2020-03-19］. https: //www. ons. gov. uk/peoplepopulationandcommunity/healthandsocialcare/ healthandlifeexpectancies/bulletins/adultsmokinghabitsingreatbritain/2017.

［5］Office for National Statistics (ONS). Adult smoking habits in the UK: 2018. (2019-07-02)［2020-03-19］. https: //www. ons. gov. uk/peoplepopulationandcommunity/healthandsocialcare/ healthandlifeexpectancies/bulletins/adultsmokinghabitsingreatbritain/2018.

［6］PHILLIPS E, WANG TW, HUSTEN CG, et al. Tobacco product use among adults - United States, 2015. MMWR Morb Mortal Wkly Rep, 2017, 66 (44): 1209-1215.

［7］WANG TW, ASMAN K, GENTZKE AS, et al. Tobacco product use among adults - United States, 2017. MMWR Morb Mortal Wkly Rep, 2018, 67 (44): 1225-1232.

［8］CREAMER MR, WANG TW, BABB S, et al. Tobacco product use and cessation indicators among adults - United States, 2018. MMWR Morb Mortal Wkly Rep, 2019, 68 (45): 1013-1019.

［9］杨焱, 南奕, 屠梦吴, 等 .《2015 中国成人烟草调查报告》概要 . 中华健康管理学杂志, 2016, 10 (2): 85-87.

［10］中国疾病预防与控制中心 . 2018 中国成人烟草调查内容摘要 . http: //www. chinacdc. cn/jkzt/ sthd_3844/slhd_4156/201908/t20190814_204616. html.

［11］GENTZKE AS, CREAMER M, CULLEN KA, et al. Vital Signs: tobacco product use among middle and high school students - United States, 2011-2018. MMWR Morb Mortal Wkly Rep, 2019, 68 (6): 157-164.

［12］WANG TW, GENTZKE A, SHARAPOVA S, et al. Tobacco product use among middle and high school students- united states, 2011-2017. MMWR Morb Mortal Wkly Rep, 2018, 67 (22): 629-633.

［13］WANG TW, GENTZKE AS, CREAMER MR, et al. Tobacco product use and associated factors among middle and high school students- United States. 2019. MMWR Surveill Summ, 2019, 68 (12): 1-22.

［14］中国疾病预防控制中心. 2019中国中学生烟草调查结果.［2020-06-01］. http: //www. chinacdc. cn/jkzt/sthd_3844/slhd_4156/202005/t20200531_216942. html.

［15］VAN ANDEL IA. SLEIJFFERS A. Adverse Health Effects of Cigarette Smoke: Aldehydes. RIVM Report 340603002. Bilthoven: The Netherlands National Institute for Public Health and the Environment (RIVM), 2006.

［16］GONIEWICZ M, KNYSAK J, GAWRON M, et al. Levels of selected carcinogens and toxicants in vapour from electronic cigarettes. Tob Control, 2014, 23 (2): 133-139.

［17］FARASALIONS, GILLMAN IG, MELVIN MS, et al. Nicotine levels and presence of selected tobacco-derived toxins in tobacco flavoured electronic cigarette refill liquids. Int J Environ Res Public Health, 2015, 12 (4): 3439-3452.

［18］WHO Framework Convention on Tobacco Control (COP7). Electronic nicotine delivery systems and electronic non-nicotine delivery systems (ENDS/ENND S). Conference of the parties to the WHO framework convention on tobacco control. seventh session. . (2016-11-17)［2020-01-01］. https: // www. who. int/fctc/cop/cop7/FCTC_COP_7_11_EN. pdf？ua =1.

［19］Centers for Disease Control and Prevention. Preventing Lung Disease in Workers Who Use or Make Flavorings. (2014-06-06)［2020-11-13］. https: //www. cdc. gov/niosh/docs/2004-110/.

［20］HUTZLER C, PASCHKE M, KRUSCHINSKI S, et al. Chemical hazards present in liquids and vapors of electronic cigarettes. Arch Toxicol, 2014, 88 (7): 1295-1308.

［21］韩书磊, 陈欢, 刘彤, 等. 气相色谱/质谱联用法测定电子烟烟液中的18种挥发性有机物. 中国化学会第29届学术年会摘要集——第38分会: 质谱分析. 中国化学会, 2014: 1.

［22］王超, 秦亚琼, 李河霖, 等. 固相支持液液萃取气相色谱-质谱联用测定电子烟液中的16种多环芳烃. 安徽农业科学, 2016, 44 (10): 98-100.

［23］HUTZLER C, PASCHKE M, KRUSCHINSKI S, et al. Chemical hazards present in liquids and vapors of electronic cigarettes. Arch Toxicol, 2014, 88 (7): 1295-1308.

［24］FARSALIONS KE, GILLMAN G, POULAS K, et al. Tobacco-Specific Nitrosamines in Electronic Cigarettes: Comparison between Liquid and Aerosol Levels. Int J Environ Res Public Health, 2015, 12 (8): 9046-9053.

［25］KONSTANTINOU E, FOTOPOULOU F, DROSOS A, et al. Tobacco-specific nitrosamines: A literature review. Food Chem Toxicol, 2018, 118: 198-203.

［26］KUTLU MGOULD T. Nicotine modulation of fear memories and anxiety: Implications for learning and anxiety disorders. Biochemical Pharmacology, 2015, 97 (4): 498-511.

［27］YUAN M, CROSS S, LOUGHLIN, et al. Nicotine and the adolescent brain. J Physiol, 2015, 593 (16): 3397-3412.

［28］ HALL F, DER-AVAKIAN A, GOULD T, et al. Negative affective states and cognitive impairments in nicotine dependence. Neurosci Biobehav Rev, 2015, 58: 168-185.

［29］ 蔡君兰, 陈黎, 刘绍锋, 等. 电子烟气溶胶的研究进展. 中国烟草学报, 2016, 22 (1): 138-146.

［30］ SCHOBER W, SZENDREI K, MATZEN W, et al. Use of electronic cigarettes (e-cigarettes) impairs indoor air quality and increases FeNO levels of e-cigarette consumers. Int J Hyg Environ Health, 2014, 217 (6): 628-637.

［31］ KAZUSHI O, UCHIYAMA S, INABA Y, et al. Determination of carbonyl compounds generated from the electronic cigarette using coupled silica cartridges impregnated with hydroquinone and 2, 4-dinitrophenylhydrazine. BUNSEKI KAGAKU, 2011, 60: 791-797.

［32］ KOSMIDER L, SOBCZAK A, FIK M, et al. Carbonyl compounds in electronic cigarette vapors: effects of nicotine solvent and battery output voltage. Nicotine Tob Res, 2014, 16 (10): 1319-1326.

［33］ WHO Europe. Electronic nicotine and non-nicotine delivery systems: A brief. . ［2020-05-25］. http: // www. euro. who. int/pubrequest.

［34］ WILLIAMS M, VILLARREAL A, BOZHILOV K, et al. Metal and silicate particles including nanoparticles are present in electronic cigarette cartomizer fluid and aerosol. PLoS One, 2013, 8 (3): e57987.

［35］ MIKHEEV VB, BRINKMAN MC, GRANVILLE CA, et al. Real-time measurement of electronic cigarette aerosol size distribution and metals content analysis. Nicotine Tob Res, 2016, 18 (9): 1895-1902.

［36］ GEISS O, BIANCHI I, BARRERO-MORENO J. Correlation of volatile carbonyl yields emitted by e-cigarettes with the temperature of the heating coil and the perceived sensorial quality of the generated vapours. Int J Hyg Environ Health, 2016, 219 (3): 268-277.

［37］ BITZER ZT, GOEL R, REILLY SM, et al. Effect of flavoring chemicals on free radical formation in electronic cigarette aerosols. Free Radic Biol Med, 2018, 120: 72-79.

［38］ YU V, RAHIMAY M, KORRAPATI A, et al. Electronic cigarettes induce DNA strand breaks and cell death independently of nicotine in cell lines. Oral Oncol, 2016, 52: 58-65.

［39］ BEHARr RZ, WANG Y, TALBOT P. Comparing the cytotoxicity of electronic cigarette fluids, aerosols and solvents. Tob Control, 2018, 27 (3): 325-333.

［40］ GHEBREYESUS TA. Progress in beating the tobacco epidemic. Lancet, 2019, 394 (10198): 548-549.

［41］ WANG JB, OLGIN JE, NAH G, et al. Cigarette and e-cigarette dual use and risk of cardiopulmonary symptoms in the Health eHeart Study. PLoS One, 2018, 13 (7): e0198681.

［42］ ALZAHRANI T, PENA I, TEMESGEN N, et al. Association between electronic cigarette use and myocardial infarction. Am J Prev Med, 2018, 55 (4): 455-461.

［43］ WILLS TA, PAGANO I, WILLIAMS RJ, et al. E-cigarette use and respiratory disorder in an adult sample. Drug Alcohol Depend, 2019, 194: 363-370.

［44］ CHO JH, PAIK SY. Association between electronic cigarette use and asthma among high school students in South Korea. PLoS One, 2016, 11: e0151022.

［45］ 李晟姝, 肖丹, 褚水莲, 等. 北京市吸烟人群使用电子烟情况的调查. 中国临床医生杂志, 2015,

(3): 47-49.

［46］ARTER ZL, WIGGINS A, HUDSPATH C, et al. Acute eosinophilic pneumonia following electronic cigarette use. Respir Med Case Rep, 2019, 27: 100825.

［47］THOTA D, LATHAM E. Case report of electronic cigarettes possibly associated with eosinophilic pneumonitis in a previously healthy active-duty sailor. J Emerg Med, 2014, 47 (1): 15-17.

［48］AGUSTIN M, YAMAMOTO M, CABRERA F, et al. Diffuse alveolar hemorrhage induced by vaping. Case Rep Pulmonol, 2018: 9724530.

［49］SOMMERFELD CG, WEINER DJ, NOWALK A, et al. Hypersensitivity pneumonitis and acute respiratory distress syndrome from E-cigarette use. Pediatrics, 2018, 141 (6): e20163927.

［50］KHAN MS, KHATEEB F, AKHTAR J, et al. Organizing pneumonia related to electronic cigarette use: A case report and review of literature. Clin Respir J, 2018, 12 (3): 1295-1299.

［51］VISWAM D, TROTTER S, BURGE PS, et al. Respiratory failure caused bylipoid pneumonia from vaping e-cigarettes. BMJ Case Rep, 2018: bcr-2018-224350.

［52］BRADFORD LE, REBULI ME, RING BJ, et al. Danger in the vapor？ECMO for adolescents with status asthmaticus after vaping. J Asthma, 2020, 57 (11): 1168-1172.

［53］BELL K, KEANE H. All gates lead to smoking: the 'gateway theory', e-cigarettes and the remaking of nicotine. Soc Sci Med, 2014, 119: 45-52.

［54］ZHONG J, CAO S, GONG W, et al. Electronic cigarettes use and intention to cigarette smoking among never-smoking adolescents and young adults: a meta-analysis. Int J Environ Res Public Health, 2016, 13 (5): E465.

［55］Office of the Surgeon General. E-cigarette use among youth and young adults: a report of the surgeon general CDC. Washington, DC: U.S. Department of Health and Human Services, Centers for Disease Control and Prevention, 2016.

［56］CULLEN KA, GENTZKE AS, SAWDEY MD, et al. E-cigarette use among youth in the United States, 2019. JAMA, 2019, 322 (21): 2095-2103.

［57］DEMIR E, TOPAL S. Sudden sensorineural hearing loss associated with electronic cigarette liquid: The first case in the literature. Int J Pediatr Otorhinolaryngol, 2018, 114: 26-28.

附录　相关名词释义

- **率**（rate）：是对某种现象发生频率的一种测量指标。在流行病学、人口学和生命统计学中，率是反映某个时间在一个限定人群中发生某现象频率大小的指标。

- **发病率**（incidence rate）：指在一定时期内，特定人群中某病新病例出现的频率。观察时间单位（通常为年）可根据所研究的疾病病种及研究问题的特点决定。

- **患病率**（prevalence rate）：指在特定时间内，一定人群中某病新旧病例数所占的比例，可按观察时间的不同，分为时点患病率和期间患病率。时点患病率较为常用，在实际调查或检查时一般不超过1个月。期间患病率所指的通常是特定的一段时间，通常大于1个月。

- **死亡率**（mortality rate）：指某人群在一定期间内死于某病（或死于所有原因）的人数在该人群中所占的比例。

  - **粗死亡率**（crude death rate）：指未经过调整的死亡率。

- **病死率**（fatality rate）：表示一定时期内，因某病死亡者在患该病全部患者中所占的比例。

- **生存率**（survival rate）：指接受某种治疗或患某种疾病的患者，经若干年随访（通常为1、3、5年）后，尚存活的患者数所占的比例。生存率反映疾病对生命的危害程度，也可用于评价某种治疗的远期疗效。

- **伤残调整寿命年**（disability adjusted life years，DALYs）：指从发病到死亡所损失的全部健康寿命年，包括因早死所致的寿命损失年（years of life lost，YLL）和疾病所致伤残引起的健康寿命损失年（years lived with disability，YLD）两部分。

- **横断面研究**（cross-sectional study）：指在特定时间内，探究某一特定人群中某种疾病或其他健康特征与相关变量之间关系的研究。

- **队列研究**（cohort study）：是将研究对象按暴露因素的有无或暴露程度分为若干组，追踪观察一定期限，比较各组某病发病率或死亡率有无差别以及差别的大小，从而判断暴露因素与疾病有无关联的一种研究方法。

- **前瞻性队列研究**（prospective cohort study）：是队列研究的基本形式。研究对象的确定与分组是根据研究开始时研究对象的暴露状况而定的，此时研究结局还没有出现，需要随访观察一段时间才能得到。

- **回顾性队列研究**（respective cohort study）：属于队列研究的一种。研究工作从现在开始，但研究对象是在过去某个时间进入队列，即观察或随访的起点是过去某个时间，研究对象的确定与分组是根据过去某时点进入队列时的暴露情况。研究的结局在研究开始时可能已经发生，但资料收集是从暴露到结局的方向进行的。

- **病例对照研究**（case control study）：是一种观察性流行病学研究方法。病例为患有特定疾病（或结局）的个体，对照为不伴有特定疾病（或结局）且与病例具有可比性的个体。通过比较病例和对照之间可能与疾病（或结局）相关的暴露因素的出现频率，分析可疑危险因素与疾病（或结局）的关系。

- **巢式病例对照研究**（nested case-control study）：是一种将队列研究和病例对照研究结合起来的研究方法。该研究是在已有队列研究中进行的病例对照分析。根据研究开始时是否已经出现了目标疾病（或结局），可将巢式病例对照研究再划分为前瞻性巢式病例对照研究和回顾性巢式病例对照研究。

- **随机对照试验**（randomized controlled trial，RCT）：是在人群中进行的、用于评估干预措施效果的实验性对照研究。它把研究对象随机分配到不同的比较组，每组施加不同的干预措施，然后通过适当时间的随访观察，估计比较组间重要临床结局（疾病发病、死亡、恢复或其他结局）发生频率的差别，以定量估计不同措施的作用或效果的差别。

- **系统综述**（systematic review）：是一种综合原始研究结果的研究方法，即按照特定的问题，系统、全面地收集已有的相关和可靠的研究结果，采用临床流行病学评价文献的严格原则和方法，筛选出符合质量标准的文献并进行科学的定性或定量合并，最终得出综合可靠的结论。

- **Meta 分析**（Meta analysis）：是对具有相同目的且相互独立的多个研究结果（证据）进行系统的综合定量分析，并计算其合并效应量的一种研究方法。

- **比值比**（odds ratio，OR）：是在病例对照研究中表示疾病与暴露之间联系强度的指标，是两个比值之比，即病例组某因素的暴露比值与对照组该因素的暴露比值之比，反映了病例组某因素的暴露比例为对照组的若干倍。比值（odds）指某事物发生的可能性与不发生的可能性之比。

- **合并 OR 值**：在进行病例对照研究分层分析时，如果各层 OR 接近，经齐性检验认为是同质的,则用特定公式(如 Mantel-Haenszel 提出的公式)计算的总 OR 称为合并 OR 值。

● **相对危险度**(relative risk,RR):是反应暴露与发病（死亡）关联强度的最常用指标。其本质是率比，即暴露组发病率（死亡率）/ 非暴露组发病率（死亡率）。RR 表示暴露组发病或死亡的危险是非暴露组的多少倍。RR=1 表示两组的发病率或死亡率没有差别；RR>1 表示暴露组的发病率或死亡率高于非暴露组，则该暴露因素为危险因素；RR<1 表示暴露组的发病率或死亡率低于非暴露组，则该暴露因素为保护因素。

● **风险比**（ hazard ratio，HR ）:风险率是单位时间内发生的事件数占被试总体的百分比，风险比是两个风险率的比值，反映了两个风险率之间的差别。

● **人群归因分值**（ population attributable fraction，PAF ）:总人群发病率中归因于暴露的部分。

● **可信区间**（ confidence interval，CI ）:按预先给定概率（1-α）确定的包含未知总体参数的一个范围。该范围称为参数的可信区间或者置信区间，预先给定的概率（1-α）称为可信度或者置信度（ confidence level ），常取 95% 或 99%，如没有特别说明，一般取双侧 95%。

● **P 值**:指在假设检验中，样本信息"远离"假设的概率。如果 P 值与选定显著性水平（0.05 或 0.01）相比更小，说明样本来自假设总体的概率很小，因而拒绝原假设。

● **剂量反应关系**（ dose-response relationship ）:是指某种因素的剂量大小（如量、时间、浓度等）与人群中某种事件发生的频率（或程度）存在明确关系。

● **危险因素**（ risk factor ）:泛指能引起疾病、死亡或其他结局发生可能性增加的因素。特定结局的发生不一定需要该因素存在，但是针对该因素的干预措施可降低疾病、死亡或其他结局发生的可能性。该因素与特定结局之间不像病原体和传染病之间那样具有明确的因果联系，因而称为危险因素。

● **独立危险因素**（ independent risk factors ）:虽然在很多研究中使用过该词，但它并不是一个确切的流行病学概念，一般可以理解为:在平衡所有已知影响因素的作用后，仍能够引起疾病发生、死亡或其他结局发生可能性增加的因素。

● **慢性非传染性疾病**（ non-communicable disease，NCD ）:对一类起病隐匿，病程长且病情迁延不愈，缺乏确切传染性生物病因证据，病因复杂，且有些尚未完全被确认的疾病的概括性总称。

● **体重指数**（ body mass index,BMI ）:人体体重(kg)除以身高(m)的平方得出的数值。该指标是国际通用的衡量人体胖瘦程度以及是否健康的一个标准。